宫 剑 Pediatric Neurosurgery

小儿神经外科

手术笔记1　Notes No. 1

主编　宫 剑

中国科学技术出版社
·北 京·

图书在版编目（CIP）数据

宫剑小儿神经外科手术笔记 . 1 / 宫剑主编 . — 北京 : 中国科学技术出版社 , 2022.1
ISBN 978-7-5046-9292-4

Ⅰ . ①宫… Ⅱ . ①宫… Ⅲ . ①小儿疾病—神经外科手术 Ⅳ . ① R726.51

中国版本图书馆 CIP 数据核字 (2021) 第 222607 号

策划编辑　宗俊琳　焦健姿
责任编辑　史慧勤
文字编辑　宗俊琳　方金林
装帧设计　佳木水轩
责任印制　李晓霖

出　　版　中国科学技术出版社
发　　行　中国科学技术出版社有限公司发行部
地　　址　北京市海淀区中关村南大街 16 号
邮　　编　100081
发行电话　010-62173865
传　　真　010-62179148
网　　址　http://www.cspbooks.com.cn

开　　本　889mm×1194mm　1/16
字　　数　301 千字
印　　张　11.5
版　　次　2022 年 1 月第 1 版
印　　次　2022 年 1 月第 1 次印刷
印　　刷　天津翔远印刷有限公司
书　　号　ISBN 978-7-5046-9292-4 / R・2801
定　　价　118.00 元

编著者名单

主　编　宫　剑

编　者　陆　峥　欧云尉　孙　涛　王振民

　　　　陈　宁　田凯兵　杨　阳　张　鹏

　　　　泮长存　周　剑　李　响　朱婉春

　　　　何锦涛　余亚雄　李祉岑　郑文键

　　　　樊开宇　闫子寒　关学议　韩　旭

内容提要

　　宫剑教授专注于儿童颅内肿瘤及各类先天性疾病外科治疗近 20 年，带领团队每年完成手术千余例，无论数量及质量均达到国际先进水平。本书上篇从每年千余临床病例中精心挑选出 50 例典型病例，详细介绍了患儿的主诉、临床症状和体征、术前术后影像学特点、手术操作要点、术后病理及蛋白基因检测结果、术后转归等，结合国内外最新研究进展，总结出该病种的治疗经验与手术体会；下篇则汇总了宫剑教授自 2020 年 6 月以来接受神外新媒体的多次访谈，就小儿神经外科常见疾病天坛诊疗规范进行了详细解读。本书是第一手临床资料的总结，实用性强，适合作为日常临床诊疗工作的参考资料，也适合广大患儿家长参考阅读。

主编简介

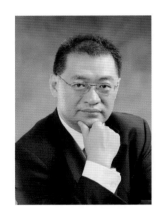

　　宫　剑　主任医师，教授，博士研究生导师，首都医科大学附属北京天坛医院神经外科小儿病区主任。现任中国医师协会神经外科学分会小儿专业委员会副主任委员。加拿大麦吉尔大学、美国弗吉尼亚大学双博士后，北京市科技新星，北京市委组织部优秀人才。专注于儿童神经系统疾病外科治疗近 20 年，带领团队每年完成儿童颅内肿瘤手术 800 余例，涵盖脑胶质瘤、颅咽管瘤、髓母细胞瘤、室管膜瘤、生殖细胞肿瘤、松果体区肿瘤、脑膜瘤、垂体瘤等；完成先天性疾病手术 200 余例，包括颅缝早闭、脑积水、蛛网膜囊肿、小脑扁桃体下疝、脊柱脊髓病变、顽固性癫痫等，治疗效果达到国际先进水平。主持多项国家级、省部级课题，发表中英文论著近 50 篇。

序

  如果神经外科是外科学上的皇冠，那么小儿神经外科就是皇冠上那颗璀璨的明珠。儿童是国家的希望，是民族的未来，为今天占我国人口 20% 的儿童提供医疗保障，就是为祖国的未来架起生命的桥梁，意义重大。

  作为领军团队，北京天坛医院小儿神经外科有责任将临床第一手资料加以总结并与同道分享，不断推动学科进步，造福广大患儿。本书的特点是精选天坛小儿神外近年的 50 个病例，深入分析总结，直接回答"什么病？怎么治？经验教训是什么？"，以点带面，为各病种的规范治疗提出指导性意见，实用性强，在浩如烟海的医学书籍中独树一帜，令人耳目一新。

  医学是实践性科学，医学专家必然是该领域的集大成者。病例是医生成长的基石，尤其是外科医生，必须在多年的临床实践中摸爬滚打、反复锻造，经验的积累、业务的精进十分艰难，甚至是以生命为代价。本书的出版，通过一个个鲜活的案例，为全国同行了解小儿神外不同病种的特点提供了一条捷径。有些病例，除了天坛医院，其他医疗机构很难遇到。通过本书的学习，在临床工作中遇到类似病例时，基层医生若能做出正确判断、为后续治疗提供规范化指导意见，必将意义重大，这也正是本书出版的目的所在。

  宫剑教授曾是我的硕士研究生，在北京天坛医院从事小儿神经外科工作多年，在工作中，他养成了撰写手术笔记的好习惯，参加的每一台手术，无论多晚多累，都要把心得体会记录下来，多年的积累才有了此书的出版，此种善于总结和持之以恒的精神令人敬佩，而本书的出版，更令我欣慰，高兴以此为序，期望为全国同道提供小儿神经外科理论和实践的帮助！

宁夏医科大学名誉校长
宁夏医科大学总院神经中心主任
中国医师协会神经外科分会副会长

前　言

2020 年是不平凡的一年。突发的疫情，改变了原本紧张忙碌的工作节奏，在积极抗疫的同时，有时间着手对以往的病例进行梳理和总结。

在导师王忠诚院士的教诲下，在多年的临床工作中，我养成了撰写手术笔记的习惯。他老人家的谆谆教导言犹在耳——"当好医生，治好病人"。因此，我参加的每一台手术，无论多晚多累，都会把心得体会记录下来，持之以恒，收获颇丰。

北京天坛医院小儿神经外科是新中国成立最早、规模最大的儿童颅脑外科诊疗中心，是名副其实的国家队，每年完成手术 1000 余例，死亡率低于 1/1000，疗效达到世界先进水平。疫情期间，正好有时间对这些手术病例进行回顾与总结，精心挑选出感触最深的误诊误判病例、罕见病例、复杂疑难病例、非常规治疗病例，每周一例，认真总结，通过科室公众号进行发布，坚持至今。一年时间，完成了 50 例病例总结，与一年来接受神外新媒体的专访结集成册，一并出版。

这 50 个病例是从千余病例中精心挑选出来的，虽比不上曹雪芹写《红楼梦》的"字字看来皆是血，十年辛苦不寻常"，但每一个病例亦均是笔者的心血结晶。出版之后，若小儿神经外科同道从中得到一点启发，能够挽救更多稚嫩的生命；广大家长得到一点启发，重燃希望之火，使患儿少走弯路、得到及时救治，笔者都会倍感欣慰，这也是本书出版的意义所在。

这种第一手的临床资料总结，在小儿神经外科领域尚属首次。北京天坛医院作为享誉世界的儿童颅脑外科诊疗中心，我们认为的常见病可能在许多地区是罕见病。因此，我们有责任持续总结并与同道共享，从而造福广大患儿。据此，我们拟订了 10 年出版计划，每周推 1 例，每年 50 例结集成册，连推 10 年、连出 10 本，以供同道借鉴，这既是对我们的鞭策与激励，也是天坛小儿神外应有的使命与担当。

感谢团队每一位成员对本书的贡献，感谢名医主刀栏目、中国科学技术出版社对本书出版的大力支持，感谢尊敬的导师孙涛教授为此书作序。让我们为发展中国小儿神经外科事业而共同努力！

北京天坛医院小儿神经外科主任
中国医师协会神经外科分会小儿专业委员会副主任委员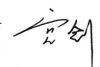

注：若希望与宫剑教授团队联系，请关注"北京天坛医院小儿神经外科"官方微信公众号。

目　录

上篇　病例分享

下篇　神外新媒体专访

上篇 病例分享

第1章 临床误诊误判

病例 1 误认为视路胶质瘤的颅咽管瘤

【病例概述】

前不久接诊一例来自江西的 6 岁男性患儿，主诉视力进行性减退 1 个月，外院影像学检查提示鞍区巨大肿瘤，来天坛医院就诊。患儿生长发育基本正常（身高 115cm，体重 25kg），血清学激素水平及肿瘤标记物均正常。我院头颅 CT 显示鞍区巨大囊实性占位，实体为主，低密度，未见明显钙化（图 1-1）；磁共振表现为长 T_2，不均匀强化（图 1-2）。综合各项临床指标，考虑视路胶质瘤可能性大，拟采用经胼胝体入路肿瘤部分切除，手术目的是充分减压，减少瘤负荷，显露双侧室间孔及导水管上口，打通脑脊液循环，为后续放化疗提供保障。

术中切开胼胝体显露肿瘤后，发现肿瘤突入第三脑室内，包膜完整、壁厚、质韧，与第三脑室壁部分粘连紧密，感觉明显是脑外病变，打开厚韧的囊壁，黄色清亮囊液涌出，囊内实体部

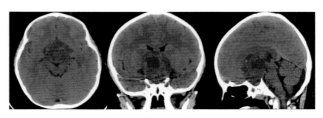

▲ 图 1-1 术前 CT，未见明显钙化

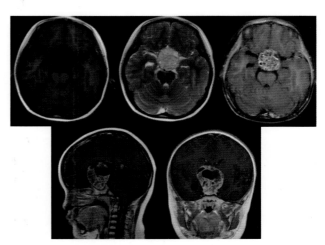

▲ 图 1-2 术前磁共振呈长 T_2，囊实性，实体为主，不均匀强化

分淡黄色、质地硬脆、血供中等，含少量结晶体和细小钙化颗粒。术中冰冻切片分析显示为颅咽管瘤。继而改变手术策略，由部分切除改为全切肿瘤，手术耗时 7h，术中出血 800ml，回输血 690ml，肿瘤全切（图 1-3）。病理结果：造釉细胞型颅咽管瘤（WHO Ⅰ级）。术后根据天坛医院小儿神外颅咽管瘤诊疗规范进行治疗，恢复顺利，视力较术前好转（图 1-4）。

【治疗体会】

颅咽管瘤、视路胶质瘤、生殖细胞瘤是儿童常见的颅内鞍区肿瘤，各有特点，易于混淆，治疗方法则完全不同。比如，颅咽管瘤要求肿瘤全切；视路胶质瘤部分切除，辅助放化疗；生殖细胞瘤不需要手术，只需要放化疗。

由于视路胶质瘤与颅咽管瘤的手术策略完全不同，两者术前诊断又有混淆的可能，术中根据冰冻切片分析结果，手术方案临时从部分切除转变到全切除，手术难度大为增加，对术者的手术经验及临场应变能力要求极高，因此，在制订手术入路的时候一定要留有预案（B 计划），保证手术方案临时改变后仍然可以顺利实施！

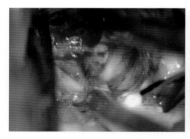
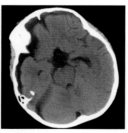

▲ 图 1-3 肿瘤切除术中所见及术后 CT

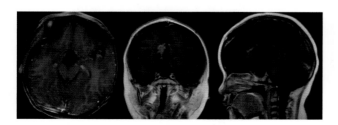

▲ 图 1-4 术后磁共振显示肿瘤切除满意

病例 2 误认为第四脑室室管膜瘤的脑干胶质瘤

【病例概述】

2021 年 1 月接诊一例来自云南的 11 岁女性患儿（身高 154cm，体重 42kg），主诉间断头痛伴恶心呕吐 1 年余，走路不稳 1 个月。患儿 1 年前无明显诱因出现头痛，伴恶心及呕吐，间断发作、可自行缓解，未予重视；近 1 个月来出现走路不稳、言语不利，进行性加重，于当地医院检查发现颅内病变，遂来我院就诊。门诊查体示，神清语利，自主体位，生长发育正常，右下肢肌力Ⅳ级，余神经系统查体阴性。头颅 CT（图 1-5）显示，第四脑室、右侧脑桥臂占位，稍低密度，室管膜瘤？星形细胞瘤？头颅 MRI 显示，右侧颅后窝至上段颈椎管内占位，室管膜瘤可能性大；胶质瘤待除外。为行手术治疗，门诊以"延颈髓交界区病变"收入院。

鉴于肿瘤主体位于第四脑室，沿侧孔突入右侧隐窝、沿枕大孔突入椎管 C$_2$ 水平，室管膜瘤可能性大，完善术前检查，于 2021 年 1 月 15 日在全麻下行后正中右拐入路肿瘤切除术。术中牵开右侧小脑半球，见肿瘤沿第四脑室中孔突入延髓、颈髓背侧，沿第四脑室侧孔突入右侧隐窝，肿瘤

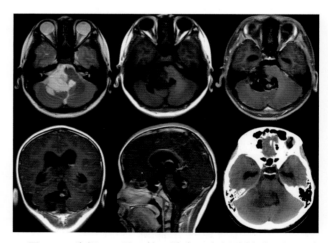

▲ 图 1-5 头颅 CT 显示第四脑室、右侧脑桥臂占位，稍低密度，室管膜瘤？星形细胞瘤？头颅 MRI 显示 C$_2$ 水平椎管内，枕骨大孔，右侧小脑半球，脑干及第四脑室内团块状影，边界清晰，增强扫描可见不规则强化，大小约 46mm×40mm×70mm，室管膜瘤？胶质瘤？

色灰红、质地软韧不均、部分呈烂鱼肉样，血供丰富，起源于右侧脑桥臂，与第四脑室底、延颈髓背侧无粘连，易游离；突入右侧隐窝部分，质地硬韧，包绕后组脑神经、PICA 分支、边界不清，肿瘤镜下近全切除（图 1-6）。第四脑室底、延颈髓、右侧椎动脉、后组脑神经保护完好，手术顺利，术中出血约 500ml，输异体红细胞 260ml，血浆 400ml，术后安返 ICU 监护。

术后当晚患儿神志清、精神弱、呼吸弱，呼吸机辅助通气，术后第 3 天气管切开后呼吸平稳、逐渐脱机，复查头部 CT 示肿瘤切除满意（图 1-7）。术后病理报告示，毛细胞型星形细胞瘤伴黏液样变性，局灶血管内皮细胞增生，肿瘤浸润蛛网膜下腔（WHO Ⅰ级）；免疫组化：GFAP（+），Olig-2（+），Syn（+），IDH1（-），ATRX（+），P53（偶见 +），Ki-67（5%～7%），BRAFV600E（-），CD34（灶状 +）。术后第 3 周，患儿恢复好，神志清，遵嘱活动，顺利出院并进一步康复及化学治疗。

【治疗体会】

低级别胶质瘤是儿童最常见的中枢神经系统（central nervous system，CNS）肿瘤，约占儿童颅内肿瘤的 1/3，占儿童颅后窝肿瘤的 25%～35%，预后好，10 年总生存率高达 85%～96%。影像学检查中，需要与室管膜瘤鉴别。胶质瘤 CT 通常为低密度、可伴有钙化及囊变，磁共振成像通常呈长 T_1 长 T_2，不均匀强化；室管膜瘤 CT 通常或等密度或低密度，位于幕下者可囊变但少有钙化，磁共振成像呈等或长 T_1、等或长 T_2。两者影像鉴别存在一定难度。

本例由于肿瘤沿中孔突入椎管 C_2 水平、沿侧孔突入右侧隐窝，此种侵袭性生长更符合室管膜瘤的特性，针对室管膜瘤质地软、与后组脑神经、小脑后下动脉（postorior inferior cerebellar artery，PICA）之间多有蛛网膜分隔，易游离后加以切除，术前制定的手术策略是尽量全切。然而术中却发现肿瘤起源于右侧脑桥臂，与第四脑室底、延髓

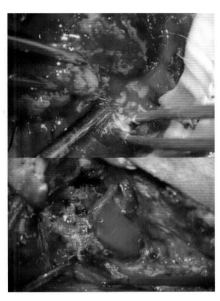

▲ 图 1-6　术中见肿瘤色灰红、质地软韧不均、部分呈烂鱼肉样，血供丰富，起源于右侧脑桥臂，与第四脑室底、延颈髓背侧无粘连，易游离；突入右侧隐窝部分，质地硬韧，包绕后组脑神经、PICA 分支、边界不清，镜下肿瘤近全切除

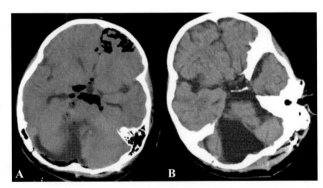

▲ 图 1-7　术后当晚（A）及术后 1 周（B）复查头颅 CT 显示肿瘤切除满意

背侧仅仅是压迫而无侵袭，易分离；而突入右侧隐窝部分，质地硬韧、血供丰富、包绕后组脑神经、PICA，需要仔细辨别妥善保护，肿瘤基底与脑神经脑干端几乎融合，难以分辨，遂改变手术策略，采取肿瘤近全切除，瘤体减压充分，电生理监测下，脑干功能保护完好。

对于有残留的低级别胶质瘤，后续治疗仍存在争议。术后化学治疗是最常见的辅助疗法，卡铂和长春新碱的治疗方案证明有效；与硫鸟嘌呤、丙卡巴肼、洛莫司汀（CCNU）等联合使用，也被广泛应用于临床；对于肿瘤残留与复发，有报道显示

质子治疗安全有效，值得进一步探讨。

病例 3　险些误诊为 DIPG 的脑干腹侧肠源性囊肿

【病例概述】

2020 年 11 月接诊一例来自安徽的 13 岁女性患儿（身高 155cm，体重 40kg），主诉头晕伴步态不稳 1 年。患儿家长诉 1 年前无明显诱因出现头晕症状，同时步态不稳，逐渐加重，1 个月前于当地医院检查提示颅内占位，遂来我院就诊。门诊查体示：神清语利，自主体位，指鼻试验（+）、轮替试验（+）、跟膝胫试验（+）、Romberg 征睁眼（+）、闭眼（+），余未见明显异常。头颅 CT 示：脑干巨大占位，呈低密度不均匀混杂影，边界不清，幕上脑室扩大伴间质性水肿；MRI 显示：鞍上池、桥前池、小脑延髓池巨大囊性占位，大小约 80mm×50mm×55mm，短 T_1 长 T_2 信号影，FLAIR 呈混杂性高信号，DWI 呈现明显弥散受限，瘤体未见明显强化（图 1-8）。

本例门诊初次阅片，提示脑干区域巨大占位，首先考虑弥漫内生型脑桥胶质瘤（DIPG）；但查

体时意外发现，除了共济征阳性外，居然没有过多脑干及脑神经阳性体征。据此，再次仔细阅片，发现 MRI T_1 像呈短 T_1 高信号，与胶质瘤明显不符，矢状位提示脑干边界清晰，明显受压变形，病变应该来源于桥前池，通过挤压作用使脑干移位，结合病变内 T_1/T_2 像均呈现高信号，很有可能是富含蛋白、胆固醇的黏稠机油样物质，据此，基本可排除 DIPG，而可能是儿童常见的先天性脑外病变，如皮样囊肿、表皮样囊肿、肠源性囊肿等。

患儿术前诊断基本明确，完善检查，于 2020 年 11 月 26 日在全麻下行右远外侧入路脑干腹侧病变切除术。该入路暴露广阔，牵开小脑半球，见病变位于脑桥、延髓腹侧，灰黄色、包膜完整、内容物为油膏样物质、未见毛发、血供不丰富、含少量黄色油状囊液，囊壁无色透明、菲薄，与基底动脉、双侧椎动脉、后组脑神经、面神经、三叉神经、外展神经、动眼神经粘连紧密，充分囊内减压后，囊壁尽量锐性游离，肿瘤近全切除（图 1-9），手术顺利，术中出血约 400ml，输异体红细胞 2 单位，血浆 200ml。术后安返病房监护。

术后患儿恢复好，无新增神经系统阳性体征，步态不稳较术前有所改善。术后病理显示：纤维

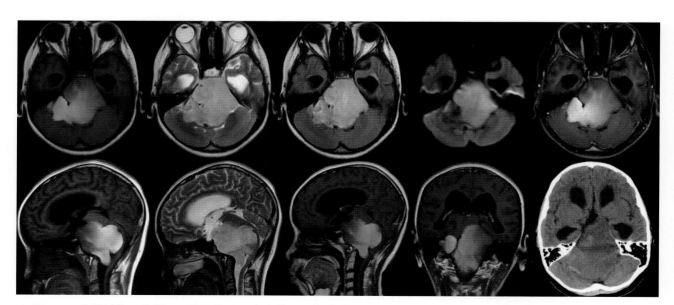

▲ 图 1-8　术前影像：头颅 CT 显示脑干巨大占位，呈低密度不均匀混杂影，边界不清，幕上脑室扩大伴间质性水肿；MRI 显示：鞍上池、桥前池、小脑延髓池巨大囊性占位，大小约 80mm×50mm×55mm，短 T_1 长 T_2 信号影，FLAIR 呈混杂性高信号，DWI 呈现明显弥散受限，瘤体未见明显强化

囊壁组织，大部分被覆鳞状上皮，局灶可见少许假复层纤毛柱状上皮，考虑为肠源性囊肿伴鳞化。术后 10 天顺利出院，随访中。术后 4 个月门诊复查，患儿恢复好，走路不稳已明显改善，复查头颅 CT/MRI 肿瘤切除满意，无复发征象（图 1-10 和图 1-11）。患儿无新增神经系统阳性体征，治疗满意，继续随访中。

【治疗体会】

中枢神经系统肠源性囊肿（enterogenous cyst，EC）是一种罕见的先天性疾病，亦被称为神经肠囊肿（neuroenteric cyst），常见于成人，中位发病年龄为 34 岁，儿童少见。EC 病因不明，可能起源于胚胎形成过程中原始内胚层的异位残

留物。EC 约占中枢神经系统肿瘤的 0.01%，仅 10%～17.9% 位于颅内，更常见于椎管内，占椎管内肿瘤的 0.3%～0.5%。儿童患者中，椎管内 EC 比颅内 EC 更多见，儿童颅内 EC 最常位于中线和脑干前方（23.1%～51%），本例高度相符。EC 的囊肿壁由单一或假复层立方或柱状上皮组成，约 50% 的囊肿内层为胃肠道上皮，17% 为呼吸道的纤毛柱状上皮，也可同时包含鳞状上皮。

由于囊肿内蛋白质含量各异，EC 在 CT 上常表现为低密度占位，或与周围脑实质密度相近，呈等密度，边界不清，影像学诊断难度较大。EC 在 MRI 上的影像学表现，T_1 从等信号到稍高信号均可出现，T_2 表现为典型的高信号，FLAIR 序列上呈高信号，周围一般无水肿，通常在 DWI

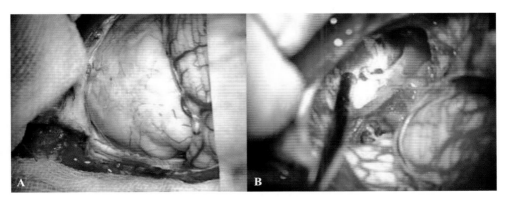

▲ 图 1-9　**A.** 牵开小脑半球，显露肿瘤；**B.** 肿瘤全切，脑干及毗邻脑神经保护完好

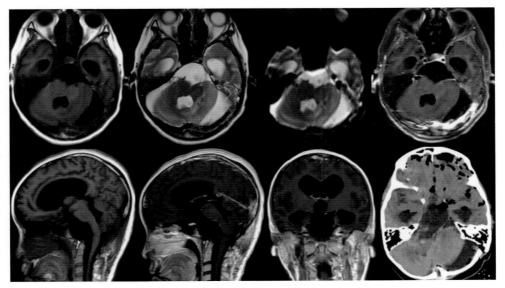

▲ 图 1-10　**术后当晚复查头颅 CT/ 术后 1 周复查头颅 MRI 显示肿瘤切除满意，脑干复位良好**

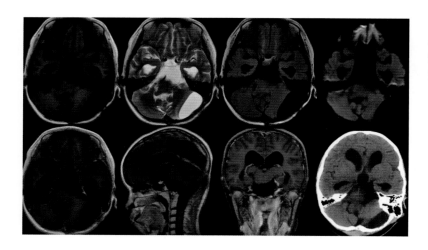

◀ 图 1-11　术后 4 个月门诊复查头颅 CT/MRI 显示肿瘤切除满意，未见复发，脑干复位良好

序列上表现为弥散轻度受限，增强扫描罕见强化，本例与上述影像特点基本相符。

有文献报道，仅通过常规 T_1、T_2 及增强序列，难以将 EC 与儿童最常见的低级别胶质瘤相鉴别，还应结合 FLAIR、DWI、SWI、MRS 等额外序列，从水抑制、水弥散、磁敏感度、代谢、生理生化改变等多角度评估占位的性质，更有利于鉴别诊断。

本例儿童桥前池肠源性囊肿险些误诊为 DIPG，值得反思。

1. 本例查体与影像初步诊断明显不符，提示神经查体的重要性。随着影像技术的提高，目前临床医生越来越不重视常规查体，而是高度依靠仪器检查，甚至有人提出未来是人工智能（artificial intelligence，AI）代替人脑做出最终诊断。事实上，AI 诊断将是一个漫长而复杂的过程，人类影像诊断的能力短时间内难以被替代。神经系统查体是神经外科医生做出临床诊断的基础，就如中医的"望闻问切"，怎么强调都不过分，绝不可废弃。

2. 本例最终的正确诊断是依靠影像学多方法多序列综合判断。本例在 CT 检查上呈现脑干低密度病变，DIPG 可能性大。在 MRI 检查上，特别是 T_1 加权像，FLAIR、DWI，可辨别出是脑外病变，脑干明显受压变形。因此，磁共振多序列影像在临床中的应用需要高度重视。

在此，需要向广大患儿家长解释一个常见的疑惑：为什么在当地医院已做过磁共振检查，来到天坛医院还要再做一遍？事实上，由于基层医院设备限制，往往图像不清晰，扫描序列不全面，难以为精确诊断提供全面信息，特别是涉及手术方案的确定，更需要复查 MRI 加以确认。像本例若出现误诊，两种疾病的治疗方法、治疗效果将完全不同，甚至造成难以挽回的严重后果。再次进行多序列磁共振检查，对病情的判断是必要的，希望得到广大家长的理解与支持。

病例 4　误认为胶质瘤的小脑上蚓部囊实性血管网状细胞瘤

【病例概述】

2021 年 2 月接诊一例来自山西的 16 岁女性患儿（身高 161cm，体重 57.5kg），主诉头颈部胀痛伴恶心 3 天，进行性加重。患儿 3 天前无明显诱因出现后颈部胀痛，累及头部，伴恶心，进行性加重。门诊查体示：神清语利，自主体位，无明显痛苦面容，Romberg 征睁眼 / 闭眼均（++）、增强试验（+），余神经系统查体阴性。头颅 CT 显示：小脑上蚓部囊实性低密度占位，以囊变为主，病变内有分隔，可见瘤周水肿影，第四脑室受压变形，幕上脑室略扩大。头颅 MRI 显示：小脑上蚓部囊实性，长 T_1 长 T_2 信号影，大小约 47mm×38mm×43mm，增强见囊壁及囊内分隔明显强化，瘤周结节样强化，瘤周水肿不明显（图 1-12）。

　　鉴于上蚓部占位，多囊性、无钙化、多囊腔环形强化，首先考虑高级别胶质瘤，手术指征明确，完善入院检查，于 2021 年 2 月 23 日在全麻下行后正中入路肿瘤切除术。术中见肿瘤主体位于小脑上蚓部，突入两侧半球右侧为著，腹侧面与脑干无关。但出人意料的是，肿瘤色紫红、质地硬韧、瘤壁密布蔓状血管团，血供极其丰富，不能分块切除，耐心沿肿瘤边缘游离，见肿瘤顶端粗大引流静脉汇入深方松果体区，主要供血动脉来源于左顶上极处大脑后动脉（Posterior Cerebral Artery，PCA）的粗大分支，瘤周大部游离，供血动脉电凝切断后，瘤体逐渐变软、颜色转为紫黑、血供明显减少，分块切除，多囊腔黄色清亮囊液涌出，最后处理肿瘤顶壁毗邻松果体区实体部分，电凝切断引流静脉，将肿瘤上极与顶盖处剥离，四叠体蛛网膜保留完好，肿瘤镜下全切（图 1-13）。术中冰冻切片分析提示不除外血管网状细胞瘤。手术较艰苦，术中出血约 400ml，输异体红细胞 1 单位、新鲜血浆 200ml。术后安返 ICU 监护。

　　术后患儿状态好，无新增神经系统阳性体征。术后病理回报：血管网状细胞瘤（WHO Ⅰ 级），局灶细胞密集，生长活跃；免疫组化提示：S100

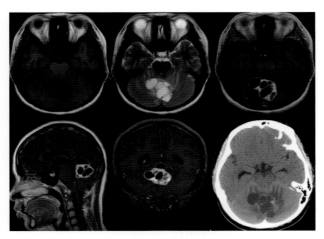

▲ 图 1-12　术前影像

头颅 CT 显示：小脑上蚓部囊实性低密度占位，以囊变为主，病变内有分隔，可见瘤周水肿影，第四脑室受压变形，幕上脑室略扩大；头颅 MRI 显示：小脑上蚓部囊实性，长 T_1 长 T_2 信号影，大小约 47mm × 38mm × 43mm，增强见囊壁及囊内分隔明显强化，瘤结节样强化，瘤周水肿不明显

（+），Ki-67（约 10%），CD34（血管 +），CK（-）。术后患儿恢复良好（图 1-14），术后 10 天顺利出院，随访中。

【治疗体会】

　　血管网状细胞瘤（hemangioblastomas，HB）又称血管网织细胞瘤（简称血网），属于 WHO Ⅰ 级的良性肿瘤，占颅内肿瘤 2%，占脊髓肿瘤的 3%～4%，占颅后窝肿瘤的 7%～12%。小脑、脊髓和脑干是 HB 最常发生的部位。25%～40% 的 HB 患者可合并 von Hippel-Lindau 综合征（VHL），60%～80% 的 VHL 患者可合并 HB。这是一种常染色体显性遗传病，由位于染色体 3p25-26 区的 VHL 基因的突变引起，除了表现为中枢神经系统血管网状细胞瘤外，还常合并嗜铬细胞瘤、肾囊肿及肾透明细胞癌，13%～20% 的 HB 具有家族遗传性。HB 多发生于 20—40 岁成年人，在儿童中极为罕见，发病率低于 1/100 万。HB 为良性肿瘤，即便多发，也应首选手术，一旦全切，可以达到临床治愈。如果在儿童时期首次发现中枢神经系统 HB，应需考虑潜在的 VHL 疾病并进一步基因检查。

　　HB 早发现、早治疗可显著降低患儿致残致死率。HB 由密集不成熟的血管构成，大部分是类似毛细血管的纤细型小血管，表现为富含网状纤维的血管团。HB 的影像学特征需要重点关注，囊性变是 HB 的突出特点，根据影像特点，可分为大囊小结节型、单纯囊型和实质型。大囊小结节型是 HB 最常见类型，囊腔边界清晰，可见分隔，囊壁可见附壁结节，呈等 T_1 等 T_2 显著强化；单纯囊型 HB 较少见，无附壁结节，增强扫描可见囊壁轻度强化，囊液蛋白含量较高，因此一般呈长 T_1 长 T_2 信号影，瘤周多无水肿；实质型 HB 呈圆形或类圆形，血供极为丰富，实体部分呈长 T_1 长 T_2，显著强化。本例影像呈囊实性，实体为主，确属罕见。MRI 增强扫描可见瘤周结节样强化影、囊壁及囊内分隔亦显著强化、瘤周水肿不明显，这些影像学特征均与 HB 相符。

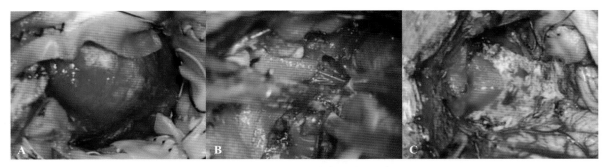

▲ 图 1-13　术中照片

A. 肿瘤呈紫红色、硬韧、表面密布蔓状血管网；B. 肿瘤上极近幕孔处见多簇供血动脉，血供极其丰富，逐一电凝切断后，血供明显减弱，瘤体转为紫黑色，质地变软；C. 肿瘤全切后，减压充分，瘤周水肿不显著

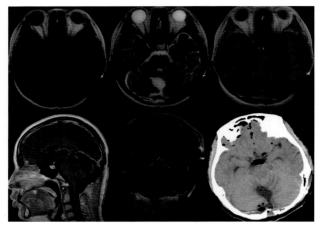

▲ 图 1-14　术后当晚 CT 及术后 1 周 MRI 显示肿瘤切除满意

本例初步诊断为高级别胶质瘤主要是因为患儿起病急、病史短，颅后窝囊实性占位、环形强化明显，中心非强化影考虑为肿瘤坏死；但仔细阅片发现，强化影呈结节状、瘤周水肿亦不明显，且儿童颅后窝高级别胶质瘤相对少见。

当然，无论胶质瘤还是血网，治疗原则都是尽量手术全切，只是由于血网血供极其丰富，手术难度大于胶质瘤，一旦术中所见与术前判断不符，对术者临机处置要求极高，甚至心理素质稍不稳定，都会严重影响手术效果。关键时刻，术者的经验将起到决定性作用，需要在风浪中不断磨炼。

参 考 文 献

[1] None. A study of childhood brain tumors based on surgical biopsies from ten North American institutions: sample description. Childhood Brain Tumor Consortium[J]. J Neurooncol, 1988, 6(1):9–23.

[2] Cochrane DD, Gustavsson B, Poskitt KP, et al. The surgical and natural morbidity of aggressive resection for posterior fossa tumors in childhood[J]. Pediatr Neurosurg, 1994, 20:19–29.

[3] Freeman CR, Farmer JP, Montes J. Low–grade astrocytomas in children: evolving management strategies[J]. Int J Radiat Oncol Biol Phys, 1998, 41:979–987.

[4] Ostrom QT, de Blank PM, Kruchko C, et al. Alex's lemonade stand foundation infant and childhood primary brain and central nervous system tumors diagnosed in the United States in 2007–2011[J]. Neuro–oncology, 2015, 16(Suppl 10):x1–x36.

[5] Bonfield CM, Steinbok P. Pediatric cerebellar astrocytoma: a review[J]. Childs Nerv Syst, 2015, 31(10):1677–1685.

[6] Smith AB, Smirniotopoulos JG, et al. From the radiologic pathology archives: intraventricular neoplasms: radiologicpathologic correlation[J]. Radiographics, 2013, 33(1):21–43.

[7] Furie DM, Provenzale JM. Supratentorial ependymomas and subependymomas: CT and MRI appearance[J]. J Comput Assist Tomogr, 1995, 19(4):518–526.

[8] Lafay–Cousin L, Sung L, Carrett AS, et al. Carboplatin hypersensitivity reaction in pediatric patients with low–grade glioma: a Canadian Pediatric Brain Tumor Consortium[J]. Cancer, 2008, 112:892–899.

[9] Yu DY, Dahl GV, Shames RS, et al. Weekly dosing of carboplatin increases risk of allergy in children[J]. J Pediatr Hematol Oncol, 2001, 23:349–352.

[10] Ater J, Holmes E, Zhou T. Abstracts from the thirteenth international symposium on pediatric neuro–oncology: results of COG protocol A9952—a randomized phase 3 study of two chemotherapy regimens for incompletely resected low–grade glioma in young children[J]. Neuro Oncol, 2008, 10:451.

[11] Hug EB, Muenter MW, Archambeau JO, et al. Conformal proton radiation therapy for pediatric low–grade astrocytomas[J]. Strahlenther Onkol, 2002, 178:10–17.

[12] Hadjipanayis CG, Kondziolka D, Gardner P, et al. Stereotactic

radiosurgery for pilocytic astrocytomas when multimodal therapy is necessary. J Neurosurg,2002, 97:56–64.

[13] Gauden AJ, Khurana VG, Tsui AE, et al. Intracranial neuroenteric cysts: a concise review including an illustrative patient[J]. J Clin Neurosci, 2012, 19(3):352–359.

[14] Cheng JS, Cusick JF, Ho KC, et al. Lateral supratentorial endodermal cyst: case report and review of literature[J]. Neurosurgery, 2002, 51(2): 493–499.

[15] Wang L, Zhang J, Wu Z, et al. Diagnosis and management of adult intracranial neurenteric cysts[J]. Neurosurgery, 2011, 68(1):44–52.

[16] De Oliveira RS, Cinalli G, Roujeau T, et al. Neurenteric cysts in children: 16 consecutive cases and review of the literature[J]. J Neurosurg, 2005, 103(6 Suppl):512–523.

[17] Gessi M, Legnani FG, Maderna E, et al. Mucinous low–grade adenocarcinoma arising in an intracranial enterogenous cyst: case report[J]. Neurosurgery, 2008, 62(4):E972–E973.

[18] Ho LC, Olivi A, Cho CH, et al. Well–differentiated papillary adenocarcinoma arising in a supratentorial enterogenous cyst: case report[J]. Neurosurgery, 1998, 43(6):1474–1477.

[19] Brooks BS, Duvall ER, el Gammal T,et al. Neuroimaging features of neurenteric cysts: analysis of nine cases and review of the literature[J]. AJNR Am J Neuroradiol, 1993, 14(3):735–746.

[20] Geremia GK, Russell EJ, Clasen RA. MRI imaging characteristics of a neurenteric cyst[J]. AJNR Am J Neuroradiol, 1988, 9(5): 978–980.

[21] Preece MT, Osborn AG, Chin SS, et al. Intracranial neurenteric cysts: imaging and pathology spectrum[J]. AJNR Am J Neuroradiol, 2006, 27(6): 1211–1216.

[22] Zahra AF, Ali YM, B Touria, et al. A solitary hemangioblastoma of the posterior brain fossa: the role of radiotherapy[J]. Pan African Medical Journal, 2020, 36: 114.

[23] Rachinger J, Buslei R, Prell J, et al. Solid haemangioblastomas of the CNS: a review of 17 consecutive cases[J]. Neurosurg Rev, 2009, 32(1): 37–47; discussion 47–48.

[24] Conway JE, Chou D, Clatterbuck RE, et al. Hemangioblastomas of the central nervous system in von Hippel–Lindau syndrome and sporadic disease[J]. Neurosurgery, 2001, 48(1):55–62; discussion 62–63.

[25] Maddock IR, Moran A, Maher ER, et al. A genetic register for von Hippel–Lindau disease[J]. J Med Genet, 1996, 33(2):120–127.

[26] Catapano, D, Muscarella, et al. Hemangioblastomas of central nervous system: molecular genetic analysis and clinical management[J]. Neurosurgery, 2005, 56(6):1215–1221.

[27] Fisher PG, Tontiplaphol A, Pearlman EM, et al. Childhood cerebellar hemangioblastoma does not predict germline or somatic mutations in the von Hippel–Lindau tumor suppressor gene[J]. Ann Neurol, 2002, 51(2):257–260.

[28] Patiroglu T, Sarici D, Unal E, et al. Cerebellar hemangioblastoma associated with diffuse neonatal hemangiomatosis in an infant[J]. Childs Nerv Syst, 2012, 28(10):1801–1805.

[29] Cheng J, Liu W, Hui X, et al. Pediatric central nervous system hemangioblastomas: different from adult forms? A retrospective series of 25 cases[J]. Acta Neurochir (Wien), 2017, 159(9): 1603–1611.

[30] Klingler JH, Gläsker S, Bausch B, et al. Hemangioblastoma and von Hippel–Lindau disease: genetic background, spectrum of disease, and neurosurgical treatment[J]. Childs Nerv Syst, 2020, 36(10):2537–2552.

[31] Rednam SP, Erez A, Druker H, et al. Von Hippel–Lindau and hereditary pheochromocytoma/paraganglioma syndromes: clinical features, genetics, and surveillance recommendations in childhood[J]. Clin Cancer Res, 2017, 23(12):e68–e75.

第 2 章　常见病诊疗体会

一、儿童松果体区肿瘤

病例 5　松果体区肿瘤——打破常规、挑战极限

【病例概述】

2019 年 10 月接诊一例 15 岁男性患儿（身高 163cm，体重 52kg），主诉头痛恶心呕吐 1 周进行性加重，在当地医院发现松果体区占位，遂来天坛医院急诊就诊，由于梗阻性脑积水严重，当即行内镜下三脑室底造瘘术（ETV）缓解脑积水。术后患儿高颅压症状缓解明显，血清学肿瘤标记物 AFP 为 189.6ng/ml，提示松果体区卵黄囊瘤可能性大，拟先行化学治疗缩小瘤体。然而，在等待化学治疗期间，患儿意识状态明显变差，3 天之内由神清语利到嗜睡朦胧、呼之不应；复查磁共振 / CT 提示瘤体急剧增大，短短几天增长数倍，已无法按常规进行化学治疗（图 2-1 至图 2-3）。

在我们看来，松果体区手术属于小儿神经外科高难度手术，诊疗常规之所以先行化学治疗缩小瘤体，就是为了降低手术难度，保证安全；但此例患儿病情发展迅速，急剧恶化，只有打破常规，挑战极限，直接手术，患儿才有一线生机。因此，慎重考虑后我们决定对患儿紧急行右额开颅经胼胝体穹窿间入路松果体区肿瘤切除术，手术异常艰苦，耗时 6 小时，最终全切除肿瘤（图 2-4）。术中出血 200ml，未输血。术后根据我院诊疗常规进行治疗，恢复良好（图 2-5）。病理结果显示：混合性生殖细胞肿瘤，以未成熟畸胎瘤为主，混有卵黄囊瘤和少量生殖细胞瘤。目前患儿

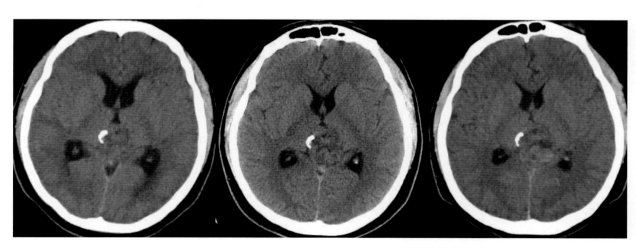

▲ 图 2-1　造瘘术后当天、第 3 天、第 6 天 CT，发现肿瘤急剧增大

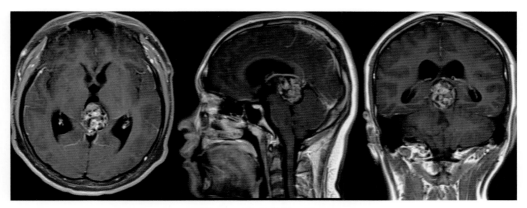

▲ 图 2-2　造瘘术前 4 天 MRI

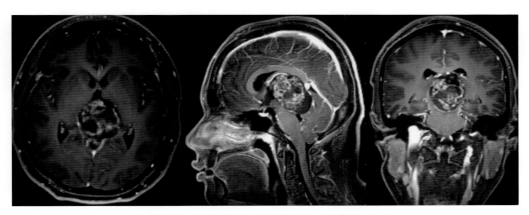

▲ 图 2-3　造瘘术后第 10 天 MRI，肿瘤增大明显

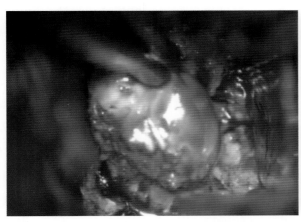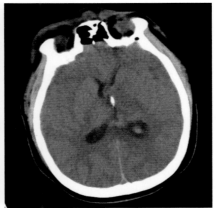

▲ 图 2-4　肿瘤切除术中所见及术后 CT

已完成后续治疗，重返校园。

【治疗体会】

依据北京天坛医院小儿神经外科的诊疗规范，针对松果体区恶性肿瘤体积长径＞ 3cm 的患儿，首先缓解梗阻性脑积水，继而通过化学治疗缩小瘤体，再通过手术加以全切，最后进行规范性放化疗，完成全周期治疗。但临床工作中，随时可能出现例外，这就要求医生当机立断，打破常规。

一部分含卵黄囊成分的恶性生殖细胞类肿瘤，短期内瘤体可能急剧增长，失去先行化学治疗的时机。此时，临床医生必须当机立断，打破常规，直接切除肿瘤，患儿才有一线生机。当然，此类手术，对术者的经验与技术是极高的挑战。

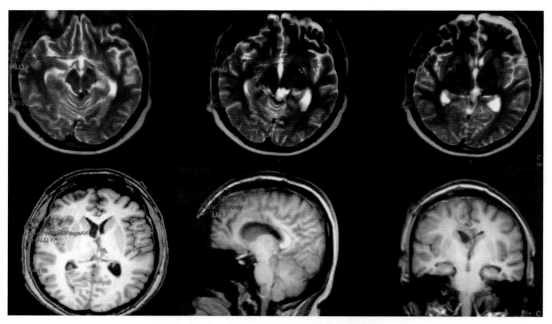

▲ 图 2-5　术后磁共振显示肿瘤切除满意

病例 6　外科治疗儿童松果体区肿瘤的"天坛术式"值得大力提倡

【病例概述】

2020 年 9 月在门诊接诊了一例来自江苏的手术后 5 年的患儿。通过 5 年的随访，肿瘤切除满意，未见复发。患儿父亲兴奋地告诉我们，孩子术后出现的记忆力减退症状已完全消失，今年顺利考上大学，开启全新美好的人生旅途。

喜悦之余，我们复习了 5 年前的这份病例，认真总结，力争挽救更多的患儿。2015 年 8 月接诊的这位 15 岁男性患儿（身高 165cm，体重 63kg），主诉脑外伤后偶然发现颅内松果体区占位性病变，经当地医生建议，家长慕名进京于我院门诊就诊。门诊血清肿瘤标记物检查示 AFP、β-HCG 正常，复查 CT/MRI 示：第三脑室后占位，畸胎瘤可能性大（图 2-6）。

依据北京天坛医院小儿神经外科生殖细胞类肿瘤诊疗规范，拟行经胼胝体穹窿间入路肿瘤切除术。术前韦氏儿童智力量表第 4 版（WISC-Ⅳ）认知水平测试，患儿言语理解、知觉推理、工作记忆、加工速度等均未见明显异常。

2015 年 10 月 30 日患儿于全麻下行右额开颅经胼胝体 - 穹窿入路肿瘤切除术。术中切开胼胝体 1.5cm，经透明隔间腔、穹窿间联合，进入第三脑室，见中间块被肿瘤挤压成薄片状，第三脑室后部可见肿瘤，色灰黄、质韧、边界尚清晰，血供较丰富，内含透明油性液体，瘤体两侧及后方可见脑深部粗大静脉，前方为中脑顶盖及导水管，均锐性游离后妥善保留，最终镜下分块全切肿瘤，大小约 3cm×4cm×5cm。术后病理回报：成熟畸胎瘤，肠上皮细胞局灶增生、层次不清，偶见核分裂象。免疫组化：CK5/6 点灶（＋）、CK8/18 肠上皮及点灶（＋）、LCA 灶状（＋）。HCG、AFP、PLAP、OCT3/4、CD30（－）。术后复查血清肿瘤标记物 AFP、β-HCG 仍显示正常。

患儿术后恢复良好，复查 CT/MRI 提示肿瘤切除满意（图 2-7）。术后 2 周出院前再行认知量表测试显示记忆减退，呈逆行性遗忘，表现为刚刚发生的事、刚刚听到的话迅速遗忘；但长时记忆并无影响。出院后回常驻地积极康复。

患儿术后每年均来京复查，肿瘤未见复发，近期记忆明显恢复，直至今年顺利考取大学（图 2-8）。

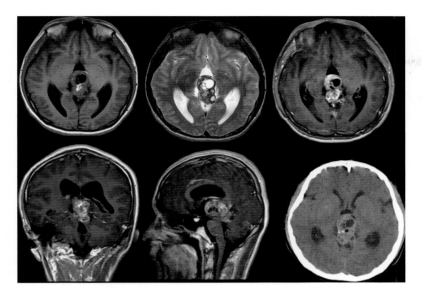

◀ 图 2-6　术 前 CT/ MRI 示，第三脑室后可见团块状不规则混杂信号影、显著强化，大小约 **28mm×45mm×53mm**，毗邻脑干明显受压

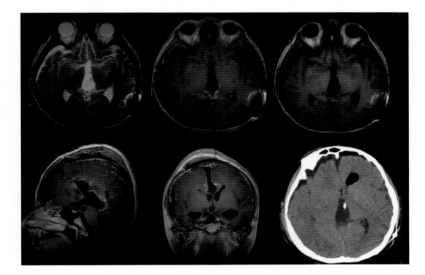

◀ 图 2-7　术后 2 周复查 CT/MRI 提示肿瘤切除满意

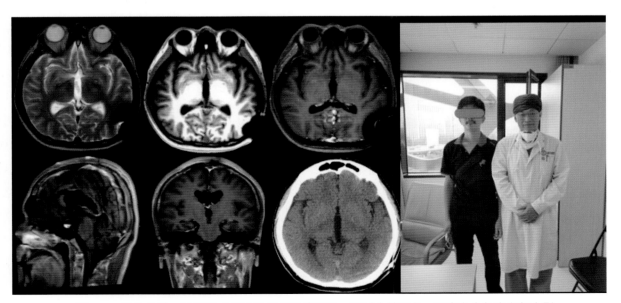

▲ 图 2-8　患儿术后 5 年复查 CT/MRI 未见肿瘤复发，同时金榜题名，兴奋之余与宫主任合影

【治疗体会】

儿童第三脑室内肿瘤位置深在，手术难度大，传统的经室间孔入路（1922 年 Dandy Walter 首次使用）、经脉络裂入路（1979 年首次报道治疗一侧后交通动脉瘤）由于是偏中线入路，显露范围有限，易损伤丘纹静脉、大脑内静脉、丘脑等重要解剖结构，效果不佳。直到 1982 年美国南加州大学医学院的 Apuzzo 率先报道经胼胝体穹窿间入路切除第三脑室内肿瘤，由于显露范围好而作为经典术式流传至今，成为众多神经外科医生切除第三脑室内病变的首选术式。北京天坛医院小儿神经外科马振宇教授于 1998 年将此术式应用范围进一步扩大，成为世界首创经此入路切除松果体区肿瘤并取得良好效果的术式，由此命名为"天坛术式"，彻底解决了儿童松果体区肿瘤外科治疗这一世界难题！历经 20 年发展，北京天坛医院小儿神经外科采取"天坛术式"切除儿童松果体区肿瘤千余例，成为世界单中心最大一组病例，肿瘤全切率达到惊人的 93%，死亡率不到 1/1000。众所周知，松果体区肿瘤是典型的中线部位肿瘤，位置深在，毗邻脑干、丘脑、大脑内静脉、大脑大静脉等重要结构，一旦损伤，患儿极易致残致死，属于高难度手术。笔者的美国导师，世界著名垂体外科专家 ED Laws 有句名言：midline lesion，midline approach（中线肿瘤，中线入路）。"天坛术式"经典传承了此种理念。由于此入路沿中线自然解剖间隙抵达松果体区，肿瘤将大静脉推向深方，暴露肿瘤过程中，无重要解剖结构阻挡，不易损伤深方引流静脉，有效避免术后脑肿胀。经此入路抵达的松果体区，形似漏斗盲端，一旦术中出血，易为压迫止血提供有效支撑；较传统 Poppen 入路压迫止血过程中，血流前冲入脑室造成致命的脑室铸型，优势明显。

此术式最主要的并发症是部分患者存在术后近期记忆功能障碍。Apuzzo 曾报道一组经胼胝体穹窿间入路手术的患者，暂时性的近期记忆缺失发生率为 30%；在 Yu-tze Ng 报道的一组病例中，术后记忆障碍的发生率为 58%，其中 86% 的病例可自行修复。马振宇教授最初开展此术式，术后近期记忆障碍发生率为 53%，大部分患儿半年后恢复正常；四川大学华西医学院刘雪松等报道 13 例患者，术后 23% 发生近期记忆障碍，大部分 4 个月后好转；张玉琪报道 1 例成人患者，术后 1 周记忆功能恢复正常。

需要强调指出，大脑具有强大的自修复功能，特别是儿童，神经元可塑性明显优于成人。即便手术造成近期记忆减退，患儿通过积极康复训练，往往 1 年后，瞬时记忆能力显著提高；3～5 年后基本恢复正常。经此术式治愈后，患儿正常上学、工作的案例比比皆是；笔者于 2012 年曾治愈的一名患儿甚至成长为钢琴小天才，荣获全国蒲公英大赛钢琴金奖。

因此，采取"天坛术式"切除松果体区肿瘤，外科医生应将更多精力关注于如何安全顺利的全切肿瘤、治愈疾病，而不必过度担心术后记忆功能的损伤。

当然还要强调，"天坛术式"的精髓就是：胼胝体切开尽量控制在 1.5cm 之内，严格沿中线分离，妥善保护双侧穹窿体，将手术损伤程度降至最低。

病例 7　复发松果体区肿瘤再次手术之入路选择

【病例概述】

2020 年 12 月接诊一例来自安徽的 10 岁男性患儿（身高 45kg，体重 150cm），主因：颅后窝肿瘤术后 27 个月，间断性头晕 1 个月来院就诊。患儿 27 个月前于北京外院行幕下小脑上入路松果体区 / 小脑上蚓部肿瘤切除术，术后恢复良好，病理提示成熟畸胎瘤，定期复查，无后续治疗。1 个月前患儿呈间断性头晕，于当地医院检查示肿瘤复发，遂来我院就诊。我院 CT/MRI 显示：第三脑室后、导水管、第四脑室占位，考虑肿瘤复发（图 2-9）；肿瘤标记物：AFP 54.93ng/ml ↑，β-HCG ＜ 0.1mU/ml，提示未成熟畸胎瘤，含卵黄囊成分。

鉴于二次手术相对复杂，完善术前检查，经全科讨论后，于 2021 年 1 月 19 日行右额开颅经胼胝体 - 穹窿间入路肿瘤切除术。术中牵开右侧额叶，显露胼胝体并切开 2cm，经透明隔间腔 - 穹窿联合，进入第三脑室，暴露第三脑室后部肿瘤，色灰白、质韧、包膜完整、血供中等，大小约 2cm×2.5cm×3cm，瘤体分块切除，腹侧与顶盖区轻微粘连，游离后导水管上口暴露充分，见肿瘤突入；肿瘤下极虽然突入第四脑室，但与毗邻结构无粘连，易牵拉游离；瘤体背侧上方与大脑大静脉粘连紧密，游离时一度破裂、出血汹涌，吸收性明胶海绵直视下压迫止血，耐心游离，大静脉保护完好，肿瘤镜下全切（图 2-10）。手术顺利，术中出血约 400ml，输异体红细胞 260ml，血浆 200ml。术后病情平稳，当晚头颅 CT 示肿瘤切除满意，术后血清肿瘤标记物恢复正常；病理显示：混合性生殖细胞肿瘤，成熟型畸胎瘤成分为主，含少许生殖细胞瘤成分。免疫组化：OCT3/4（散在少许＋），SALL4（局灶＋），Ki-67（局灶达 60%～70%），AFP（局灶＋），HCG（－），CD30（－），CK（上皮＋），GFAP（局灶＋），Syn（局灶＋），Vimentin（＋）。术后患儿病情平稳，恢复良好（图 2-11），术后 2 周顺利出院，继续后续治疗。

【治疗体会】

患儿首次手术病理提示成熟畸胎瘤，鉴于肿瘤切除满意，未进行后续治疗；但复发后二次手术提示血清 AFP 轻度升高，二次病理提示混合生殖细胞瘤，需要后续放化疗。本例再次证明：儿童颅内生殖细胞肿瘤成分极为复杂，病理难以覆盖全貌，肿瘤标记物意义大于肿瘤病理。

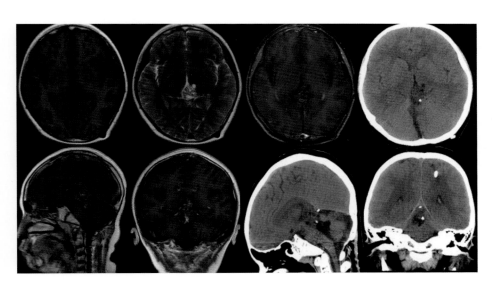

◀ 图 2-9 术前 CT/MRI：CT 显示第三脑室后部可见混杂密度影，边缘可见点状钙化；MRI 显示第三脑室后、导水管、第四脑室不规则多囊状混杂信号影，大小约 35mm×21mm×23mm，增强可见不均匀强化

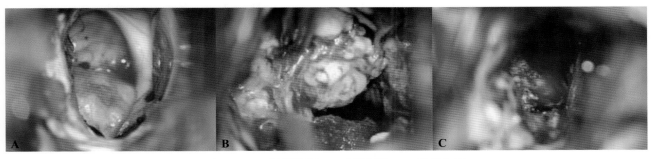

▲ 图 2-10 A. 暴露肿瘤；B. 分块切除；C. 肿瘤全切

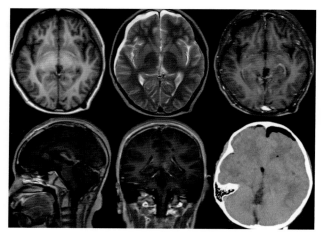

▲ 图 2-11　术后 1 周复查头颅 CT/MRI 提示肿瘤切除满意

幕下小脑上入路（Krause 入路）是由 Krause 和 Oppenheim 于 1911 年首次提出，并于 1913 年经此入路对一 10 岁松果体区病变患儿进行了手术切除并取得成功，此后不断发展，又细分为后方入路和上方入路。本例患儿首次手术选择 Krause 入路是基于肿瘤起源于松果体区，但主体位于幕下、突入第四脑室。本次复发，肿瘤主体仍位于松果体区，下极呈漏斗状沿导水管突入第四脑室，是选择原入路还是经胼胝体入路，颇为踌躇。

经全科讨论，最后下决心选择经胼胝体入路原因有三：①根据以往经验，肿瘤主体位于松果体区，即便下极突入第四脑室，但多数与毗邻结构无粘连，呈游离状态，易于切除；②此次复发，不除外上次手术有残留，而残留最可能的部位，应是瘤体背侧顶端与大脑大静脉腹侧的粘连，而经胼胝体入路可以直视下处理这一部位，安全有效，有利于肿瘤全切；③若选择原入路，原手术通道瘢痕形成，大大增加了手术难度、术后副损伤大，并发症多，不宜推荐。

自不待言，手术顺利，术前讨论的各种假设术中一一证实。患儿术后反应轻、恢复好，顺利进入后续治疗。在此需要强调，儿童松果体区肿瘤手术属于小儿神经外科高难度手术，手术入路的选择极为重要；要根据不同病例个体化设计，不应机械僵化、千篇一律，因此，对主刀医生的手术经验要求极高，需要在临床中反复磨炼。

二、儿童脑干肿瘤

病例 8　儿童脑干胶质瘤的手术治疗策略

【病例概述】

2020 年 8 月接诊一例来自海南的 8 岁男性患儿（身高 140cm，体重 32.5kg），主诉延髓胶质瘤术后 1 年半，残余肿瘤进行性增大来院就诊。患儿 1 年半前阵发性头痛，经头部磁共振检查发现小脑蚓部及延髓占位，于 2018 年 2 月 23 日在福州某医院行"延髓肿瘤切除术"。手术记录显示：肿瘤与延髓粘连紧密，血供丰富，术中患儿心脏停搏 3 次，经抢救恢复，肿瘤未能全切。病理回报：毛细胞型星形细胞瘤。术后未行后续治疗，术后 1 年复查显示瘤体明显增长，遂来我院就诊。初步诊断为"复发延髓胶质瘤"，家长坚决要求再次手术。术前 CT/MRI 见图 2-12。

鉴于肿瘤属低级别性质，若能全切或近全切除，患儿可长期存活。依据天坛小儿神外诊疗规范，于 2020 年 9 月 7 日在脑干功能电生理监测下，行原切口入路肿瘤切除术。术中见手术瘢痕形成，小脑延髓裂局部解剖结构混乱。沿中线切开下蚓部 1.5cm，进入第四脑室，见肿瘤上极完好，未见手术瘢痕，色红黄相间、质地软韧不均，血供中等，肿瘤上极平桥延交界髓纹水平，上极呈游离状态，向下翻起肿瘤，见肿瘤起源于延髓背侧，第四脑室底部脑桥背侧以上光滑完好；沿脑桥背侧向下探查肿瘤游离面，见肿瘤与延髓背侧中线部直至闩部无粘连，顺利抬起，棉片妥善保护延髓背侧中线处；通过瘤体上极及右侧两个游离面将肿瘤向左侧翻起，清晰显示肿瘤起源于延髓左侧小脑下脚，与左侧后组脑神经无关，妥善保护；双极缓缓低功率电凝切断瘤体基底约 1cm，一度出现血压升高，通过反复打水降温，分步离断基底，终于瘤体整体切除，考虑肿瘤起源于延髓，确认为近全切除。术后脑干功能监测同术前，无明显损伤。术后 CT/MRI 见图 2-13。术后病理回报：毛细胞型星形细胞瘤（WHO Ⅰ 级），免疫组化：GFAP（+），Olig-2（+），IDH1（−），Ki-67（大部分＜ 5%，局灶 5%～8%）。患儿术后反应轻，留院 1 周后顺利出院，回当地继续后续治疗。

【治疗体会】

儿童脑干胶质瘤分为局灶型（focal brainstem gliomas，FBSG）和弥漫内生型（diffuse intrinsic pontine gliomas，DIPG），前者占比 20%，多为低级别胶质瘤；后者占比 80%，属高度恶性肿瘤。

延髓胶质瘤涉及呼吸、循环中枢，在脑干胶

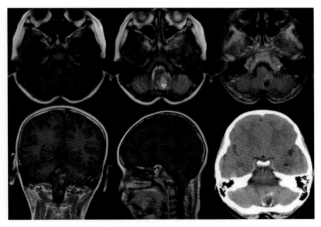

▲ 图 2-12　术前 CT 显示：枕部骨质缺损呈术后改变，颅后窝团块状密度影含钙化灶；磁共振提示：小脑及延髓背侧可见囊实性病变，长 T₁ 长 T₂，不均匀环状强化，考虑肿瘤复发

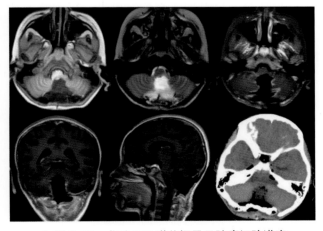

▲ 图 2-13　术后 CT/ 磁共振显示肿瘤切除满意

质瘤中手术风险最大。本例在第一次手术中一度三次心搏骤停，术中抢救，可见手术风险之大。但考虑到病理提示低级别胶质瘤，又是局灶型，一旦全切或近全切除，患儿近乎治愈，值得冒险一搏！

总结手术要点：① 手术必须在脑干功能监测下完成，电生理的反馈是手术成功的根本保证；② 首先要找到瘤体与正常脑干的游离面，切忌瘤内减压，极易误伤延髓，造成严重后果；③ 清晰辨别肿瘤起源，庆幸本例起源延髓左侧小脑下脚，与闩部无关！及时划定切除标线，宁可瘤体残留薄层，也不要误入延髓，造成不可逆损伤；④ 手法轻柔缓慢，低功率电凝配合打水降温，尽量单人操作，不需助手配合，粗暴牵拉或热传导对延髓的损伤几乎是致命的。

儿童延髓胶质瘤属小儿神经外科顶级难度手术，外科医生要牢记：胆大心细，戒急戒躁！

病例 9　儿童外生型脑干胶质瘤的手术治疗

【病例概述】

2020 年 10 月接诊一例来自北京的 7 岁男性患儿（身高 125cm，体重 25kg），主诉体检时偶然发现颅内占位 2 个月余。患儿两月前体检时偶然发现颅内占位，多家医院咨询后要求来我院进一步治疗。门诊查体：神清语利，自主体位，右眼外展受限，Romberg 征阳性，余神经系统查体阴性。头颅 CT 显示：右侧脑桥臂及小脑半球占位，内含囊性低密度影及高密度钙化影；头颅 MRI 显示：右侧脑桥臂及小脑半球占位，等 T₁ 稍长 T₂ 信号影，边界欠清，大小约 28mm × 33mm × 36mm，伴有邻近组织受压移位，不均匀团块状强化，胶质瘤可能性大（图 2-14）。

患儿外生型脑干胶质瘤可能性大，手术指征明确，根据天坛小儿神外诊疗规范，于 2020 年 11 月 18 日行导航引导下后正中右拐开颅肿瘤切除术，术中脑干电生理监测下，辅以术中超声及 DTI 神

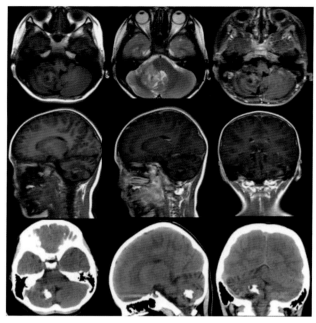

▲ 图 2-14 头颅 CT 显示：右侧脑桥臂及小脑半球占位，内含囊性低密度影及高密度钙化影；头颅磁共振显示：右侧脑桥臂及小脑半球占位，等 T_1 稍长 T_2 信号影，边界欠清，大小约 28mm×33mm×36mm，伴有邻近组织受压移位，不均匀团块状强化，胶质瘤可能性大

经导航精确引导，见（图 2-15）肿瘤起源于右侧桥延部小脑下脚与小脑中脚，脑干背侧中线处结构清晰，无肿瘤侵袭，棉片妥善保护；瘤体呈右外侧膨胀性生长，大小约 2.0cm×2.0cm×3.0cm，色灰白、质地软、血供中等，内含囊性变，少量清亮黄色囊液；实体部分内含黄韧结节样钙化，部分内容物呈灰色胶冻样，典型星形细胞瘤样改变。外侧后组脑神经无肿瘤侵袭，蛛网膜完好，妥善保护；导航引导及脑干功能监测下，脑干外生肿瘤近全切除，脑桥臂妥善保留，脑干功能无

异常，术中冰冻切片分析回报为胶质瘤，手术顺利，肿瘤切除满意，术中出血约 100ml，未输血，术毕安返 ICU 病室监护。

术后患儿恢复好，无新增神经系统阳性体征。术后复查头颅 CT/MRI 显示肿瘤切除满意（图 2-16）。术后病理回报示：星形细胞瘤（WHO Ⅱ级），伴钙化；免疫组化显示：GFAP（＋），Olig-2（散在＋），Ki-67（＜5%），IDH1（－），H3K27M（－）。基因检测显示 BRAF p.V600E 突变。术后 10 天顺利出院，继续后续治疗。

【治疗体会】

脑干胶质瘤占儿童中枢神经系统肿瘤的 10%～20%，根据解剖形态通常将脑干胶质瘤分为三类：弥漫内生型脑桥胶质瘤（DIPG）、外生型脑干胶质瘤、顶盖胶质瘤（又称中脑胶质瘤）。其中最常见的是 DIPG（占 75%～85%），其次是外生型胶质瘤（约占 10%），顶盖胶质瘤约占 5%。

外生型脑干胶质瘤约 80% 为低级别肿瘤（WHO Ⅰ～Ⅱ级），主要治疗手段是手术切除，相比于儿童 DIPG，预后良好。手术全切通常可以治愈；若肿瘤没有全切，配合辅助治疗仍可获得良好疗效。有研究表明，术后放射治疗虽然通常可以有效地抑制外生型脑干胶质瘤的复发，但是放射治疗对脑组织有较强的细胞毒性，特别是对年幼儿童，甚至有研究显示，放疗对于儿童低级别胶质瘤预后没有显著帮助。可见，对于低级别

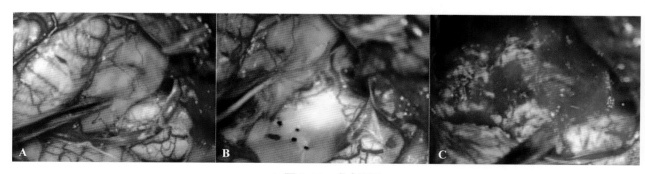

▲ 图 2-15 术中所见

A. 肿瘤色灰白、起源于桥延部，外生型生长；B. 脑干背侧中线处结构清晰，无肿瘤侵袭，棉片妥善保护；C. 脑干外生肿瘤近全切除，桥臂妥善保留，脑干功能无异常

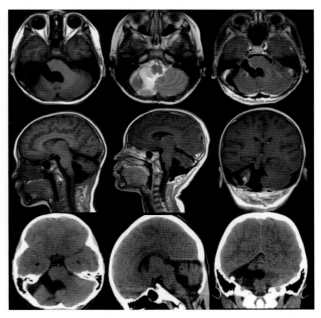

▲ 图 2-16　术后复查头颅 CT/ 磁共振显示肿瘤切除满意

外生型脑干胶质瘤，最大范围的手术切除是关键。澳大利亚的医疗机构进行了一项关于 34 例手术治疗外生型脑干胶质瘤患儿（3—16 岁）的研究。所有入组患儿手术后临床症状均有改善，且术后短期死亡率（0%）和复发率（15%）均较低。具体的术后生存率（OS）和无进展生存时间（PFS）与肿瘤级别有关：低级别肿瘤组的 2 年生存率为 100%，无进展生存率为 95%；高级别肿瘤组 2 年生存率为 33%，无进展生存率为 27%。儿童低级别外生型脑干胶质瘤预后好，若手术切除满意，应谨慎推荐术后放射治疗。当肿瘤复发或无法手术时，可考虑辅助化学治疗，有效减缓肿瘤生长。质子治疗是一种比较新的放射治疗方法，其在治疗儿童脑干胶质瘤的研究中，拥有与传统的放射治疗一样的疗效，同时它可以减少放射治疗对周围正常脑组织的破坏，从而降低放射治疗所产生的不良反应。尽管质子治疗有一定优势，但脑干外生型低级别胶质瘤若手术切除满意，将会预后良好，质子治疗需谨慎推荐使用。

针对儿童脑干外生型高级别胶质瘤，推荐手术后施行同步放化疗。在基因研究中，伴有 BRAF V600E 基因突变的低级别胶质瘤患儿在常规的辅助化学治疗下预后较差，但 BRAF 抑制剂类药物（达拉非尼或维拉非尼）可以有效改善低级别胶质瘤患儿的预后。

本例患儿即为脑干外生型低级别胶质瘤，手术切除是关键。若切除满意，可有效地延长患儿生命，不进行放化疗，定期随访；本例患儿肿瘤伴有 BRAF V600E 突变，若病情进展，可推荐使用靶向药物或辅以质子治疗。

三、儿童丘脑肿瘤

病例 10　儿童丘脑胶质瘤的手术治疗

【病例概述】

2020 年 10 月接诊一例来自河北的 5 岁女性患儿（身高 110cm，体重 20kg），主诉右侧肢体无力 2 个月，右侧口角流涎伴间断头晕 1 个月，进行性加重。2 个月前家长发现右利手的患儿开始更多使用左手，继而逐渐出现右侧肢体乏力，未予重视。1 个月前患儿出现口角流涎、间断头晕的症状，于当地医院行颅脑 CT 检查发现颅内占位，遂进京来我院就诊。门诊查体示：精神好，右上肢肌力 Ⅳ 级，右手握拳后张开困难，余肢体肌力 Ⅴ 级，肌张力正常。我院头颅 CT 示左侧丘脑底节区低密度占位；MRI 示：左侧基底节、丘脑囊实性占位，不均匀强化，瘤周片状水肿，胶质瘤可能性大（图 2-17）。

本例初步诊断为左侧丘脑毛细胞型星形细胞瘤，依据北京天坛医院小儿神外诊疗规范，于 2020 年 11 月 20 日于神经导航下行左侧三角区入路肿瘤切除术。术中利用导航及超声精确定位，于左侧三角区切开丘脑枕，进入肿瘤囊腔，黄色清亮囊液流出，见肿瘤色淡黄、质韧、血供中等，瘤周水肿明显，与丘脑尚有边界可分辨，沿肿瘤边缘游离，深达中脑大脑脚，瘤体实体部分大小约 3cm×3.5cm×4cm，镜下近全切除（图 2-18）。手术顺利，术中出血约 150ml，输注异体红细胞 1 单位，血浆 200ml。

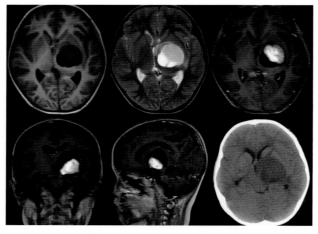

▲ 图 2-17　术前 CT：左侧丘脑底节区低密度占位；MRI：左侧基底节、丘脑囊实性占位，呈长 T₁ 长 T₂ 不均匀信号，边界尚清，大小约 39mm×39mm×38mm，病灶周围可见片状水肿带，中线局部右移，左侧大脑脚受压，显著不均匀强化

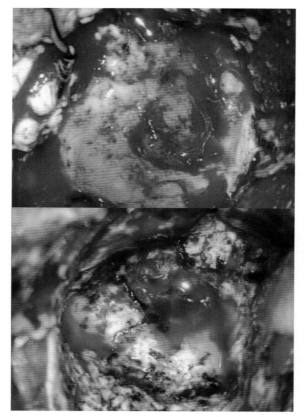

▲ 图 2-18　术中所见，肿瘤色淡黄、质韧、血供中等，瘤周水肿明显，与毗邻丘脑边界尚可辨别，显微镜下肿瘤近全切除

术后患儿恢复好，右上肢近端肌力 Ⅳ 级，远端肌力 Ⅲ 级，基本同术前，余肢体肌力及肌张力正常。病理回报示：毛细胞型星形细胞瘤（WHO Ⅰ 级）；免疫组化示：GFAP（+），Olig-2（+），Syn（+），IDH1（−），BRAFV600E（−），P53（散在 +），CD34（血管 +），H3K27M（−），Ki-67（1%～3%），NeuN（神经元 +）。复查头颅 CT/MRI 示肿瘤切除满意（图 2-19）。术后 10 天患儿顺利出院，回当地继续后续治疗。

【治疗体会】

儿童丘脑胶质瘤较少见，占儿童颅内肿瘤的 1%～5%，约占儿童颅内胶质瘤的 15%，中位发病年龄为 8—10 岁，无显著性别差异。丘脑胶质瘤根据其生长特征，可分为局灶性、弥漫性及双侧性。局灶性丘脑胶质瘤约占 1/3，边界清晰，瘤体显著强化，实体或囊实性，多为 WHO Ⅰ 级，一旦手术全切，患儿可以长期存活。即使未全切，辅助放射治疗及化学治疗，5 年生存率亦可超过 80%，总体治疗效果满意；弥漫性丘脑胶质瘤约占 2/3，常边界不清，广泛侵袭毗邻组织，高级别（WHO Ⅲ～Ⅳ 级）占比约 55%，病程短、预后差，手术难以全切，辅以化放疗，尽量延长生命；双侧性丘脑胶质瘤为双侧丘脑对称性发病，相对少见，临床可归为弥漫性中线胶质瘤，属 WHO Ⅳ 级，进展极快，预后最差。

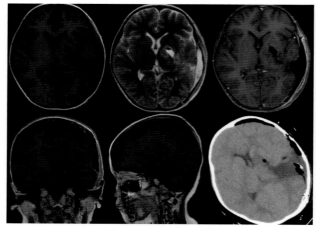

▲ 图 2-19　术后复查头颅 CT/MRI 显示肿瘤切除满意

儿童丘脑基底节区肿瘤，首先需要与生殖细胞肿瘤相鉴别。基底节区生殖细胞瘤多为青春期男性患儿，渐进性一侧肢体力弱病史半年以上，往往伴有性早熟、智力减退等症状体征；本例 5 岁女性患儿，一侧肢体力弱病史仅 2 个月，血清肿瘤标记物（AFP、β-HCG）阴性，生殖类肿瘤基本可排除，低级别胶质瘤可能性大，首选手术切除。

在手术入路的选择上，要根据肿瘤位置形态，行功能磁共振 DTI 检查，判断下行传导束与瘤体位置关系。本例瘤体将传导纤维推挤至外侧，首先排除侧方入路；瘤体前方室间孔周围亦见密集纤维束，经额角入路也予以排除；丘脑枕相对纤维稀疏，进入囊腔后肿瘤定位清晰，因此选择左侧三角区入路，辅以神经导航及术中超声，避开皮质脊髓束，精准切除肿瘤，术后反应轻，肢体运动基本同术前，未造成严重神经功能障碍。

需要指出，针对丘脑高级别胶质瘤，有学者认为，无论是姑息性活检还是积极地手术全切，成人患者生存期没有显著性差异。然而，根据我们的临床经验，儿童高级别胶质瘤的治疗效果好于成人，手术切除程度仍是影响预后的重要因素。针对边界清晰的儿童丘脑高级别胶质瘤，应积极手术治疗，尽量全切，辅以化放疗，往往效果满意。相关临床资料，我们在不断积累与总结。

病例 11　儿童丘脑胶质瘤的治疗体会

【病例概述】

2020 年 4 月接诊一例来自上海的 12 岁女性患儿（身高 163cm，体重 50kg），主诉间断性头痛 2 周未缓解。门诊见患儿精神好，四肢肌力、肌张力正常，行 CT/MRI 检查（图 2-20）发现右侧丘脑占位，大小约 37mm×42mm×36mm，肿瘤边界清晰，显著强化，瘤周水肿不明显，结合状态较好的临床表现，考虑毛细胞型星形细胞瘤可能性大。

患儿于 2020 年 6 月 2 日行右侧三角区入路肿瘤切除术。术中所见与预想完全不同：肿瘤色紫红，质韧，血供极其丰富，与丘脑粘连紧密，边界不清，稍加游离，富含血窦的瘤体血流如注、喷涌而出，被迫压迫止血；肿瘤切除过程中，边游离边止血；术中一度术腔急剧缩小，脑组织膨出，高于骨窗 2～3cm，血压瞬间升高；果断停止切除肿瘤，超声引导下吸除右侧脑室体部、额角血肿近 80ml，脑组织回位塌陷满意，脑搏动恢复，血压正常后，继续切除肿瘤，直至切断三角区脉络丛球的供血与来源于环池附近右侧 PCA 粗大分支供血后，凶猛出血才得以控制，瘤体变软，色黑，易于吸除，肿瘤镜下全切（图 2-21）。手术异常艰苦，耗时 7h，术中出血 1300ml，输注异体红细胞 520ml，血浆 500ml。

术后患儿神志清楚，精神好，左侧肢体肌力 Ⅲ 级，余正常，依据天坛医院诊疗常规进行术后治疗，恢复良好（左上肢肌力恢复至 Ⅳ 级）。术后 MRI 提示肿瘤切除满意（图 2-22）。病理回报示：弥漫性中线胶质瘤伴 H3K27M 突变（WHO Ⅳ级）。术后 2 周顺利出院，进行后续治疗（图 2-23）。

【治疗体会】

丘脑肿瘤占儿童颅内肿瘤的 4%～5.2%，其中 88% 为胶质瘤。2016 年 WHO 中枢神经系统肿瘤分类新增的弥漫性中线胶质瘤伴 H3K27M 突变

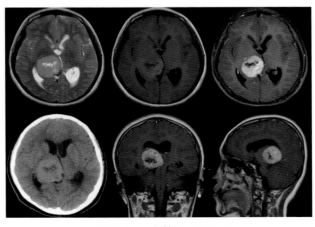

▲ 图 2-20　术前 CT 及 MRI

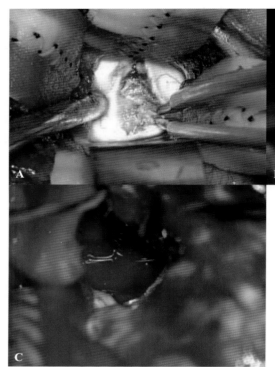

▲ 图 2-21 **A.** 切开丘脑枕，见肿瘤色红、质韧、血供丰富；**B.** 切除肿瘤过程中，瘤体色紫红，血供极其丰富，出血凶猛；**C.** 术中急性脑膨出、无搏动，术腔迅速缩小，超声提示右侧脑室血肿铸型

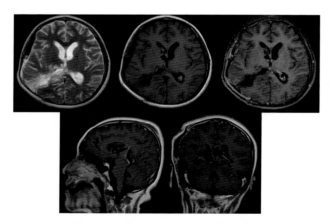

▲ 图 2-22 术后 MRI 显示肿瘤切除满意

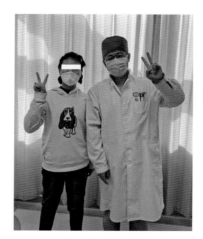

▲ 图 2-23 患儿复查时与宫剑教授合影

型占丘脑胶质瘤的 50%～60%，该病是以星形细胞分化为主并伴 H3K27M 突变的浸润中线的高级别胶质瘤，儿童发病多见丘脑、脑干和脊髓。由于肿瘤位置深在，累及重要神经核团，毗邻基底节、中脑等重要结构，通常边界不清，难以全切，往往术后反应重、预后差。但是少部分丘脑低级别胶质瘤，如毛细胞星形细胞瘤，边界清晰，对毗邻传导束及核团呈推挤而非破坏性生长，易于镜下全切，术后反应轻，预后好，应积极治疗。

本例患儿术前状态好，肌力肌张力正常，影像提示肿瘤边界清晰，初步诊断为低级别胶质瘤。但是，术中所见恰恰相反，典型恶性肿瘤表现。此时，即便出血凶猛，手术目标不变，仍是全切肿瘤，否则难以收场。若强行关颅，患儿非死即残。当术中出现急性脑膨出时，应立即停止肿瘤的切除，正确判断出是因为出血倒灌造成的脑室铸型，及时吸除血肿，待脑压恢复正常后再继续手术操作。因此，对术者的手术经验及临场应变能力要求极高，对各类术中突发情况要有充分的预案，才能临危不乱，从容应对。

四、儿童颅咽管瘤

病例 12　婴幼儿巨大颅咽管瘤的治疗体会

【病例概述】

2020 年 5 月接诊一例来自山东的 2 岁男性患儿（身高 80cm，体重 11kg），主诉双眼视力进行性下降 9 个月，伴间断性呕吐 5 个月来院就诊。门诊见患儿精神状态差、嗜睡，行 CT/MRI 检查显示（图 2-24）：鞍区巨大囊性占位，大小约 44mm×45mm×41mm，囊壁呈蛋壳样钙化，典型颅咽管瘤表现，诊断明确。

由于该患儿视力减退明显并伴有高颅压症状，依据天坛医院儿童颅内肿瘤诊疗规范，针对儿童巨大囊性颅咽管瘤，入院后先行立体定向下囊腔穿刺 Ommaya 囊植入，囊液抽吸，每 3 天 1 次，连续 2 周，待瘤体缩小后再行手术治疗，安全有效（图 2-24）。

本例先行 Ommaya 囊穿刺植入，每隔 3 天抽吸肿瘤囊液 5～10ml，2 周后复查磁共振显示瘤体缩至 23mm×23mm×25mm，精神状态明显好转，粗测视力有所恢复，在此良好状态下行右额开颅经前纵裂入路肿瘤切除术，术中显示瘤体经抽液减压后，包膜与毗邻组织明显松解，特别是顶壁与

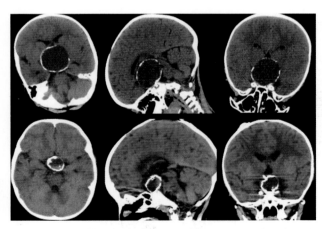

▲ 图 2-24　上排：初诊时 CT；下排：Ommaya 囊置入 2 周后 CT，肿瘤明显缩小

下丘脑易分离，粘连明显减轻，手术顺利，肿瘤镜下全切（图 2-25），术后恢复好（图 2-26），无明显下丘脑症状，视力较术前进一步好转，术后 1 周顺利出院，病理回报：造釉细胞型颅咽管瘤（WHO Ⅰ级）。

【治疗体会】

颅咽管瘤起源于原始外胚层颅咽管残余的上皮细胞，为儿童颅内最常见的先天性肿瘤，约占儿童鞍区肿瘤的 50%，占儿童颅内肿瘤的 12%～13%。根据 2016 年 WHO 中枢神经系统肿瘤组织学分类标准，几乎所有儿童颅咽管瘤均为造釉细胞型，多伴有钙化及囊性变，囊内充满了含有胆固醇结晶的浑浊液体。颅咽管瘤首选手术治疗，一旦全切患儿可以终身治愈。同时，颅咽管瘤手术风险大，复发率高，术后一年内复发率高达 50%。特别是婴幼儿巨大颅咽管瘤，若手术操作导致下丘脑损伤，具有

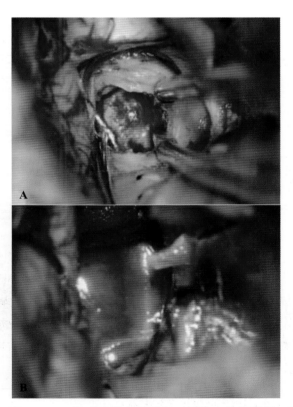

▲ 图 2-25　A. 肿瘤囊壁与视神经、视交叉松解明显，易游离；B. 肿瘤全切后，视神经、基底动脉等保留完好

相当高的致残致死率，是小儿神经外科的巨大挑战。

针对婴幼儿巨大囊性颅咽管瘤，北京天坛医院小儿神外在国际上率先提出了先行立体定向囊腔穿刺，Ommaya 囊植入，间断抽取囊液，待瘤体显著缩小后再行手术的治疗方案，大大降低了手术风险，治疗效果满意。此方案优势在于：①有效缓解梗阻性脑积水，解除患儿高颅压危象；②有效缓解肿瘤对视路的压迫，迅速逆转失明进程；③有效缓解肿瘤对毗邻结构的压迫与粘连，如视神经、视交叉、颈内动脉，特别是显著减轻了下丘脑瘤周水肿，使瘤壁与下丘脑易于分离，将下丘脑损伤风险降至最低，大大提高了手术安全性。

因此，针对婴幼儿巨大颅咽管瘤，若按照传统理念直接手术，难度大、风险高，肿瘤囊壁与毗邻组织，特别是下丘脑粘连紧密，术中放液囊壁通常无法下塌满意，易造成下丘脑损伤。因此，依据天坛医院诊疗规范，先行囊腔穿刺，Ommaya 囊植入，间断抽液，待瘤体缩小后再行手术治疗，安全有效，值得推广。

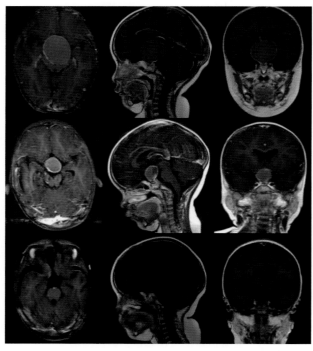

▲ 图 2-26　上排：初诊时 **MRI**；中排：**Ommaya** 囊植入囊液抽吸 **2** 周后复查 **MRI**；下排：肿瘤切除后 **MRI**

病例 13　婴幼儿囊性颅咽管瘤的手术治疗策略

【病例概述】

2020 年 9 月接诊一例来自山东的 3 岁女性患儿（身高 95cm，体重 17kg），主诉右眼斜视伴视力进行性下降 1 年。患儿近 1 年来一直在当地医院纠正右眼斜视，偶然行头颅 MRI 提示颅内占位，遂来我院就诊，门诊行头颅 CT/MRI 呈典型儿童型颅咽管瘤表现（图 2-27）。查体示：生长发育正常，视力视野配合欠佳，左眼视力粗侧正常，右眼内收受限，视力眼前数指，双侧对光反射灵敏，血清学内分泌检查基本正常。

依据天坛小儿神外诊疗常规，于 2020 年 9 月 14 日在全麻下行冠切右额开颅经纵裂入路肿瘤切除术，术中见肿瘤囊实性，典型造釉细胞型颅咽管瘤，两侧壁厚，色黄，与视神经粘连紧密。切开囊壁，见黄色黏稠机油样囊液涌出，含沙砾样钙化及胆固醇结晶，充分囊内减压后，两侧囊壁松解明显，锐性游离，双侧视神经、颈内动脉保护完好；在游离肿瘤顶壁，即视交叉腹侧面、下丘脑部位时，瘤壁菲薄，粘连十分紧密，仔细分辨瘤壁与下丘脑界面，耐心游离直至基底池，视交叉、基底动脉、双侧大脑后动脉及动眼神经保

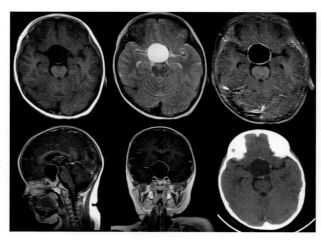

▲ 图 2-27　术前影像

头颅 CT 示鞍区囊性病变，呈典型蛋壳样钙化；头部 MRI 显示鞍内、鞍上囊性病变，蝶鞍明显扩大，增强扫描可见环形强化

护完好，肿瘤镜下全切（图 2-28）。术后当晚 CT 及术后 1 周 MRI 显示肿瘤切除满意（图 2-29）。术后患儿粗测视力同术前，一度出现多尿及血钠波动，经调整近 2 周后渐趋正常，术后病理回报示：颅咽管瘤，造釉细胞型，术后 2 周顺利出院。

【治疗体会】

本例属鞍膈下型儿童颅咽管瘤，若成人型应考虑内镜下经蝶入路手术切除。但本例为幼儿，蝶窦未发育，海绵间窦未闭合，下丘脑损伤及脑脊液鼻漏的风险均较成人高，多数文献不支持内镜经蝶手术。天坛小儿神外诊疗规范建议婴幼儿颅咽管瘤开颅手术更为安全。

本例患儿术前一般状态好，未合并梗阻性脑积水，且瘤体将视交叉顶起上抬，视交叉形成的第一间隙有充分操作空间切除肿瘤，因此选择直接开颅手术。实际手术操作过程中，略感意外的是瘤体两侧壁厚，而顶壁菲薄，与下丘脑粘连十分紧密。我们知道厚壁易于游离，越是薄壁越容易肿瘤残留；手术切除颅咽管瘤的关键点就是如何辨别瘤体顶后壁与下丘脑的界面，妥善保护后者；力度稍大的牵拉或电凝热传导都会造成下丘脑损伤；若辨别不清该界面误损伤下丘脑，将导致极为严重的后果，甚至致残致死。若粘连十分紧密难以辨别，应从两侧游离界面向中线会师，从而最大限度地保护好下丘脑。本例虽然最终顺利全切，且未造成严重下丘脑损伤，但仍有轻敌

之嫌，未预料到顶壁突然变薄并与下丘脑过度粘连。若能术前肿瘤囊腔放置 Ommaya 囊，经过近 2 周的反复抽吸，瘤体顶壁势必与下丘脑充分松解，此时手术应更加安全。此经验我们已多次报道且实践证明安全有效。国际同行也有类似体会，如去年英国伦敦国立神经科学专科医院利用影像导航、穿刺引流肿瘤囊性部分等方法，明显降低了患儿的致残率。

与成人相比，儿童造釉细胞型颅咽管瘤更易侵犯下丘脑，有研究显示 80% 的患儿术前已合并垂体功能不足，而成人只有 48%；法国巴黎第五大学教学中心医院 Puget 指出，儿童颅咽管瘤术后发生下丘脑损伤的发生率达 38%；美国斯坦福大学医学院头颈外科的一组儿童颅咽管瘤的研究中，手术全切率达 93.8%，63.6% 的患儿术后出现垂体功能减退，46.7% 发生尿崩，28.6% 发生下丘脑性肥胖，围术期死亡率达 6.25%。这明显高于国内漆松涛报道的 4.6% 的成人围术期死亡率。特别是 3 岁以下的婴幼儿，手术风险更高，预后更差。甚至有些医生认为婴幼儿颅咽管瘤不应该强调全切，因为肿瘤与下丘脑常常无明显界线，术中损伤下丘脑的风险极高，预后极差；即使"镜下全切"，仍有 23% 的患儿术后复发。

北京天坛医院小儿神经外科每年手术治疗的颅咽管瘤病例近百例，死亡率低于 1%，根本原因是对手术风险进行充分预估，针对每个患儿制订个体化手术方案，在选择最佳手术入路的基础上，或提前 Ommaya 囊植入，或分期手术，目的是将

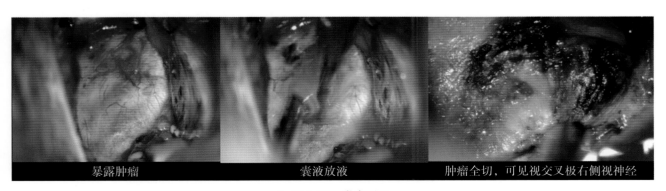

| 暴露肿瘤 | 囊液放液 | 肿瘤全切，可见视交叉极右侧视神经 |

▲ 图 2-28　术中所见

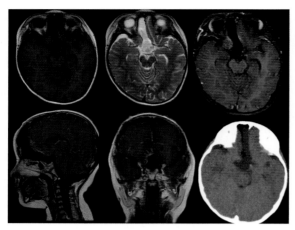

▲ 图 2-29 术后当晚 CT 及术后 1 周 MRI 显示肿瘤切除满意

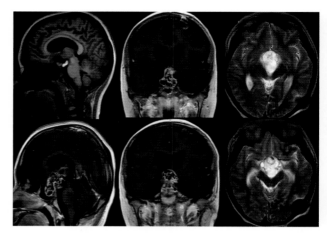

▲ 图 2-30 术前磁共振显示鞍区占位，蝶窦明显扩大，肿瘤由鞍内、鞍上突入第三脑室

手术风险分解、降至最低。何时手术，如何手术，一定要慎重决策。我们几个小时的手术操作将影响患儿的一生。千万不要"嫌麻烦！图省事！"，一旦手术失败，可能毁掉一个幸福的家庭，一定要慎之又慎。

病例 14 儿童巨大实体性颅咽管瘤手术治疗策略

【病例概述】

2020 年 8 月接诊一例来自河北的 12 岁男性患儿，主诉间断性头痛伴呕吐 3 天，加重 1 天。查体显示：生长发育基本正常（身高 165cm，体重 56kg）；血清学提示肿瘤标记物阴性；激素水平基本正常；头颅 CT/MRI 显示（图 2-30 和图 2-31）：鞍内、鞍上、第三脑室区、鞍背后方巨大占位；颅咽管瘤可能性大。该病例系鞍区实体性肿瘤，非典型囊性瘤体伴蛋壳样钙化，需与视路胶质瘤、鞍区生殖类肿瘤相鉴别。鉴于首发症状无尿崩表现，肿瘤标记物阴性，磁共振 T_1 像出现脂类信号，基本除外生殖类肿瘤；患儿首发症状与视力无关，查体无水平眼震，磁共振显示含脂类的混杂信号，视路胶质瘤可能性小。初步诊断为颅咽管瘤，且由于实体为主，难以植入 Ommaya 囊穿刺放液，只能考虑直接手术切除。

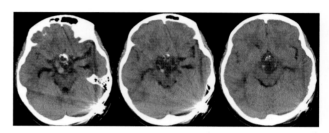

▲ 图 2-31 术前 CT 显示鞍区占位，实体为主，内含团块状钙化，充满脚间池并突入第三脑室

依据天坛小儿神外诊疗常规，于 2020 年 9 月 22 日在全麻下行冠切右额开颅经纵裂入路鞍区肿瘤切除术。经纵裂顺利显露蝶骨平台、视交叉、双侧大脑前动脉及前交通动脉、胼胝体嘴部，打开第一、第四间隙，见瘤体粉红色、壁厚、血供中等、囊实性、实体为主，内含少量黄色囊液，多为结晶物质及沙砾样钙化，与周围组织粘连紧密，耐心于两个狭小间隙内分块切除肿瘤，未见垂体柄结构。特别是在第三脑室内操作，注意辨别下丘脑结构并妥善保护，肿瘤镜下全切，下丘脑、脑干、基底动脉等重要结构保护完好，视交叉减压充分（图 2-32）。术后即刻 CT 显示肿瘤切除满意（图 2-33）。术后病理回报显示：造釉细胞型颅咽管瘤（WHO Ⅰ型），浸润脑组织。术后患儿恢复好，未见明显神经功能缺失。一度多尿，历经高钠期、低钠期等血钠波动，2 周后基本恢复正常，顺利出院，回当地继续调整内分泌并嘱 3 个月后来京复查。

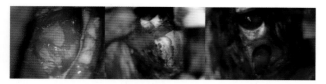

▲ 图 2-32　术中显示于第一间隙及第四间隙全切除肿瘤，视交叉减压充分

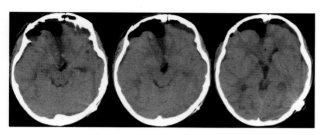

▲ 图 2-33　术后即刻 CT 显示肿瘤切除满意

【治疗体会】

儿童颅咽管瘤以囊性为主伴蛋壳样钙化，实体相对少（约占比 45.5%），手术难度更大。漆松涛依据颅咽管瘤的位置与三脑室、垂体柄的关系，将颅咽管瘤分为 3 型：鞍膈下型、鞍上蛛网膜下腔型、鞍上与三脑室型。鞍上与三脑室型的患者常有头痛（66.9%）、垂体功能减退（63.6%），合并脑积水（65.3%）。该型手术难度最大，全切率＜ 70%，围术期死亡率高达 4.1%。死亡原因主要是肿瘤多次复发、多次手术及放射治疗造成严重的下丘脑功能衰竭。北京天坛医院小儿神经外科每年完成儿童颅咽管瘤手术百余例，单中心手术例数位居世界前列，手术死亡率＜ 1%，远低于国际报道的 4%～10% 的水平。本例属于鞍上与三脑室型，根据我们的临床经验，确实属于手术风险最大、并发症最多、全切难度最大的一型颅咽管瘤。

2004 年西班牙神经外科医生 Pascual 将累及第三脑室的颅咽管瘤分为"单纯三脑室内型"及"非单纯型"。三脑室内外沟通的颅咽管瘤是肿瘤向上延伸的结果，肿瘤侵犯三脑室底部下丘脑核团，术后内分泌功能障碍者多见，严重者危及生命。由此，Pascual 认为经纵裂终板入路的手术并发症明显低于经胼胝体入路或经额侧脑室入路，此观点与我们的临床实践不谋而合。

漆松涛提出颅咽管瘤的膜性概念，认为颅咽管瘤均起源于垂体或垂体柄，所有颅咽管瘤均从起源点由下而上生长，并无真正意义上的三脑室内型。"肿瘤起源于鞍膈下的垂体中间叶或垂体柄鞍膈下段，当通过鞍膈孔凸向鞍上时，可有雪人症。肿瘤主体多位于鞍内，可见蝶鞍扩大，甚至凸向海绵窦，鞍膈或部分鞍膈向上膨隆。即使肿瘤较大，周边仍可见鞍膈孔及基底池蛛网膜形成的环形结构"。本例与此种描述基本一致。

本例手术关键点就是在处理第三脑室内肿瘤时，要清晰辨别并妥善保护下丘脑结构。当然，这需要大量的临床实践积累，经验稍有欠缺，患儿就可能付出生命的代价。同时，我们会针对颅咽管瘤生长方式，尽快推出天坛分型，规范治疗路径，将手术风险降至最低，造福广大患儿。

病例 15　儿童颅咽管瘤的治疗策略

【病例概述】

2020 年 10 月接诊一例来自北京的 3 岁男性患儿（身高 93cm，体重 16kg），主诉头痛、恶心、呕吐 1 周余，进行性加重。于外院检查发现鞍区占位，遂来我院进一步治疗。入院查体示：神清、精神弱、痛苦面容，生长发育正常，粗测视力正常、视野欠配合，余神经系统查体阴性。头颅 CT 显示：鞍上、第三脑室内囊实性占位，含团块及部分蛋壳样钙化，诊断为颅咽管瘤合并梗阻性脑积水。头颅 MRI 显示：鞍上囊实性团块状占位，边界清，不均匀长 T_1 长 T_2 信号影，大小约 45mm×32mm×36mm，病变突入第三脑室，增强扫描可见不规则强化，颅咽管瘤可能性大（图 2-34）。血清学内分泌检查示：泌乳素略升高（37.7ng/ml，正常值 2.5～17.0ng/ml）。

患儿初步诊断为颅咽管瘤合并梗阻性脑积水，鉴于患儿高颅压症状明显，依据天坛小儿神外诊疗规范，急诊入院先行瘤腔内 Ommaya 囊植入，囊液抽吸。间隔 3～5 天抽吸 1 次，连续 2 周后，瘤体明显缩小，梗阻性脑积水缓解明显（图2-35至图2-37），患儿头痛、呕吐等症状消失，一般状态大大改善。

患儿再次入院，于2020年11月11日全麻下行冠切右额开颅经前纵裂入路肿瘤切除术，术前先顺利拔除Ommaya囊，继而经前纵裂入路显示肿瘤，色淡黄、壁厚、囊实性，视交叉与蝶骨平台约0.5cm，第一间隙空间狭小，瘤内含黄色清亮囊液及团块颗粒样钙化；双侧视神经与瘤壁轻微粘连，易分辨，锐性游离，蛛网膜下细小穿支动脉妥善保留；沿视交叉、前交通动脉后上方切开终

板，见瘤体囊性为主，壁薄，瘤壁含黄色颗粒状钙化，内含淡黄色囊液量少，张力不高，耐心分离瘤壁，寻找与下丘脑界面，与毗邻组织粘连不甚紧密，完整游离，第三脑室后导水管上口清晰可见，与下丘脑界面保留完好，无明显水肿带，直至基底池，蛛网膜保留完整，基底动脉、动眼神经、大脑后动脉清晰可见，肿瘤经第一、第四间隙镜下全切（图2-38）。手术顺利，术中出血约100ml，未输血。

患儿术后病情平稳，精神好，视力同术前，体温、心率、尿量尿色、激素水平均正常，电解

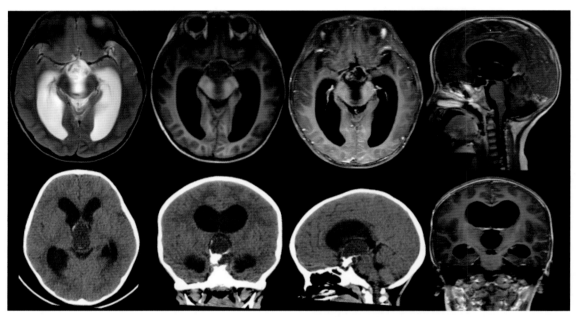

▲ 图2-34 首诊CT：鞍上、第三脑室内可见囊实性团块状低密度影，边界清；病灶内部及边缘可见团片状及弧线样钙化；首诊MRI：鞍上可见囊实性团块状占位病变，边界清，呈不均匀长 T_1 长 T_2 信号影，丘脑可见小片短 T_2 信号影，约 45mm×32mm×36mm 大小，鞍上池闭塞，病变突入第三脑室，增强扫描可见不规则强化

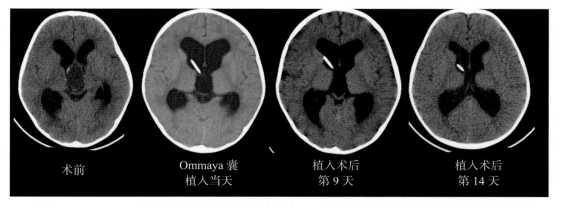

| 术前 | Ommaya囊植入当天 | 植入术后第9天 | 植入术后第14天 |

▲ 图2-35 Ommaya囊植入术后间断抽吸瘤腔囊液，可见瘤体持续缩小，梗阻性脑积水缓解明显

质经短暂高钠期、低钠期后逐渐平稳，术后病理回报示：造釉细胞型颅咽管瘤（WHO Ⅰ级），术后 2 周顺利出院（图 2-39）。

【治疗体会】

儿童颅咽管瘤是先天性良性肿瘤，造釉细胞型为主，5—14 岁为发病高峰时期，52%～87% 的患儿可出现身材矮小、性发育迟缓等内分泌障碍，62%～84% 的患儿可出现视力下降、视野缺损。本例肿瘤合并梗阻性脑积水而出现头痛、呕吐等高颅压症状也较为常见，需要尽快外科干预，否则有脑疝风险。

本例瘤体巨大，囊实性为主，实体钙化部分位于鞍内视交叉下，而囊性部分突入第三脑室，阻塞脑脊液循环，依据天坛小儿诊疗常规，先行肿瘤囊腔 Ommaya 囊植入、囊液抽吸，目的是尽快缩小瘤体，缓解梗阻性脑积水，解除脑疝的

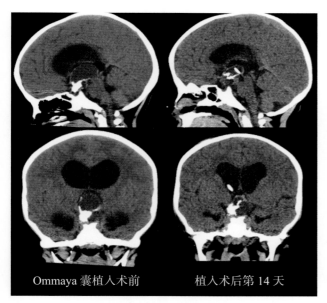

▲ 图 2-36　Ommaya 囊植入术前和术后 14 天矢状位、冠状位 CT 对比，可见瘤体明显缩小

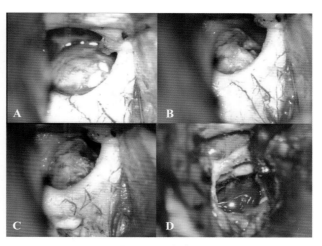

▲ 图 2-38　术中显示

A. 暴露肿瘤，第一间隙狭小；B. 瘤体与双侧视神经锐性松解游离；C. 沿视交叉后方切开终板；D. 瘤体与下丘脑界面清晰，与第三脑室结构不粘连、易牵出，经第一、第四间隙全切肿瘤，基底池重要结构保护完好

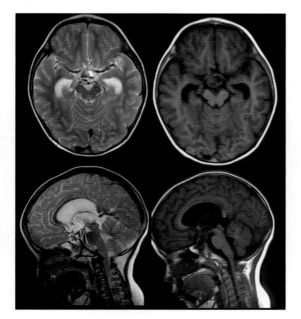

▲ 图 2-37　肿瘤切除术前复查头颅 MRI：可见瘤体明显缩小

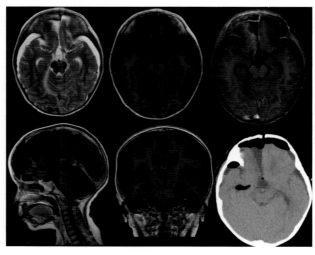

▲ 图 2-39　术后 CT/MRI 显示肿瘤切除满意

威胁；更为重要的是，通过囊液间断抽吸，瘤体不断缩小，与毗邻脑组织的粘连明显松解，特别是下丘脑水肿减轻，瘤体与下丘脑的界面易于分辨，大大提高了手术的安全性。笔者 2017 年国际上首次提出 Ommaya 囊植入囊液抽吸再行手术治疗儿童巨大囊性颅咽管瘤，2019 年英国伦敦国立神经科学专科医院认为利用影像导航、穿刺引流颅咽管瘤囊性部分，明显降低了患儿的致残率；2019 年，意大利那不勒斯费德里科二世大学亦证实 Ommaya 囊植入对于治疗颅咽管瘤安全有效。国内外大量病例充分印证了笔者的观点，建议在全国小儿神经外科推广普及。

还需要指出，前纵裂入路适合儿童颅咽管瘤，视交叉与瘤体的位置关系及瘤体向鞍上生长的方向是影响手术成功与否的两大关键因素。颅咽管瘤手术属于小儿神经外科高难度手术，难就难在既要尽量全切肿瘤，又要保护好下丘脑功能，对术者手术经验要求极高。而 Ommaya 囊的提前植入，可以有效降低手术难度和风险，值得深入总结。

病例 16　巨大颅咽管瘤术中前交通动脉破裂该如何处理

【病例概述】

2020 年 11 月接诊一例来自山东的 12 岁女性患儿（身高 158cm，体重 52kg），主诉间断头痛 1 个月，双眼视力下降 5 天。当地医院检查示巨大鞍区占位，遂来我院就诊。门诊查体示：神清语利，自主体位，双眼视力下降，眼前 20cm 数指，双瞳等大、光反应灵敏，余神经系统查体阴性。术前激素水平正常；头颅 CT 平扫显示：鞍区囊实性占位伴钙化，梗阻性脑积水伴室旁水肿，颅咽管瘤？（图 2-40）。MRI 显示：蝶鞍扩大，鞍上囊实性占位突入第三脑室，视交叉受压，长圆形混杂信号影，边界清晰，大小约40mm×25mm×25mm，囊壁不均匀强化，颅咽管

瘤可能性大（图 2-41）。

基于影像资料，颅咽管瘤诊断明确，鉴于患儿视力减退明显，合并梗阻性脑积水，依据天坛小儿神外诊疗常规，于 2020 年 11 月 25 日在全麻下先行机器人引导下 Ommaya 囊置入术，术中抽取黄色清亮囊液约 10ml。之后 2 周，于门诊每隔 3～5 天抽取囊液 1 次，每次 5～10ml，患儿梗阻性脑积水缓解明显，复查头颅 CT/MRI 显示瘤体缩小满意。患儿再次入院，2020 年 12 月 14 日

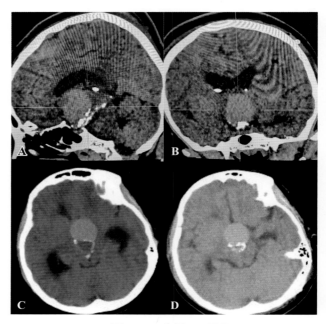

▲ 图 2-40　头颅 CT 平扫

A、B、C. 鞍区巨大囊实性占位伴钙化，梗阻性脑积水伴室旁水肿，颅咽管瘤可能性大；D. Ommaya 囊植入、囊液抽吸后，瘤体缩小，脑积水缓解，皮质沟回清晰显示

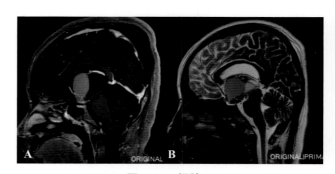

▲ 图 2-41　颅脑 MRI

A. 蝶鞍扩大，鞍上、第三脑室内可见混杂信号、囊实性占位，大小约 40mm×25mm×25mm，视交叉明显受压；B. Ommaya 囊植入、囊液抽吸后，第三脑室内囊性瘤体缩小，脑积水缓解明显

在全麻下行冠切右额开颅经前纵裂入路肿瘤切除术。术中顺利暴露鞍区，与术前判断一致，视交叉压迫鞍结节，第一间隙没有缝隙，视交叉背侧可见粗大前交通动脉，宽度约 0.8cm，毗邻双侧前动脉 A_1/A_2 段清晰可见。沿前纵裂向视交叉后方游离，见终板明显膨隆，打开终板，见瘤体囊壁薄，内含黄色清亮囊液及钙化颗粒、胆固醇结晶。充分囊内减压后，游离肿瘤顶壁，突入第三脑室部分易牵拉，瘤壁腹侧与下丘脑界面不清晰，仔细辨别、轻微牵拉，尽量锐性游离；继而游离瘤体两侧至基底池，双侧动眼神经清晰可见，妥善保护；最后在游离瘤体前方与视交叉腹侧界面时，前交通动脉一簇向后方滋养下丘脑的穿支动脉（又称前穿支）破裂出血，电凝止血一度控制满意，在贴近前交通电灼时，前交通发出小分支的基底分叉处再次破裂出血，十分凶猛，双极电凝难以控制，紧急采用双极夹紧破裂口，取蛇牌720 动脉瘤夹两枚分别夹闭前交通动脉两端，顺利止血后切断前交通，超声探头显示双侧 A_2 血流正常，最后沿瘤体前壁沿视交叉下经鞍内将瘤体完整游离，镜下全切（图 2-42）。术野反复冲洗清亮，局部减压满意，双侧额叶脑搏动良好，双侧视神经、视交叉、颈内动脉、基底动脉等结构保护完好，手术顺利，术中出血约 400ml，输入异体红细胞 260ml，异体血浆 200ml，术后安返 ICU 监护。

术后当晚患儿意识清醒，视力同术前，一度出现高热、尿崩、高钠等术后并发症，给予对症处理，术后第 2 天上述下丘脑损伤症状明显缓解，给予补液、限钠、补充激素等治疗。术后头颅 CT 显示肿瘤切除满意，动脉瘤夹固定良好（图 2-43）。术后病理显示：造釉细胞型颅咽管瘤，浸润脑组织。患儿恢复好，术后 2 周复查头颅 MRI 显示肿瘤全切（图 2-44），顺利出院，继续内分泌调整。

患儿术后 4 个月来门诊复查，恢复良好，双眼视力基本同术前，内分泌、电解质基本正常，继续口服"弥凝片"控制尿量，复查头颅 CT/MRI 显示肿瘤切除满意（图 2-45 和图 2-46），继续随访中。

【治疗体会】

本例颅咽管瘤体积巨大，囊性主体突入第三脑室，第一间隙狭小，手术只能通过终板间隙（第四间隙）施行肿瘤切除。依据天坛小儿神外诊疗规范，先行 Ommaya 囊腔穿刺，囊液抽吸缓解梗阻性脑积水，待 2 周后瘤体缩小，瘤壁与下丘脑松解后再行手术，大大提高了手术安全性。

由于颅咽管瘤位于中线，我们的原则是："中线肿瘤，中线入路"，经前纵裂可视为天坛小儿神外切除颅咽管瘤的"黄金"入路。该入路沿脑组

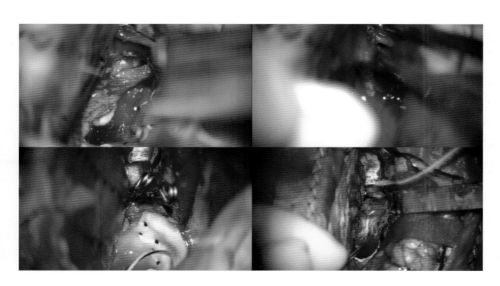

◀ 图 2-42　术中所见：经前纵裂入路，于终板间隙切除肿瘤；游离瘤壁过程中，前交通发出前穿支分叉处破裂出血，紧急使用双极电凝夹紧破口，蛇牌720 动脉瘤夹两枚分别夹闭前交通动脉两端，顺利止血后切断前交通动脉；手术顺利，肿瘤镜下全切

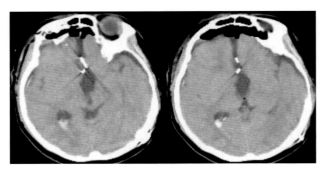

▲ 图 2-43　术后当晚头颅 CT 显示肿瘤切除满意，右侧枕角少量积血

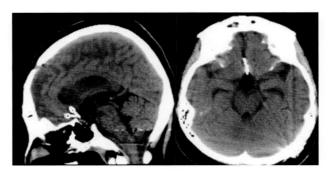

▲ 图 2-45　术后 4 个月复查头颅 CT 显示肿瘤切除满意，动脉瘤夹固定良好

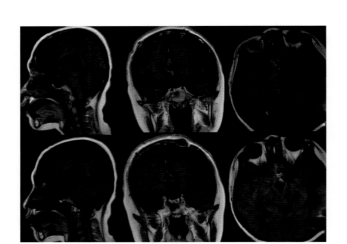

▲ 图 2-44　术后 2 周复查头颅 MRI 显示肿瘤切除满意

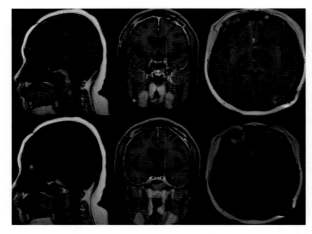

▲ 图 2-46　术后 4 个月复查头颅 MRI 显示肿瘤切除满意，嘱坚持复查

织自然间隙接近肿瘤，暴露广阔、无死角，重要结构均在肿瘤边缘，可在直视下妥善保护。

前纵裂入路需要特别关注的解剖结构是前交通动脉，磁共振 T_2 矢状位可以清晰显示肿瘤与前交通动脉的位置关系，为通过哪一解剖间隙切除肿瘤提供依据。若手术涉及第四间隙，由于切除肿瘤需要在第三脑室操作，术后下丘脑反应明显重于单纯第一间隙操作。尽管理论上，前交通动脉平均长度可达 12.7mm，有足够的活动度与延展性，但本例宽度 < 10mm，为向两侧牵拉额叶从而充分暴露终板间隙增加了难度。有日本学者认为可以主动牺牲前交通动脉换取足够的手术视野，但前交通动脉发出多簇穿支动脉（下丘脑支、视交叉支、胼胝体下动脉），特别是胼胝体下动脉常为单干，损伤后可能导致穹窿、胼胝体膝部梗死。因此，不宜主动切断前交通动脉，我们主张在保护好前交通动脉的基础上，通过锐性松解蛛网膜，达到最佳暴露效果。

当然，任何经前纵裂手术都要做好前交通动脉破裂出血的预案。北京天坛医院小儿神经外科每年完成经前纵裂入路鞍区肿瘤切除术近 200 例，术中出现前交通动脉破裂出血的情况 3～5 例（1%～2%）。一旦术中破裂出血，术者要沉着冷静，吸引器准确指向破裂口，防止血液倒灌至深方造成急性脑膨出。无论电凝烧灼或动脉瘤夹夹闭，一定要确切止血，切记不要海绵压迫，或采取肌肉黏附破裂口；一旦迟发出血，患儿剧烈头痛后瞬间昏迷，严重者危及生命，我们曾有类似教训，在此提醒同行切记！

病例 17 "微创"手术在儿童颅咽管瘤与拉特克囊肿中的应用

【病例概述】

病例 A

2019 年 6 月接诊一例来自北京的 9 岁女性患儿（身高 126cm，体重 35kg），主诉身材矮小伴多饮多尿 4 年。门诊查体：神清语利，自主体位，视力视野正常，身高较同龄人矮小，余神经系统查体（−）。血清学检查：生长激素＜ 0.05ng/ml（正常 6—12 岁儿童 10～50ng/ml），余各类激素基本正常。头颅 CT 平扫提示：鞍内及鞍上圆形高密度影，无钙化影，大小约 16mm × 15mm × 25mm（图 2-47）；头颅 MRI 显示：鞍内鞍上异常信号囊性团块，边缘清晰，未见明显强化，垂体受压变薄，蝶鞍略扩大，拉特克囊肿（Rathke 囊肿）可能性大（图 2-48）。

患儿鞍区占位，手术指征明确，于 2019 年 6 月 13 日在全麻下行内镜下经鼻蝶入路鞍区病变切除术。先行右大腿外侧阔筋膜及脂肪留取备用。神经内镜下经右侧鼻孔入路，黏膜瓣成形，咬除蝶窦间隔、磨除鞍底骨质，矩形切开鞍底硬膜，见垂体受压变薄，剥离子牵开垂体，见病变位于鞍内鞍上，灰白色，胶冻样，乏血供，刮圈轻柔刮除，与蛛网膜下腔沟通，垂体柄、垂体、视神经、颈内动脉直视下保护完好。病变全切后，鞍膈下塌但未完全疝入鞍内，与鞍上池沟通（图 2-49），人工硬膜及自体筋膜、脂肪重建鞍底，鼻中隔黏膜瓣贴覆加固，右侧鼻腔填塞膨胀海绵，手术顺利，出血约 100ml，未输血。

术后患儿状态好，视力视野同术前，血清学生长激素水平较术前提高（0.128ng/ml）。复查头颅 CT/MRI 显示拉特克囊肿切除满意（图 2-50）。术后病理显示：内容物为粉染无结构物，考虑为拉特克囊肿。术后 3 天顺利出院，随访中。

病例 B

2021 年 3 月接诊一例来自河北的 13 岁男性患

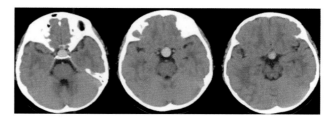

▲ 图 2-47　头颅 CT 平扫提示：鞍内及鞍上圆形高密度影，无钙化影，大小约 16mm×15mm×25mm

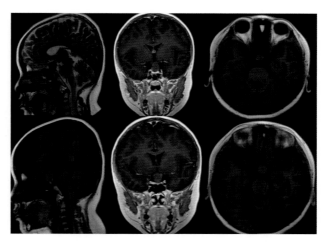

▲ 图 2-48　头颅 MRI 显示：鞍内鞍上异常信号囊性团块，边缘清晰，未见明显强化，垂体受压变薄，蝶鞍略扩大

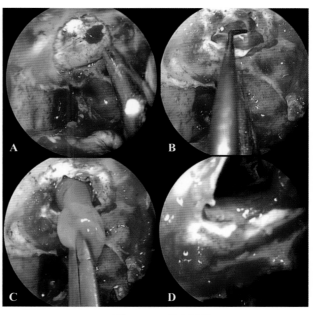

▲ 图 2-49　术中所见

A. 充分暴露鞍底，磨除鞍底骨质；B. 鞍底硬膜切开，推开片状垂体；C. 拉特克囊肿囊内减压；D. 拉特克囊肿镜下全切，鞍膈未完全疝入鞍内，术腔与鞍上池沟通

儿（身高174cm，体重90kg），主诉间断头痛40天。门诊查体：神清语利，自主体位，粗测视力视野正常，发育正常，神经系统查体（－）。血清学检查：甲状腺素降低（59.75nmol/L），AFP及β–HCG阴性。头颅CT提示：鞍区类圆形病变，大小约15mm×11mm×14mm，囊壁部分蛋壳样钙化，蝶鞍扩大，鞍底下陷，颅咽管瘤可能性大（图2–51）；头颅MRI提示：鞍区囊性异常信号团块，呈短T_1长T_2信号影，无明显强化，垂体显示不清，垂体柄左移，边缘清晰，Rathke囊肿？颅咽管瘤？（图2–52）。

综合影像学特点，患儿鞍膈下型颅咽管瘤诊断基本明确，于2021年3月19日在导航辅助下行内镜下经鼻蝶入路颅咽管瘤切除术。先行右大腿外侧阔筋膜及脂肪留取备用。术中在导航下精确定位鞍底，鞍底骨质菲薄，切除后长针穿刺鞍内除外血管性病变，以钩刀切开鞍底硬膜，有黄褐色肿瘤囊液涌出，鞍底硬膜海绵间窦发达，电凝后流体海绵压迫止血满意。刮圈探查鞍内，见肿瘤囊实性，囊壁较厚，含散在沙砾状钙化，血供中等，鞍膈菲薄。钝性游离肿瘤囊壁，分块全切肿瘤。术腔与鞍上池沟通，人工硬膜及自体筋膜、脂肪重建鞍底，鼻中隔黏膜瓣贴覆加固，右侧鼻腔填塞膨胀海绵，手术顺利，术中出血约150ml，未输血，术后安返病房监护。

术后患儿恢复好，体温、尿量、电解质、激素水平均正常，视力视野同术前，术后复查头颅CT/MRI提示肿瘤切除满意（图2–53和图2–54）。术后第三天开始一过性尿量增多，血钠升高，对症处理后恢复正常。术后病理提示：造釉细胞型颅咽管瘤（WHO Ⅰ级）。术后1周顺利出院，随访中。

【治疗体会】

内镜下经鼻蝶入路切除鞍区肿瘤，也就是大家常说的"微创"手术，发展至今历经50余年，目前已成为切除垂体腺瘤的首选入路。针对成人颅咽管瘤，采取内镜经蝶手术也有广泛报道，疗效满意。

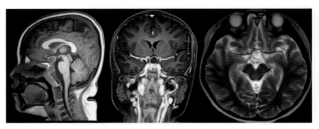

▲ 图2–50 术后1周复查头颅CT/MRI显示拉特克囊肿囊内减压满意，鞍膈未完全下陷入鞍内

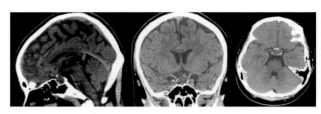

▲ 图2–51 术前头颅CT提示鞍区类圆形病变，大小约15mm×11mm×14mm，囊壁部分蛋壳样钙化，蝶鞍扩大，鞍底下陷，颅咽管瘤可能性大

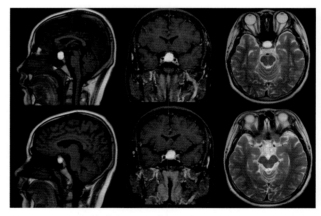

▲ 图2–52 术前头颅MRI提示鞍区囊性异常信号团块，呈短T_1长T_2信号影，无明显强化，垂体显示不清，垂体柄左移，边缘清晰，Rathke囊肿？颅咽管瘤？

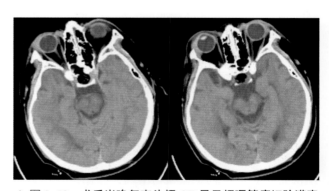

▲ 图2–53 术后当晚复查头颅CT显示颅咽管瘤切除满意

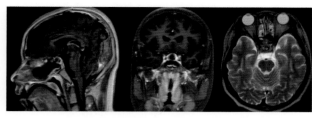

▲ 图 2-54　术后 1 周复查头颅 MRI 显示肿瘤切除满意

针对儿童颅咽管瘤采用内镜经蝶手术没有大宗病例报道，多是零星病例，初步看治疗效果差异较大。儿童与成人颅咽管瘤病理类型不同，儿童以造釉细胞型为主，多为囊实性、伴蛋壳样钙化，病理可见肿瘤呈指状突侵袭性生长（finger like protrusion），与毗邻组织粘连紧密，肿瘤呈浸润性生长侵犯下丘脑的发生率远高于成人（60% vs 42%）。成人颅咽管瘤多为鳞状乳头型，实体为主，边界清晰，对下丘脑侵袭性低，较易完整剥除。因此，就手术效果而言，儿童颅咽管瘤术后下丘脑损伤率高于成人、5 年无进展生存期（PFS）低于成人；就肿瘤生长特性而言，儿童型颅咽管瘤适合开颅手术，成人型颅咽管瘤更适合内镜经蝶"微创"手术。

事实上，目前国际公认，年龄 < 3 岁的幼儿，由于鼻孔小、咽颅发育不全（splanchnocranium），是内镜经蝶手术的绝对禁忌；随着年龄增长，鼻腔发育、蝶窦气化、是否采用经蝶手术视具体情况而定；13 岁以上儿童蝶窦普遍气化良好，可行经鼻蝶内镜手术。同时需要注意，经蝶手术涉及基底窦、海绵间窦，6 岁以前儿童硬膜窦发达，两侧海绵窦之间的距离平均为 10.2mm，明显窄于成人，严重影响操作空间。另外，由于经鼻蝶手术操作空间狭小，切除肿瘤时以牵拉为主，直视下游离肿瘤囊壁与黏附表面的穿支小血管较开颅手术难度大，一旦破裂出血，以局部压迫为主，若术中出血量大，儿童对失血的耐受程度远低于成人，易造成失血性休克等严重并发症。因此，就手术风险而言，颅咽管瘤大于垂体腺瘤、经蝶手术大于开颅手术、儿童大于成人。目前，采用内镜经蝶手术切除儿童鞍膈下型颅咽管瘤得到广泛

肯定；然而，第三脑室内型若采用经蝶手术需要打开三脑室底，易造成下丘脑损伤；偏离中线型呈分叶状侵袭性生长，内镜下也难以看清肿瘤全貌，以上两型均列为相对禁忌证。

因此，我们选择的两个病例，均为鞍膈下型，对下丘脑未形成侵袭性生长；年龄为青少年，鼻腔及蝶窦发育好。术中 1 例海绵间窦发达，硬膜窗范围小于鞍底骨窗范围，庆幸未对手术操作造成严重影响。

内镜经蝶手术切除鞍区肿瘤是大势所趋，优势明显。但是，由于儿童颅咽管瘤的特殊性，采用该术式时，应该慎重选择，有序开展，以确保患儿的安全。

五、儿童视路胶质瘤

病例 18　儿童视路胶质瘤的自然进程与治疗策略

【病例概述】

2020 年 9 月接诊一例来自海南的 5 岁女性患儿（身高 112cm，体重 18.9kg），主诉双眼水平震颤 3 年，视力下降 2 年、右侧为著，头晕 1 个月余。家长诉患儿 3 年前双眼水平震颤，于海南当地医院行头颅 MRI 平扫显示右侧视神经占位（图 2-55），由于患儿幼小，建议观察，未予治疗。近 2 年，双眼视力进行性下降，右侧为著；1 个月前患儿诉头晕明显，再行头颅 MRI 显示肿瘤进展，遂进京来我院就诊。门诊查体：神清语利，自主体位，左眼视力 0.05，右侧眼前数指，右侧瞳孔直接对光反射迟钝，双眼水平震颤明显，余神经系统查体阴性。头颅 CT/MRI 显示（图 2-56），右侧视神经、视交叉、右侧丘脑枕部占位性病变，较两年前进展明显，视路胶质瘤可能性大。

鉴于肿瘤进展明显，手术指征明确，主体位于右侧视放射区域、累及右侧丘脑枕部，完善术前检查，于 2020 年 9 月 25 日在全麻下行右侧三角区入路肿瘤切除术。术中超声及 fMRI-DTI 导航引导下，经皮质造瘘进入右侧脑室三角区，见右侧丘脑枕明显膨隆，电凝切除三角区脉络丛球，纵行沿纤维束走行切开丘脑枕，见皮质下肿瘤，色灰黄、质软、部分胶冻样、血供中等，与丘脑边界尚清晰、易辨别，大小约 2cm×2cm×3cm，

镜下右侧丘脑区域肿瘤近全切除（图 2-57）。术中冰冻切片分析回报：星形细胞瘤可能性大。手术顺利，瘤体负荷减压充分，止血满意，术中出血约 110ml，未输异体血。术后安返病房监护。术后复查头颅 CT/MRI：右侧丘脑区域肿瘤切除满意（图 2-58）。

术后患儿状态好，视力同术前，无新增神经系统阳性体征。术后病理回报示星形细胞瘤（WHO Ⅱ 级）；免疫组化提示：GFAP（＋），

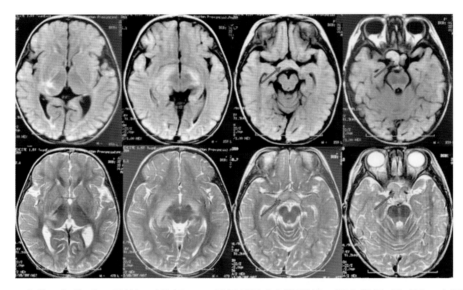

▲ 图 2-55　患儿 3 年前（22 月龄）时头部 MRI 平扫显示右侧视神经、视束增粗（红箭），右侧丘脑旁不规则信号影，考虑视路胶质瘤可能性大，未予治疗

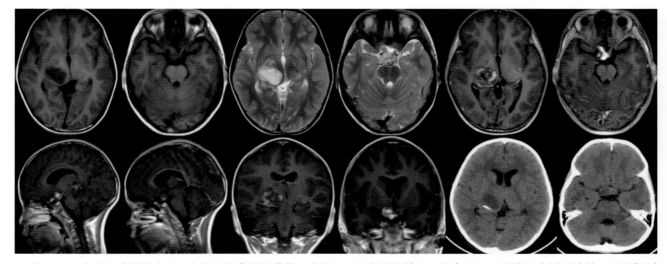

▲ 图 2-56　本次入院前检查（5 岁龄）肿瘤明显进展，头颅 CT 示右侧视神经、视交叉、下丘脑及右侧丘脑枕可见不规则低密度影，边缘条状钙化；MRI 示视交叉、下丘脑及右侧丘脑枕可见不规则长 T_1 长 T_2 信号影，边缘欠清，不均匀强化，视路胶质瘤可能性大

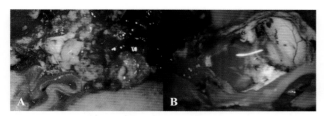

▲ 图 2-57 术中见肿瘤累及右侧丘脑枕，色灰黄、质软、部分胶冻样，边界尚清晰（A）；右侧丘脑区域肿瘤，减压充分，切除满意（B）

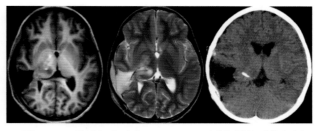

▲ 图 2-58 术后复查头颅 CT/MRI：右侧丘脑区域肿瘤切除满意

Olig-2（+），IDH1（−），ATRX（+），P53（5% 弱 +），Ki-67（2%~6%），H3K27M（−），H3K27me3（+），Syn（+），CD34（散在 +），BRAFV600E（−）。基因检测提示：NF1 未检出突变，MGMT 启动子甲基化阳性。术后 10 天顺利出院，回当地继续放射治疗。

患儿术后 3 个月开始放射治疗，1 个月结束治疗后再次来我院门诊复查。患儿一般状态好，视力同前，头颅 MRI 显示（图 2-59）右侧丘脑、视放射区肿瘤切除满意，右侧视神经、视交叉区域瘤体较放射治疗前明显缩小，治疗效果满意，随访中。

【治疗体会】

视路胶质瘤（optic pathway glioma，OPG）是起源于视觉传导通路的星形细胞瘤，绝大多数为毛细胞型星形细胞瘤（WHO Ⅰ 级），少数为毛黏液型星形细胞瘤（WHO Ⅱ 级），呈膨胀性生长，多发生于儿童，男性多于女性，5—8 岁为发病高峰，占儿童颅脑肿瘤的 3%~5%。OPG 临床依据 Dodge 分型：Ⅰ 型仅累及单侧或双侧视神经；Ⅱ 型累及视交叉，伴或不伴视神经邻近结构的受累；Ⅲ 型可累及下丘脑及邻近结构，本例属于最复杂的 Dodge-Ⅲ 型。OPG 患儿多以水平眼震为首发症状，可伴单侧或双侧视力下降；若累及下丘脑，可表现为极度消瘦；若堵塞室间孔，可造成梗阻性脑积水，出现剧烈头痛、呕吐等高颅压症状。OPG 总体预后良好，5 年总生存率（OS）和无进展生存率（PFS）分别为 84.1%

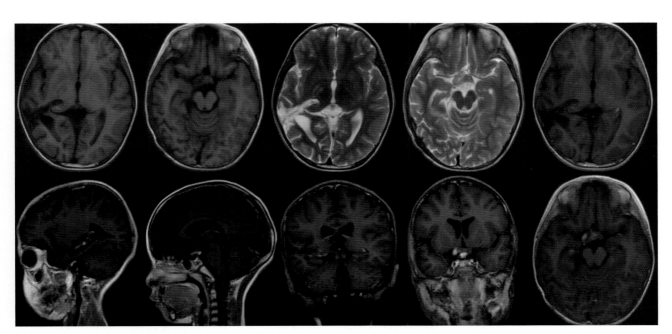

▲ 图 2-59 术后 4 个月，放射治疗后复查头颅 MRI：右侧丘脑、视放射区域肿瘤切除满意；右侧视神经、视交叉区域瘤体较放射治疗前缩小明显，疗效满意

和 70.6%，手术减压辅助放射治疗，普遍治疗效果满意。

国外约 70% 的 OPG 患儿可伴发神经纤维瘤病 1 型（neurofibromatosis type Ⅰ，NF1 型），但中国儿童伴发率较低，多为散发型 OPG（sporadic OPG）。NF1 的突变情况一般靠外周血即可检测，部分需结合肿瘤标本的双重检验。在肿瘤的自然进展过程中，NF1 相关的 OPG 可能自然消退，因此，无症状型 NF1-OPG 建议动态观察；若肿瘤进行性增大，无论 NF1 型还是散发型 OPG，均应及时治疗。据此，我们初步制订了儿童视路胶质瘤天坛诊疗规范，临床效果满意。

儿童视路胶质瘤的天坛诊疗规范

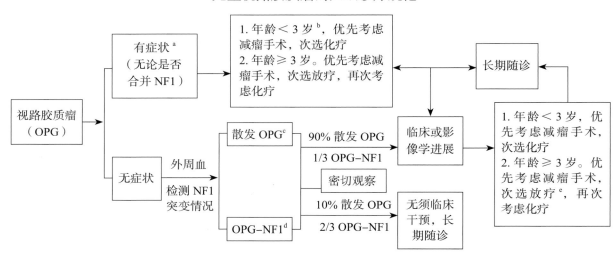

a. 视觉功能受损（伴或不伴眼球震颤）、内分泌症状、下丘脑功能受损以及肿瘤占位效应引起的颅高压或脑积水等所致的临床症状；
b. ＜2 岁或 8—10 岁显示侵袭性高；女性更易视觉功能受损；
c. 约 90% 最终需临床干预；
d. 临床表现结合基因检测可基本确诊，部分假阴性病例，需病理学确诊，该类型多长期稳定，部分可自发消退，1/3 最终需临床干预；
e. 若初始治疗已接受放疗，则次选化疗。

本例基因检测提示 NF1 突变阴性，属散发型 OPG，在临床工作中，该型约 90% 瘤体进行性增大，需要手术干预。本例患儿 22 月龄即发现右侧视神经占位，依据天坛诊疗规范，即使无症状体征变化，也应每 6～12 个月复查一次。然而，该患儿直到 3 年后出现双眼视力进行性下降伴头晕明显才进行复查，见肿瘤进展迅速，已累及视交叉、下丘脑、右侧视束、右侧视放射及右侧丘脑枕。此时，应尽早施行手术干预。在手术入路选择上，因手术目的是尽量减少瘤负荷，为后续放射治疗做准备。而肿瘤主体位于右侧视放射，因此选择右侧三角区入路，既避免了对视神经、视交叉、下丘脑的损伤，大大提高了手术安全性；又能充分暴露肿瘤主体，尽量加以切除，以达到充分减轻瘤负荷的目的。当然，丘脑周围神经纤维密布，特别是肿瘤与视放射相交织，需要在 DTI 导航引导下精确切除。

OPG 术后化学治疗效果差异较大，对于视力保护效果不佳，超过 60% 的病例存在肿瘤进展的情况，需要结合放射治疗或手术进行补救。术后放射治疗对视力的保护效果好，可显著延长无失明生存期（blindness-free survival，BFS），建议对于 3 岁以上的患儿，可以将术后放射治疗作为一线方案。而化学治疗建议应用于 3 岁以下，或无法耐受放射治疗的患儿。本例患儿经过放射治疗后，视交叉、下丘脑区域肿瘤体积缩小明显，视力保护好，因此，OPG 术后放射治疗，值得推荐。

病例 19　儿童视路胶质瘤会自然消退吗

【病例概述】

2021 年 3 月接诊一例来自北京的 5 岁女性患儿，主诉发现颅内占位 5 年，未予治疗，定期随访中。患儿 5 年前出生时因新生儿黄疸昏迷，行头颅 MRI 示鞍区占位，视路胶质瘤可能性大（图 2-60）。由于患儿幼小，未予治疗。4 岁时复查头颅 MRI 显示鞍区占位明显缩小（图 2-61），但似

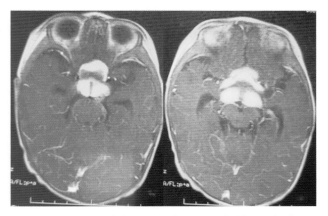

▲ 图 2-60　出生时头颅 MRI 提示双侧视神经、视交叉、视束占位性病变，视路胶质瘤可能性大。由于患儿幼小，未予诊治

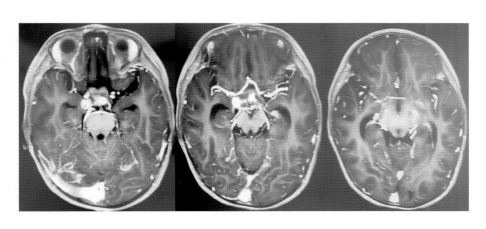

有广泛软膜下播散，仍未予诊治。本次来院就诊已 5 岁，门诊查体：神清语利，自主体位，发育正常，未见明显消瘦，无水平眼震，粗测视力视野正常，神经系统查体（-）。复查我院头颅 MRI 提示视交叉部位瘤体进一步缩小，局部囊性变；但双侧视束、视放射走行区域、双侧大、小脑半球软脑膜、大脑镰等广泛多发异常强化影；新增右额骨板下异常信号影。初步诊断为视路胶质瘤伴广泛软膜下播散（图 2-62）。

鉴于患儿视路胶质瘤诊断明确，经自然消退后再次出现影像学进展，依据天坛诊疗规范，拟行减瘤手术辅以放射治疗，家长鉴于患儿无明显临床症状，要求继续观察，随访中。

【治疗体会】

视路胶质瘤（OPG）是起源于视神经传导通路的胶质瘤。常于儿童期起病，占儿童脑肿瘤的 3%～7%，成年病例少见。病理类型多为毛细胞型星形细胞瘤，少部分为毛黏液样星形细胞瘤，OPG 病例预后良好，多可长期存活。

OPG 的自然病史与是否合并 NF1 密切相关。OPG 可与神经纤维瘤病 1 型相伴发生（NF1 型 OPG），NF1 患者中 15%～20% 合并 OPG，可以作为 NF1 的诊断指标之一。国外报道 OPG 中约 70% 合并 NF1，但中国人群 OPG 合并 NF1 少见，考虑可能与人种有关。有数据显示，NF1 型 OPG 多于 10 岁内起病，特点是幼年起病、进展缓慢，10 岁后发病率呈逐步减低趋势，成年后起病的病例极

◀ 图 2-61　患儿 4 岁时复查头颅 MRI 显示双侧视神经、视交叉、双侧视束肿瘤体积明显缩小，呈现瘤体自然消退状态

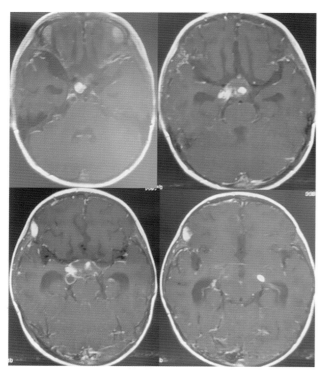

▲ 图 2-62　患儿 5 岁时复查头颅 MRI 显示视交叉部位瘤体进一步缩小，局部囊性变；但双侧视束、视放射走行区域、双侧大、小脑半球脑膜、大脑镰、广泛多发异常强化；新增右额骨板下异常信号影，视路胶质瘤广泛软膜下播散可能性大

六、儿童胶质母细胞瘤

病例 20 儿童胶质母细胞瘤预后远好于成人，应积极治疗

【病例概述】

2020 年 9 月接诊一例来自福建的 10 岁男性患儿（身高 152cm，体重 39kg），主诉间断头痛 1 个月，恶心呕吐 20 余天，加重 1 天入院。患儿 1 个月前无明显诱因出现头痛，休息后缓解，当时家长未予注意。20 天前患儿出现恶心伴呕吐症状，且进行性加重，于当地医院行头颅磁共振显示"右侧额颞、基底节区巨大占位，胶质瘤伴出血可能性大"。患儿为进一步治疗，来我院就诊。我院 MRI 提示"右侧额颞岛叶占位，考虑胚胎源性肿瘤"（图 2-63）。CTA 示"右侧大脑中动脉水平段纤细，右侧大脑中动脉、双侧大脑前动脉、右侧大脑后动脉受压移位"。

依据北京天坛医院诊疗常规，该患儿于 2020 年 9 月 10 日在全麻下行右侧额颞开颅肿瘤切除术，术中可见（图 2-64）肿瘤呈紫红色，质地软韧相间、边界不清，血供极其丰富。部分瘤体包裹右侧大脑中动脉，仔细锐性剥离，最终分块近全切除，大脑中动脉及分支保护完好。术中冰冻切片分析回报：高级别胶质瘤。术中出血约 500ml，输异体红细胞 260ml、异体血浆 200ml。术后病理回报提示：胶质母细胞瘤，肿瘤侵及软膜及蛛网膜下腔（WHO Ⅳ 级）。免疫组化提示：GFAP（＋），Olig-2（散在＋），P53（局灶＋＋＋），Ki-67（约 50%），IDH1（－）。基因测序显示：存在 ATRX 基因突变。术后 CT/ 磁共振显示肿瘤切除满意（图 2-65）。术后 2 周患儿恢复好，顺利出院，外院继续同步放化疗。

【治疗体会】

胶质母细胞瘤好发于成人，在儿童中非常少

为罕见，高达 70% 的 NF1 型 OPG 没有临床症状，可能与肿瘤自然消退有关。仅有约 1/3 的 OPG-NF1 最终需要临床干预。因此，本例新生儿期起病，一度出现肿瘤自然消退现象，极有可能属于 NF1 型 OPG。相应的，散发型 OPG 可全年龄段起病，进展迅速，约 90% 的病例最终需要临床干预。

针对 OPG 的自然病史特点，提示我们在临床诊疗过程中，对于 NF1 型 OPG，若无症状可长期随诊，建议每年复查头颅 MRI 至 10 岁，10 岁以上的病例若仍无临床症状，建议复查周期间隔进一步延长至 3～5 年。对于散发型 OPG 患者，绝大多数需要临床干预，因此要缩短复查周期间隔，不应长于一年期。OPG 患者无论是否合并 NF1，一旦出现临床症状或影像学进展，应该积极治疗，不要延误。

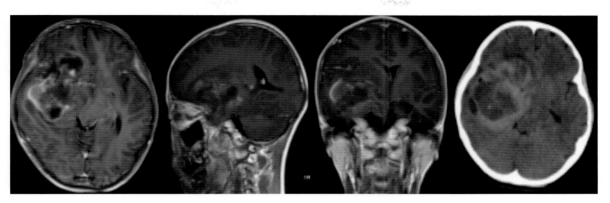

▲ 图 2-63 CT/MRI 提示右侧额、颞、岛、基底节区巨大囊实性占位

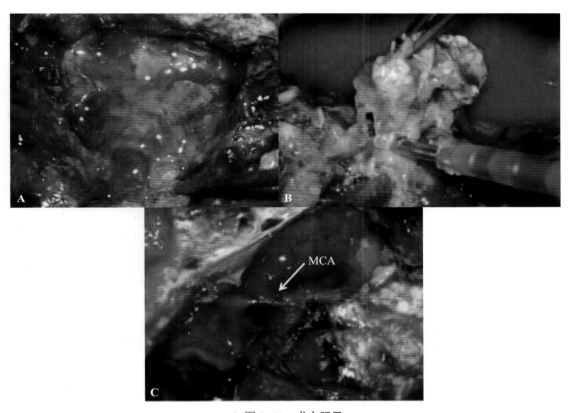

▲ 图 2-64 术中所见

A. 质软部分，呈紫红色；B. 质韧部分，需使用 CUSA；C. 大脑中动脉（MCA）保留完整

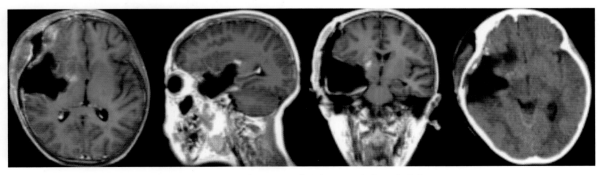

▲ 图 2-65 术后 CT/ 磁共振显示肿瘤切除满意

见，仅占儿童颅内肿瘤的 3%，男性患儿的发病率高于女性。胶质母细胞瘤的临床表现通常没有特异性，大部分患者表现为高颅压症状，包括头痛、恶心、呕吐，其次为癫痫或神经功能障碍。儿童胶质母细胞瘤的预后明显好于成人，其无进展生存期可达 12 个月，总体生存时间可达 43 个月。而成人的无进展生存期为 3.2 个月，总体生存时间仅仅为 13.6 个月。手术切除后结合放化疗治疗，是目前胶质母细胞瘤的一线治疗方法。在一项儿童胶质母细胞瘤的多因素分析中，手术切除程度是决定预后的最主要因素。该患儿存在 ATRX 突变，此为抑癌基因，可能导致同源重组修复缺陷，PARP 抑制药可以有效杀伤肿瘤，达到靶向治疗的目的。因此，在保证安全的前提下，尽量全切肿瘤，配合放化疗和靶向治疗，达到最好的治疗效果，为患儿争取更多的生存时间。

病例 21　再谈儿童胶质母细胞瘤一定要积极手术治疗

【病例概述】

2020 年 10 月接诊一例来自江西的 11 岁男性患儿（身高 146cm，体重 32.5kg），主诉偶然发现颅内占位 1 年余，间断性头痛半个月余。1 年前患儿外伤后行头部 CT 检查偶然发现颅内占位，由于无症状，家长决定保守观察。半个月前患儿出现间断头痛，以眶部、颞部为主，进行性加重，伴呕吐及右侧肢体无力，当地医院检查发现颅内病变较前明显增大，遂来我院就诊，门诊复查头颅 CT/MRI（图 2-66）示：左三角区占位，胶质瘤？胚胎性肿瘤？

完善术前检查后，患儿于 2020 年 10 月 16 日在全麻下行左侧三角区入路肿瘤切除术。神经导航及超声引导下，于皮质下 2.5cm 暴露肿瘤，主体位于脑实质，侵入左侧脑室三角区，色灰红、质软、烂鱼肉样、内含囊腔及黄色囊液，血供极其丰富，瘤周水肿明显，大小约 3.5cm×4cm×5cm，

沿水肿带边界扩大切除，左侧脑室开放，手术顺利，肿瘤镜下全切，术中出血约 200ml，输入异体红细胞 200ml。术后恢复好，未见新增神经系统阳性体征。术后 CT/MRI 显示肿瘤切除满意（图 2-67）。术后 1 周病理回报：上皮样胶质母细胞瘤（WHO Ⅳ 级）。免疫组化：GFAP（脑组织 ＋），Olig-2（脑组织 ＋），Syn（脑组织 ＋），MAP2（脑组织 ＋），NeuN（散在 ＋），Ki-67（30%～70%），BRAFV600E（＋），EMA（部分 ＋），INI-1（＋），BRG-1（＋），SMA（血管 ＋），S100（局灶 ＋），CK（－），Melan A（－），Myogenin（－），MyoD1（－），

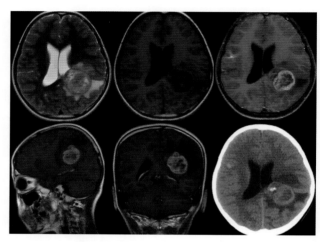

▲ 图 2-66　术前头颅 CT：左侧脑室旁顶枕叶占位，混杂密度，内含囊性变及钙化影；MRI 显示：左侧脑室三角区及室旁可见团块状占位，混杂信号，其内可见囊变，小片状短 T_1 短 T_2 信号，边界尚清，大小约 40mm×35mm×41mm，周围可见片状水肿信号，显著不均匀强化

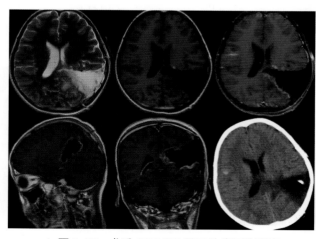

▲ 图 2-67　术后 CT/MRI 显示肿瘤切除满意

CD68（＋），溶菌酶（－）。基因检测：检出 TERT 启动子突变、BRAF p.V600E 突变及 CDKN2A 缺失。患儿术后恢复好，术后 2 周顺利出院，继续同步放化疗。

【治疗体会】

胶质母细胞瘤（glioblastoma，GBM）属于 WHO Ⅳ级，高度恶性，是最常见的恶性原发性脑肿瘤，占所有胶质瘤的 57% 及所有中枢神经系统原发恶性肿瘤的 48%，好发于成人，中位诊断年龄为 65 岁，好发于 75—84 岁的老年患者，即便通过各种手段积极治疗，无进展生存期仅为 3.2 个月，生存时间仅为 13.6 个月，总体预后极差。

GBM 儿童少见，仅占儿童颅内肿瘤的 3%，平均发病年龄 8.8～13.3 岁，男性患儿发病率高于女性，30%～50% 位于大脑半球。儿童 GBM 临床表现没有特异性，多为高颅压症状，包括头痛、恶心、呕吐，其次可表现为癫痫或神经功能障碍。据文献报道，儿童 GBM 的预后明显好于成人，无进展生存期可达 12 个月，总体生存时间可达 43 个月，均达到了成人 4 倍以上的存活时间。

GBM 组织病理特点是细胞排列密集的多形性肿瘤，有核分裂活性，有微血管增生和（或）坏死。明确 GBM 的分子特征对准确诊断、判断预后和治疗至关重要。样本的病理学评估应尽量包括 IDH 突变检测、1p/19q 联合缺失检测、O$_6$- 甲基鸟嘌呤 DNA 甲基转移酶（MGMT）启动子甲基化状态检测等。样本的基因检测通常包括筛查最常见的癌症基因，最终为靶向治疗提供机会。

根据 IDH 突变的状态，GBM 可分为 3 个分子亚型：IDH 野生型，IDH 突变型和 NOS 型。其中 IDH 野生型 GBM 占比约 90%，常无可识别的前体病变，坏死广泛，包含三种组织学分类：巨细胞 GBM，胶质肉瘤和上皮样 GBM，预后差；而 IDH 突变型 GBM 占比约 10%，常由 WHO Ⅱ级的弥漫性星形细胞瘤或 WHO Ⅲ级的间变性星形细胞瘤转化而来，坏死较局限，预后相对较好。但无论分子亚型如何，GBM 在组织学上都属

于 WHO Ⅳ级的高级别胶质瘤。从分子标记物的角度，IDH 野生型 GBM 常可检出 TERT 启动子突变、EGFR 扩增、PTEN 缺失、MGMT 启动子甲基化、BRAFV600E 突变等；而 IDH 突变型 GBM 常可检出 IDH1/2 突变、TP53 突变、ATRX 突变、PDGFRA 扩增等，这些分子标记物均与肿瘤特性和（或）预后相关。

尽管目前关于 GBM 的研究已逐渐深入，但儿童 GBM 的分子标记物特性仍未形成统一认识。虽然儿童和成人 GBM 有相似的组织学病理表现和相似的临床结果，但现在越来越明确的是，这两类肿瘤在分子水平上是不同的实体，具有不同的基因组和表观遗传学特性。例如，儿童 GBM 鲜有检出 IDH1/2 突变者，这类突变更多见于成人约 90% 的继发性 GBM 中，且提示预后良好；BRAFV600E 突变多见于儿童 GBM，超过 50% 的上皮样 GBM 可检出 BRAFV600E 突变，而在成人 GBM 中相对少见；在 H3F3A（编码组蛋白变异 H3.3）和 H3.1 基因中发现的反复发生的体细胞突变现象常见于儿童，但少见于成人；成人原发性 GBM 的分子改变（如 EGFR 扩增、CDKN2A/B 纯合缺失、PTEN 突变）在儿童患者中非常罕见。另外，在 IDH 野生型的 GBM 患儿中发现，根据其甲基化芯片结果可将此类患儿分为 3 类，第一类中 50% 表现为 MYCN 扩增，此类患儿预后最差，中位生存期仅 14 个月；第二类中 33% 表现为 PDGFRE 扩增，中位生存期 21 个月；第三类中 50% 表现为 EGFR 扩增，中位生存期约 44 个月，这些甲基化表型与成人 GBM 明显不同。

德国癌症中心 2015 年在对 202 例儿童 GBM 肿瘤标本全基因组 DNA 甲基化的研究中发现，约 20% 的儿童 GBM 可表现出类似于低级别胶质瘤或多形性黄色星形细胞瘤（PXA，WHO Ⅱ级）的甲基化特征，这类儿童 GBM 常检出 BRAFV600E 突变和 9p21（CDKN2A）纯合缺失，表现出相对较好的预后。由于研究队列规模较小和（或）治疗方式存在差异，导致对儿童 GBM 突变、基因表达

模式和拷贝数变异的预后价值的研究往往是不一致甚至是矛盾的，因此亦有研究认为 BRAFV600E 突变者预后不佳。针对存在此类突变的 GBM 患儿，有研究表明 BRAF/MEK 抑制药维罗非尼具有一定的治疗效果。

儿童 GBM 尚无共识的治疗方案，手术尽量全切配合术后放化疗是目前临床一线治疗方式。多项研究表明，手术切除程度是决定 GBM 患儿生存期的独立相关因素，肿瘤全切除组患儿生存期明显长于部分切除或活检患儿。因此，我们认为在保证生命安全的前提下，应最大限度切除肿瘤，为后续治疗打好基础，以期达到最佳治疗效果。根据美国国家癌症数据库的分析结果，关于儿童 GBM 的治疗，在尽可能最大化安全切除肿瘤的基础上，对于 3 岁以上儿童应常规放射治疗，对于 3 岁以下的婴幼儿应延迟放射治疗，通常先进行化学治疗以推迟放射治疗时间。

本例患儿根据免疫组化及基因检测结果诊断为：IDH 野生型、BRAFV600E 突变上皮样 GBM（WHO Ⅳ 级），手术全切后，应积极后续治疗。

七、儿童颅后窝肿瘤

病例 22 婴幼儿颅后窝巨大星形细胞瘤的治疗体会

【病例概述】

2018 年 3 月接诊一例来自云南的 13 月龄女性婴儿（身高 68cm，体重 5kg，头围 52cm），主诉进行性头围增大伴行走不能来院就诊。查体示：头围增大，双眼落日征，头皮静脉曲张，囟门张力高，影像学检查提示：颅后窝巨大占位伴梗阻性脑积水，毛细胞型星形细胞瘤可能性大（图 2-68）。

基于天坛医院诊疗规范，颅后窝良性肿瘤应

该直接切除，一并缓解梗阻性脑积水。但此例患儿需要考虑两个问题：①患儿幼小（预估血容量 400ml）而肿瘤体积巨大（直径约 6cm），能否耐受巨大肿瘤切除手术，将成为空前的挑战；②患儿幕上脑室显著扩张，张力极高，皮质明显变薄，一旦肿瘤切除后，颅压急剧降低，皮质瞬间塌陷，易出现张力性硬膜下积液甚至积血，严重者危及生命。

鉴于直接切除肿瘤风险大，且低级别胶质瘤生长缓慢，综合评估患儿状态，考虑先行缓解梗阻性脑积水。是采取内镜下三脑室底部造瘘术还是侧脑室—腹腔分流术呢？依据天坛梗阻性脑积水诊疗规范，1 岁以内婴儿，由于脑脊液分泌旺盛而蛛网膜颗粒吸收能力差，造瘘后易出现张力性硬膜下积液导致高颅压危象，因此采用脑室腹腔分流手术缓解高颅压。患儿分流术后状态明显好转，回常驻地后定期随访。脑室腹腔分流术前与术后 CT 影像见图 2-69。

分流术后 2 年，2020 年 6 月再次来院就诊，

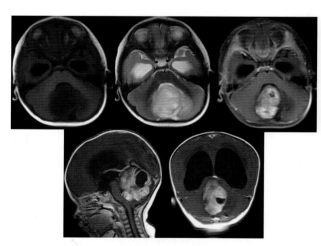

▲ 图 2-68 患儿初诊时磁共振影像（2018-3）

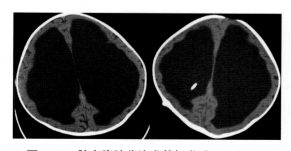

▲ 图 2-69 脑室腹腔分流术前与术后 CT（2018-3）

孩子状态极佳（身高 90cm，体重 16kg，头围 60cm，预估血容量 1200ml），高颅压导致的症状与体征完全消失，复查影像提示肿瘤略有增大（图 2-70），手术把握性大大增加，于 2020 年 6 月 16 日行颅后窝肿瘤切除术，术中颅后窝压力不高，出血不多，手术顺利，肿瘤镜下全切（图 2-71），病理示：毛细胞型星形细胞瘤（WHO Ⅰ～Ⅱ级）；术后影像提示肿瘤切除满意，幕上皮质饱满，未见张力性硬膜下积液（图 2-72）。术后 2 周顺利出院，将分流泵压力上调至最高，既避免后期皮质塌陷，又为将来去除分流管做好准备。

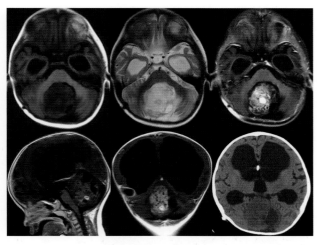

▲ 图 2-70　二次就诊时磁共振影像（2020-6，时隔 2 年，患儿状态佳，瘤体略增大）

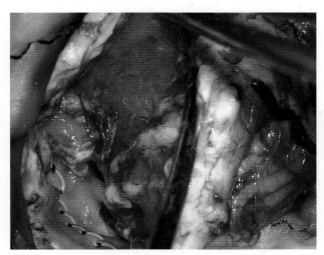

▲ 图 2-71　术中显示肿瘤呈典型毛细胞样改变，虽然瘤体巨大，由于术腔松弛，易剥离，手术异常顺利，镜下全切肿瘤（2020-6-16）

【治疗体会】

患儿幼小，肿瘤巨大，是小儿神经外科医生经常面临的巨大挑战。特别是合并梗阻性脑积水，患儿往往起病急、病情重。此时，医生应当临危不乱，制订周密的治疗方案（如本案例：分两步走、延期手术），以保证患儿安全为首要任务，而不是被动地仓促手术，将患儿置于巨大风险之中。当然，这需要主诊医生具有丰富的临床经验，在千锤百炼中磨砺出来。

病例 23　儿童颅内 AT/RT 的手术治疗

【病例概述】

2020 年 9 月接诊一例来自河南的 4 岁男性患儿（身高 106cm，体重 16kg），主诉间断性头痛 4 天，加重 1 天。头颅 CT 显示：颅后窝巨大占位，梗阻性脑积水，脑疝征象。再行头颅磁共振显示：颅后窝中线处可见巨大团块状混杂信号影，不均匀强化；瘤体大小约 6cm×5cm×5cm，髓母细胞瘤，室管膜瘤待除外。患者术前 CT/MRI 影像见图 2-73。查体显示：患儿头痛明显，痛苦面容，意识清楚，言语不够流畅，无明显神经系统阳性体征。鉴于患儿颅后窝占位诊断明确，恶性肿瘤

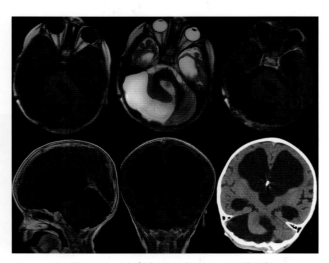

▲ 图 2-72　肿瘤全切后术后 CT 及磁共振

可能性大，已合并梗阻性脑积水，出现脑疝前征象，依据天坛小儿神外诊疗常规，当晚急诊行右侧脑室—腹腔分流术。手术过程顺利，术后恢复好，高颅压危象解除。

患儿颅后窝巨大占位诊断明确，完善术前检查，于 2020 年 10 月 9 日在全麻下行后正中入路肿瘤切除术。由于术前分流，术中颅后窝张力不高，打开硬膜，牵开双侧扁桃体，见第四脑室内肿瘤，灰红色、质软烂鱼肉样、血供极其丰富，与小脑蚓部、两侧半球边界不清，与第四脑室底右侧脑桥臂处粘连紧密，脑干背侧中线处与肿瘤边界清，可见光滑面。电凝切断来源于右侧 PICA 蚓支的供血动脉后，瘤体出血明显减轻。沿肿瘤周边游离后，完整摘除，瘤体大小为 6cm×5cm×5cm，中脑导水管下口开放良好，颅后窝减压充分，肿瘤

近全切除，脑干功能电生理监测显示未见明显手术损伤。术中所见见图 2-74。术后患儿恢复好，未见新增神经系统阳性体征。术后头颅 CT/磁共振显示肿瘤切除满意（图 2-75）。术后病理回报提示：非典型畸胎样/横纹肌样肿瘤（WHO Ⅳ级）。免疫组化结果：Syn（部分 +），NeuN（-），Ki-67（30%～50%），GFAP（部分 +），NF（-），INI-1（-），BRG-1（+），SMA（+），CD99（+），CK（-），Olig-2（-），Fli-1（-），EMA（+），BCOR（-），H3K27M（-）。术后 1 周余患儿恢复好，顺利出院，进行后续辅助治疗。

【治疗体会】

WHO（1993）一度将髓母细胞瘤（MB）、非典型畸胎样/横纹肌样肿瘤（AT/RT）等都归为原

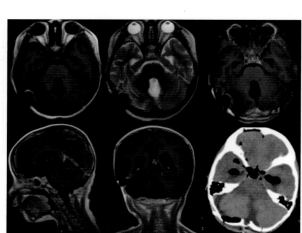

▲ 图 2-73 患者术前 CT/MRI 显示：颅后窝占位，CT 呈等密度或稍高密度；MRI 呈长 T_1 短 T_2 混杂信号，不均匀强化，瘤体边缘不清，大小约 6cm×5cm×5cm

▲ 图 2-75 术后头颅 CT/MRI 显示肿瘤切除满意

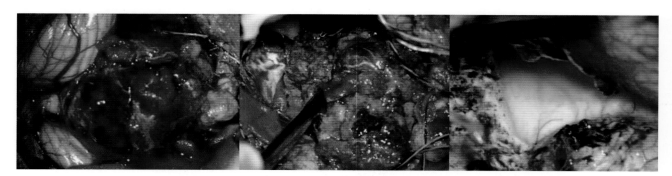

▲ 图 2-74 术中所见：肿瘤呈灰红色烂鱼肉样，质地软，血供极其丰富，与小脑蚓部、两侧半球边界欠清晰，与右侧脑桥臂粘连紧密，脑干背侧中线处有光滑游离面；镜下近全切除

始神经外胚叶肿瘤（PNET），属高度侵袭、低分化的恶性胚胎性肿瘤。随着在分子水平对中枢神经系统肿瘤的深入研究，WHO（2016）分型删除了 PNET 这一分类，将 MB、AT/RT、非典型畸胎样/横纹肌样肿瘤（AT/RT）归为胚胎性肿瘤，并将所有胚胎性肿瘤列为Ⅳ级肿瘤。AT/RT 约占儿童中枢神经系统肿瘤 5%，但在小于 3 岁的婴幼儿中枢神经系统恶性肿瘤中占比高达 20%。大约有 73% 的 AT/RT 发生于小脑，由于高度恶性，常合并出血坏死，73.3% 合并囊性变，40% 伴肿瘤钙化。

在分子水平，根据 DNA 甲基化及基因表达谱的数据，将 AT/RT 分为 3 个亚型：ATRT-SHH（Group 1）、ATRT-TYR（Group 2A）、ATRT-MYC（Group 2B）。有研究针对临床数据和分子检测，建立了预后模型：高风险患者：＜1 岁的非 TYR 型患者，5 年生存率为 0；中风险患者：＜1 岁的 TYR 型患者或≥1 岁的非 TYR 型，5 年生存率为 32.5%；低风险患者：≥1 岁的 TYR 型，5 年生存率为 71.5%。

手术尽可能全切肿瘤，是提高 AT/RT 患儿生存率的前提。术后尽早放射治疗、化学治疗可以有效改善预后，提高术后生存率。长春新碱、顺铂、环磷酰胺、依托泊苷是最常用化学治疗方案；贝伐珠单抗用于阻断血管内皮生长因子；鞘内注射甲氨蝶呤和拓扑替康也可以纳入治疗方案。本例为 3 岁以上患儿，实现了肿瘤近全切除，应尽早开始放化疗，可以为患儿争取理想的生存期。

病例 24 **儿童髓母细胞瘤会是先天性肿瘤吗**

【病例概述】

2021 年 4 月接诊一例来自陕西的 10 月龄男性患儿（身高 80cm，体重 7.5kg），主因呕吐、食欲缺乏 1 周伴烦躁，来院就诊。家长诉孕期胎儿超声检查提示脑积水，出生后 6 月龄时行头颅磁共振提示脑室扩张较之前有所缓解，未见明确占位性病变（图 2-76）。10 月龄时患儿出现呕吐、烦躁等症状，遂复查头颅磁共振，提示颅后窝占位，广泛播散，梗阻性脑积水，髓母细胞瘤可能性大（图 2-77）。

鉴于肿瘤位于颅后窝，软膜下播散明显，首先考虑髓母细胞瘤，需要手术辅以化学治疗，风险大，预后差，家长经慎重考虑后，未再进行后续治疗。

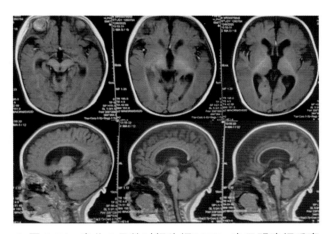

▲ 图 2-76　患儿 6 月龄时行头颅 MRI，未见明确颅后窝占位（未行增强扫描）

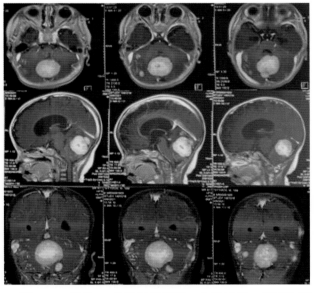

▲ 图 2-77　患儿 10 月龄时因烦躁、食欲缺乏，复查头颅 MRI 显示颅后窝多发瘤结节形成，强化明显，主体位于小脑蚓部，伴小脑半球广泛软膜下播散，髓母细胞瘤可能性大

【治疗体会】

在小儿神经外科日常诊疗工作中，广大患儿一旦被发现颅内肿瘤，家长首先会问是"先天性"的还是"后天性的"。事实上，中枢神经系统的先天性肿瘤可分为"绝对先天性"（出生即发现）和"可能先天性"（出生后6个月内发现）。儿童先天性颅内肿瘤中，畸胎瘤最常见，还包括颅咽管瘤、皮样囊肿、表皮样囊肿、脉络丛乳头状瘤等，同时，恶性肿瘤中，原始神经外胚叶肿瘤（PNET）、MB等也有报道。随着产前神经放射诊断学的发展，胎儿先天性颅内肿瘤的检出率显著提高。

本例患儿10月龄时发现颅后窝多发占位伴软膜下广泛播散，MB可能性大。MB是儿童常见颅内恶性肿瘤（WHO Ⅳ级），发病机制不明，遗传因素是唯一被证实的风险因素（TP53、PTCH1、SUFU、APC、PALB2、BRCA2突变等）。

2016年，WHO首次公布了MB分子分型，婴幼儿多为SHH型或Group3型，预后较差。先天性MB少见，新生儿MB约占新生儿期颅内肿瘤的8.3%。

产前超声筛查的广泛应用，显著提高了胎儿期先天性疾病的检出率，但对于中枢神经系统疾病，胎儿磁共振扫描可提供优越的软组织对比度、几乎消除了运动伪影，极大提高了对先天性中枢神经系统肿瘤的检出率，应在筛查中广泛使用。有研究表明，7.5%的MB早期表现为非增强性、CT呈等密度或者低密度肿块。与正常胎儿脑组织相比，先天性MB的影像学特征是表观扩散系数（ADC）显著降低，大分子质子分数（MPF）增加。

2018年俄罗斯科学院西伯利亚分院国际层析成像中心Alexandra M. Korostyshevskaya教授报道一例胎儿产前超声提示脑积水，孕期31周行胎儿MRI显示小脑中线凹陷≤2cm，病变呈短T_1短T_2信号，ADC明显下降，MPF显著升高（图2-78）。足月分娩后，患儿5月龄时出现颅高压症状，再行头颅MRI检查显示MB可能性大（图2-79），遂行手术部分切除，组织病理为促纤维增生/广泛结节生成型MB，分子病理显示SHH型；继而行5次HIT-SKK化学治疗，随访至1.5岁，肿瘤控制良好，患儿仅轻度共济失调，正常生活。

上述病例极为罕见，不应作为常规处理。我们认为，目前先天性颅内肿瘤的产前检出率不到5%，一旦确诊，应及时终止妊娠；若坚持生

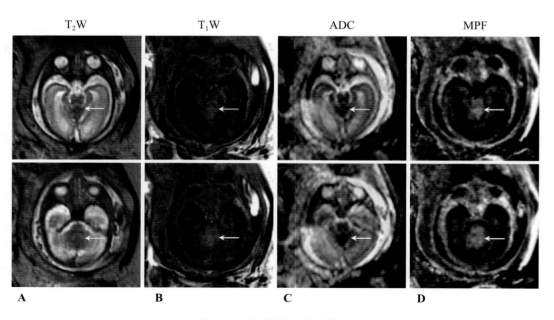

▲ 图2-78 胎儿孕31周产前MRI

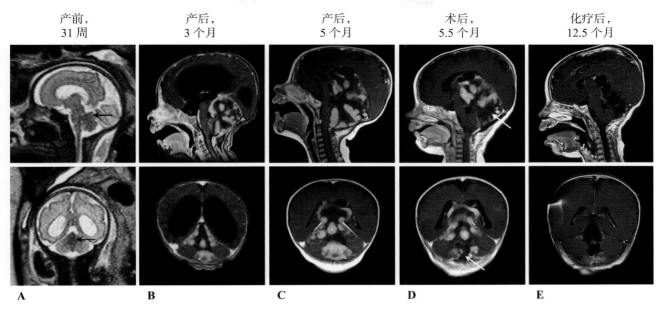

▲ 图 2-79 患儿产前、产后、术后、化疗后 MRI

产，对 6 月龄以内的患儿施行脑肿瘤切除术风险大，围术期死亡率高，不做推荐。因此，如何提高胎儿产前颅内肿瘤的检出率，是神经影像科医生面临的巨大挑战。我们认为，胎儿产前超声若提示脑积水，应及时进行胎儿磁共振检查，并着重对 ADC、MPF 序列进行研判，上述序列对先天性 MB 敏感性高，一旦检出，应建议及时终止妊娠。

八、儿童脑膜瘤

病例 25 儿童型脑膜瘤的外科治疗

【病例概述】

2020 年 9 月接诊一例来自河北的 2 岁男性患儿（身高 97cm，体重 13kg）。主诉因高热惊厥，偶然发现颅内病变。头颅 CT 平扫提示右顶部稍高密度占位（图 2-80）；MRI 提示右顶结节状占位，大小 26mm×19mm，呈短 T_1 短 T_2，强化明显，瘤

周大片水肿（图 2-81）。颅脑 MRS 提示：Cho 峰异常升高，Cr、NAA 峰缺失，符合脑外病变谱线（图 2-82）。

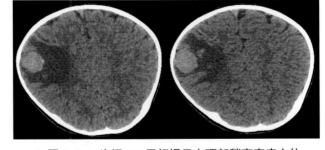

▲ 图 2-80 头颅 CT 平扫提示右顶部稍高密度占位

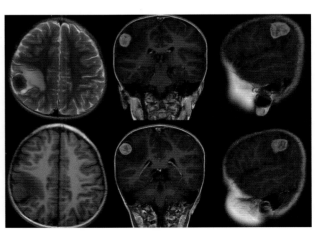

▲ 图 2-81 头部 MRI 显示：右顶结节状占位，大小 26mm×19mm，呈短 T_1 短 T_2，强化明显，瘤周大片水肿

结合病史及术前影像，初步诊断右顶脑膜瘤可能性大。依据天坛诊疗规范，在电磁导航和皮质电生理监测下，于2020年9月24日行右顶开颅肿瘤切除术。导航引导下，以病变为中心行右顶马蹄形切口，术中见肿瘤位于中央区，中央静脉横跨肿瘤表面，瘤体色白、质地极其硬韧、血供中等、边界清晰（图2-83）。皮质电生理引导下，明确中央沟、中央前、后回的位置，妥善保护各皮质；中央沟静脉受瘤体挤压明显纤细，镜下耐心锐性游离静脉与硬韧的瘤体，分块全切肿瘤，中央沟静脉保护完好，解除瘤体束缚后明显恢复充盈。术中见瘤周组织水肿明显，鉴于摘除瘤体后减压充分，未强行清除。电生理监测证实皮质功能保留完好，肿瘤镜下全切（图2-84）。硬膜减张缝合，术后给予足量脱水治疗。术后患儿

恢复好，肌力肌张力正常，无明显神经功能缺失，术后1周复查头部MRI提示肿瘤切除满意（图2-85），顺利出院。病理示：脑膜血管瘤病，部分呈纤维型脑膜瘤形态，Ki-67（3%～8%），GFAP（部分+），CD34（+）。

【治疗体会】

脑膜血管瘤病（meningioangiomatosis，MA）是一种罕见的、良性的软脑膜来源肿瘤，好发于儿童及青年，目前全球报道约200例。分为散发型（占75%）与NF2型（占25%），本例属于前者，并混杂有纤维型脑膜瘤成分。儿童型脑膜瘤发病率极低，仅占脑膜瘤0.5%，占儿童颅内肿瘤3%。本例混杂的脑膜瘤成分可能由MA血管周围的脑膜上皮细胞演化而成。MA好

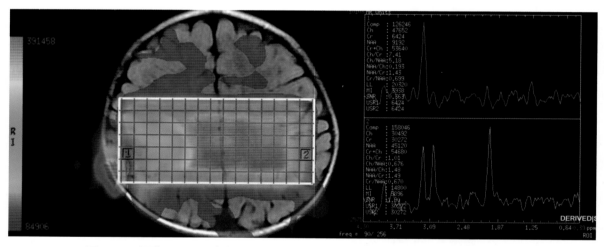

▲ 图2-82 颅脑MRIS示病变Cho峰异常升高，Cr、NAA峰缺失，符合脑外病变谱线

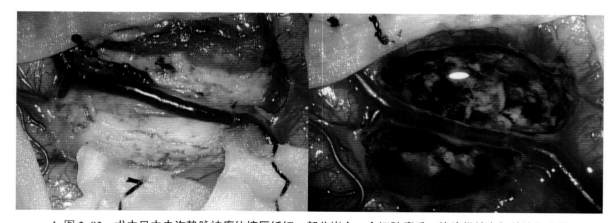

▲ 图2-83 术中见中央沟静脉被瘤体挤压纤细，部分嵌合；全切肿瘤后，静脉保护完好并恢复充盈

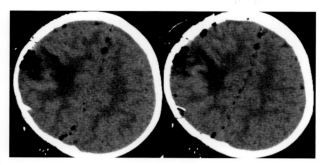

▲ 图 2-84　术后即刻 CT 示肿瘤全切，瘤周水肿无加重倾向

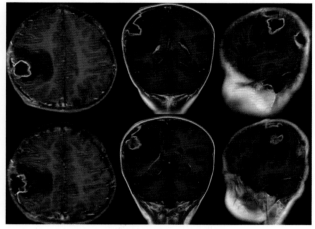

▲ 图 2-85　术后 1 周复查头部 MRI 提示肿瘤切除满意，瘤周水肿仍未消退

发于额颞叶，临床症状多为难治性癫痫发作，在影像学上与脑膜瘤极为相似；病理上有脑膜瘤和血管瘤的特征，手术切除是临床治疗的首选方案。

本例术前讨论会集体阅片，MRI T_2 像提示瘤体表面伴行粗大引流静脉，中央沟静脉受累可能性大，鉴于瘤周水肿明显，提示肿瘤对静脉挤压明显甚至部分嵌合。MRI 短 T_2 提示肿瘤质地硬韧，因此，术前对手术难度已有充分的预判。本例手术的要点包括：①妥善保护受累的中央沟静脉；②妥善保护好皮质运动区；③操作轻柔，避免瘤周水肿加剧；④瘤体硬韧，需分块镜下全切。

我们知道，顶部毗邻中线的脑膜瘤患者，更易出现瘤周水肿，多为静脉回流受阻，局部血脑屏障通透性增加所致。术中一旦静脉损伤，易导致

静脉性脑梗死、急性脑肿胀等灾难性后果，严重者危及患儿生命。因此，手术预案包括：一旦术中静脉破裂出血，可试用小块可吸收止血纱布包裹，辅以吸收性明胶海绵及脑棉片压迫止血；若创口较大，可用 10-0 丝线缝合，从而保证静脉的引流通畅。

本例即便肿瘤全切，引流静脉再度充盈，瘤周水肿亦不会立即消退。围术期应充分降低颅压，包括：术中硬膜减张缝合，硬膜外留置引流，术后足量甘露醇脱水，多在术后 1 周后水肿才开始消退。本例治疗过程顺利，均按计划进行，未出现意外极端事件。

病例 26　儿童颅内巨大脑膜瘤的治疗体会

【病例概述】

2020 年 12 月接诊一例来自辽宁的 3 岁患儿（身高 106cm，体重 16kg），主诉走路不稳 1 个月余，进行性加重。患儿 1 个月前无明显诱因出现走路不稳，当地医院初步诊断为"髋关节积液"行保守治疗未见明显好转。进一步检查发现颅内巨大占位性病变，遂来我院就诊。门诊查体示：神清语利，自主体位，生长发育正常，神经系统查体阴性；头颅 CT 示：左侧额顶枕巨大占位，室管膜瘤？头颅 MRI 显示：左侧额顶枕叶巨大不规则囊实性混杂性信号影，边界欠清晰，大小约 89mm×110mm×85mm，增强扫描可见强化，室管膜瘤？PNET（图 2-86）？

患儿幼小，瘤体巨大，充分交代手术风险后，完善术前检查，于 2021 年 1 月 5 日全麻下行左侧颞顶枕开颅肿瘤全切除术。患儿右侧卧位，神经导航引导下行边长 9cm 马蹄形切口，硬脑膜张力高，导航及超声定位肿瘤边界，囊腔穿刺减压后打开硬膜，见肿瘤色灰红、质地软韧不均、多囊腔、内含清亮淡黄色囊液，充分内减压后游离肿瘤囊壁，前至侧裂、后至枕叶、内至大脑镰，肿瘤与大脑镰、下矢状窦，下至小脑幕，左侧脑室

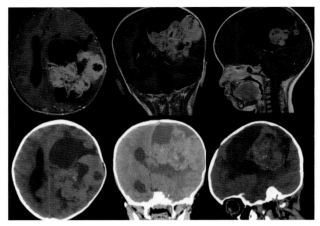

▲ 图 2-86 术前 CT 显示：左侧额顶枕巨大占位；MRI 显示：左侧额顶枕叶巨大不规则囊实性混杂性信号影，边界欠清晰，增强扫描可见强化，室管膜瘤？ PNET?

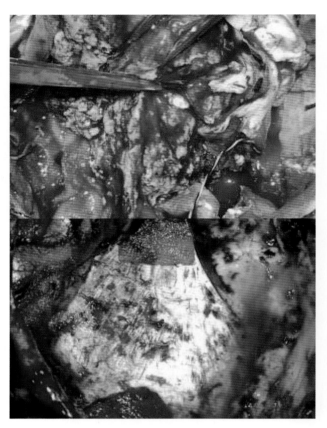

▲ 图 2-87 术中所见：术中见肿瘤色灰红、质地软韧不均、多囊腔，与脑室内结构无粘连，瘤体基底位于大脑镰及三角区脉络丛，血供来源于侧裂血管、颞角、三角区脉络丛及部分大脑后动脉分支，电凝切断血供、充分游离后肿瘤镜下全切

开放，瘤体突入，与脑室内结构无粘连，瘤体基底位于大脑镰及三角区脉络丛，血供来源于侧裂血管、颞角、三角区脉络丛及部分大脑后动脉分支，电凝切断血供、充分游离后肿瘤镜下全切，毗邻结构保护完好（图 2-87）。手术顺利，术中出血约 500ml，输异体红细胞 390ml，血浆 200ml，术后安返 ICU 监护。术后复查头颅 CT/MRI 显示肿瘤切除满意（图 2-88）。

患儿术后神清、精神好，右侧肢体肌力 Ⅳ 级，余神经系统查体阴性。术后病理回报示：间变性脑膜瘤（WHO Ⅲ 级），形态不典型；免疫组化：GFAP（＋），Olig-2（局灶＋），Ki-67（约 10%，灶状 50%），Syn（弱＋），CD99（＋），EMA（散在核旁点状＋），CK（－），Fli-1（－），L1CAM（－），MyoD1（－），LCA（散在＋），NeuN（－），NF（－），HMB45（－），Melan A（－），SALL4（－），SSTR-2（－），STAT6（－），INI-1（＋），PR（－）。术后患儿恢复好，术后 3 周顺利出院，继续后续治疗。

【治疗体会】

儿童脑膜瘤占儿童颅内肿瘤 0.4%～4.6%，远低于成人脑膜瘤在中枢神经系统肿瘤中 30% 的占比。其中，约 60% 的儿童脑膜瘤患者合并神经纤维瘤病 2 型（NF2）。2017 年 WHO 最新分

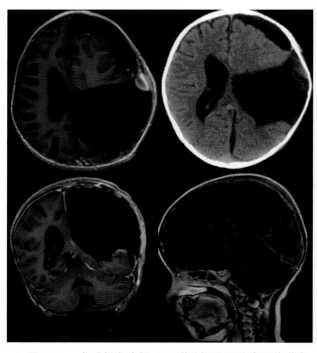

▲ 图 2-88 术后复查头颅 CT/ 磁共振显示肿瘤切除满意

型将脑膜瘤分为三级，Ⅰ级：经典型，含内皮型、纤维型、过渡型（混合）、砂粒型、血管瘤型、分泌型、微囊型、富淋巴 - 浆细胞型、化生型；Ⅱ级：非典型，含透明细胞型、脊索瘤型；Ⅲ级：间变性 / 恶性肿瘤，含横纹肌样型、乳头型。

在儿童脑膜瘤中，WHO Ⅰ 级占比 81%，Ⅱ 级占比 10%，Ⅲ 级占比 9%。因此，相较于成人，儿童脑膜瘤恶性发生率高达 20%（WHO Ⅱ～Ⅲ级），常合并囊性变、肉瘤变、瘤内出血、脑室内多发（可起源于脉络丛、中间帆蛛网膜细胞）、缺少"鼠尾"征，发现时往往瘤体巨大、更具侵袭性。

手术全切是决定脑膜瘤患者预后的最重要因素。若有手术残留或 WHO Ⅲ 级的患者，及时进行术后放化疗可明显延长无进展生存期。质子治疗儿童高级别脑膜瘤已有报道，可以较好控制肿瘤复发，一定程度上提高了 5 年生存率。但由于技术新、病例少，还需要更多数据进行更准确的疗效分析。针对间变性脑膜瘤（WHO Ⅲ级），成人手术全切后接受放 / 化疗，5 年和 10 年无进展生存率分别为 50% 和 40%；5 年和 10 年总体生存率为 61% 和 40%。儿童患者未有相关研究，普遍认为儿童的预后较成人更差。在基因水平，有研究表明 CDKN2A 和 9p21 染色体的联合缺失可能与高级别转化有关，复发率高、预后差。

本例患儿瘤体巨大而症状轻微，影像学与临床表现明显不符，考虑肿瘤生长缓慢，颅压渐进增高而患儿逐步适应；瘤体与左侧脑室关系密切，首先考虑低级别室管膜瘤。但病理显示高级别脑膜瘤，Ki-67 局灶高达 50%，与最初判断大相径庭，确实令人吃惊。儿童脑膜瘤发病率低，间变型更为少见，本例几乎无临床症状，实属罕见。幸亏治疗及时，肿瘤手术全切，尽早进入后续治疗，以期获得良好预后。

九、儿童脑血管疾病

病例 27　儿童脑动静脉畸形的手术治疗

【病例概述】

2020 年 11 月接诊一例来自天津的 17 岁女性患者（身高 163cm，体重 65kg），主诉突发抽搐一次，排查时发现颅内占位 1 个月余。患者 1 个月前无明显诱因突发意识丧失伴四肢抽搐，持续时间不详，于当地医院发现颅内病变，遂来我院就诊。我院头颅 CT/CTA 示：左侧额叶异常高密度；左额动静脉畸形；头颅 MRI 示：左额叶异常血管影，动静脉畸形可能性大（28mm×24mm×37mm）（图 2-89）。DSA 示：畸形血管团，考虑动静脉畸形（图 2-90）。

患儿左额脑动静脉畸形诊断明确，合并症状型癫痫，具备手术指征，依据天坛医院小儿神外诊疗规范，患者于 2020 年 11 月 19 日在神经导航引导下，行左侧额顶入路动静脉畸形切除术。剪开硬膜后，沿纵裂探查左侧额叶，见畸形血管团，色红、团块蚯蚓状，范围约 2cm×3cm×4cm，中线处可见一支粗大引流静脉汇入上矢状窦，导航精确划定病变范围，依次游离畸形血管团前界、外侧、后界，见两支分别来源于左侧大脑前动脉、左侧大脑中动脉的粗大供血动脉，蛇牌 720 动脉瘤夹两枚予以夹闭后电凝切断，畸形血管团质地明显变软并缩小，继而游离中线处，电凝切断粗大引流静脉，畸形血管团完整切除（图 2-91）。手术顺利，术中出血 100ml，未输血。

术后患儿恢复良好，无新增神经系统阳性体征，术后复查头颅 DSA 显示畸形血管团完整切除（图 2-92）。病理回报示：动静脉畸形。术后 10 天顺利出院，随访中。

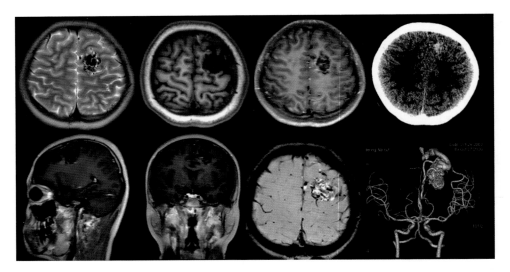

◀ 图 2-89　CT：左侧额叶可见不规则团状迂曲稍高密度影；CTA：左额可见异常血管团，左侧 ACA、MCA 皮质支增粗参与供血，皮质见粗大引流血管汇入上矢状窦；MRI：左侧额叶见异常血管团，大小约 28mm×24mm×37mm，SWI 呈混杂信号，增强示病灶轻度强化

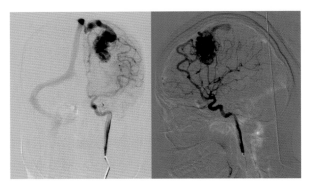

▲ 图 2-90　DSA：畸形血管团由左侧大脑前动脉（anterior cerebral artery，ACA）、MCA 参与供血，并见粗大的引流血管引流至上矢状窦

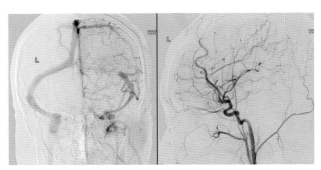

▲ 图 2-92　术后 DSA 示左额动静脉畸形血管团完整切除

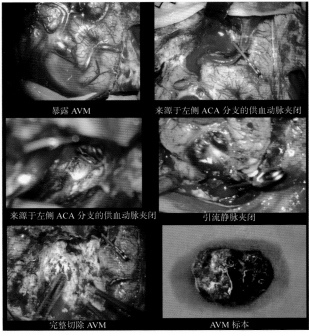

暴露 AVM　　来源于左侧 ACA 分支的供血动脉夹闭

来源于左侧 ACA 分支的供血动脉夹闭　　引流静脉夹闭

完整切除 AVM　　AVM 标本

▲ 图 2-91　术中所见及标本照片

【治疗体会】

颅内动静脉畸形（arteriovenous malformations，AVM）是常见颅内血管性疾病，本质上是一团发育不良的血管，其供血动脉与引流静脉直接相连，之间无正常毛细血管床，形成高流量、低阻力的瘘管，将血液从动脉直接分流到静脉系统。人群发病率约为 50/10 万，发病年龄多在 20—40 岁，儿童患者仅占发病人群的 15%。约半数患者合并颅内出血，20%～25% 的患者可表现为局灶或全面性癫痫发作，15% 的患者合并头痛、认知功能障碍，甚至无任何症状。我们认为，手术切除畸形血管团是治疗 AVM 的首选方案，一旦手术完整切除，患儿可以终身治愈。澳大利亚高级医学院的 David Bervini 等在 2014 年的一组单中心 427

例未出血颅内 AVM 手术研究中曾报道，Spetzler-Martin 分级在 Ⅰ～Ⅱ 级的患者术后出现严重并发症仅为 2%；美国波士顿儿童医院和犹他儿童医院在对 97 名 AVM 患儿术后中位随访时间 65 个月的研究中发现，Spetzler-Martin 分级为 Ⅰ～Ⅱ 级的患儿分别有 82.8% 和 63.9% 术后未出现神经功能缺失，且所有患儿中，85.5% 术后可独立生活；加利福尼亚大学脑血管病研究中心的一项 232 例报道 Spetzler-Martin 分级 Ⅰ～Ⅱ 级患者手术死亡率为 0%。可见，针对颅内 AVM，尤其是属于 Spetzler-Martin 分级 Ⅰ～Ⅱ 级患者，应积极手术予以根治，效果良好。至于血管介入栓塞治疗，通常用于术前缩小 AVM 体积、术中降低出血风险。若以治疗为目的单纯血管内栓塞，治愈率仅为 51%，栓塞术中出血风险高达 7%，故一般不建议单独应用栓塞治疗 AVM。关于立体定向放射治疗（伽马刀），优势在于一旦成功，便可以最小的风险获得最大的收益，但问题有二：第一，放射治疗完成后，血管不会立即闭塞，而是需要一段潜伏期才能闭塞至最大程度，最长可达 4 年；第二，放射治疗会导致毗邻正常脑组织放射性损伤。一组多中心 1051 例 AVM 患者的回顾分析中，放射治疗后治愈率为 75.2%，出血率 7.2%，其他并发症发生率 6.5%，死亡率 1.2%。治疗效果优于单纯血管内介入栓塞，不及手术治疗。本例患儿病变位于非功能区、团块样较局限，供血动脉明确，引流静脉较表浅，Spezler-Martin 分级为 Ⅱ 级，首选开颅手术治疗。Lawton 等认为，AVM 切除术的关键点有两个：一是引流静脉最后切断；二是尽可能靠近畸形血管团切除病变，保护毗邻脑组织。因此，应用术中神经导航，精准定位病灶范围，引导切除供血动脉及引流静脉，就显得尤其重要。

十、儿童颅骨病变

病例 28 儿童颅骨纤维异常增殖症的手术治疗

【病例概述】

2020 年 10 月接诊一例来自河北的 12 岁男性患儿（身高 162cm，体重 82kg），主诉右顶骨膨隆 1 年，进行性增大 1 个月。查体显示：神清语利，右侧顶枕部颅骨膨隆，质地硬，无压痛，余神经系统查体未见阳性体征。头颅三维 CT 显示"右侧顶骨、额骨、枕骨骨质异常增生"（图 2-93），以"颅骨纤维异常增生症"收入院。鉴于患儿颅骨骨质异常增生进展迅速，依据天坛小儿神外诊疗规范，拟行手术治疗。

完善入院检查，于 2020 年 11 月 9 日在全麻下行右侧顶枕颅骨病变切除术。术中尽量扩大范围切除骨质，在病变骨质外近正常颅骨处铣切骨瓣，范围约 10cm×10cm，病变骨质质地坚硬，平均厚度约 3cm，内板与硬膜粘连严重，取下骨瓣后，硬膜表面广泛渗血，乙状窦和上矢状窦有多

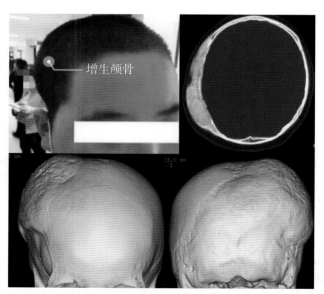

▲ 图 2-93 术前三维 CT 显示：右侧顶骨骨质异常增生，累及部分额骨、枕骨

处小破口，出血凶猛；及时吸收性明胶海绵、可吸收止血纱布压迫止血。骨板减压后，受压脑组织迅速膨隆复位，硬膜恢复张力，超声探查脑水肿明显，无出血及挫裂伤。硬膜外留置引流管，头皮对位缝合。术中及术后三维 CT 显示颅骨病变切除满意（图 2-94），术后患儿恢复好，1 周内顺利出院，术后病理回报：骨纤维异常增殖症。拟二期来院修补缺损骨质。

【治疗体会】

骨纤维异常增殖症（fibrous dysplasia，FD）是一种先天性骨骼疾病，通常为单发病变（约占 70%），即单一骨头或骨的单一节段发生病变。病因为良性纤维骨发育障碍，骨间质分化不良，异常骨纤维与骨组织替代了正常的骨髓质。发生于颅面部的骨纤维异常增殖可能表现为颅面部无痛性肿块，若视神经管或外耳道受损可导致视力或听力丧失。颅骨纤维异常增殖症是一种少见的疾病，发生率低于 0.05%。儿童及青少年是好发群体（占比 75%），好发位置包括筛骨、额眶骨，也可以见于蝶骨，颞骨，顶骨等。近年来，基于分子病理的研究，发现可能与 GNAS1 基因突变有关。

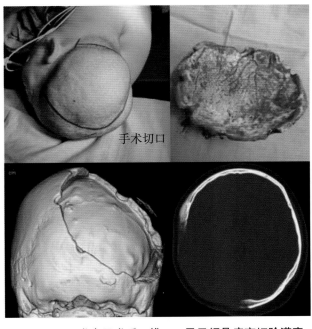

手术切口

▲ 图 2-94　术中及术后三维 CT 显示颅骨病变切除满意

颅骨纤维异常增殖症的治疗具有特异性，要依据具体情况制订治疗方案。对于无症状、病变进展缓慢的患儿，由于青春期后具有自限性，多不需手术，定期复查即可。若增生骨质侵入眶内压迫视神经、侵入内听道压迫面听神经，或异常增殖骨质生长迅速具有明显侵袭性，应积极手术，切除异常骨质，解除压迫。术式选择上，尽量扩大切除范围，施行根治性切除。研究表明，切除越彻底（病变骨质外围扩大切除 1～2cm），复发率越低。术后静脉注射双膦酸盐可能有助于进一步降低复发率。

需要强调，位于颅盖部位的骨质切除后，应尽早修补。若大范围骨质缺损半年以上，可能会增加癫痫的发生率。因此，本例患者拟 3 个月之内行颅骨修补术，使患儿尽早恢复正常生活。

十一、儿童脑外伤相关治疗

病例 29　小儿脑外伤重大抢救一例

【病例概述】

2019 年 8 月 11 日接诊一例来自河北的 7 岁男性患儿（身高 120cm，体重 30kg），主诉右侧颅眶刺入伤后异物留存约 10 小时。家属诉患儿骑自行车时意外摔倒，车闸从眼眶刺入颅内。当时患儿神志尚清，哭闹不止，连同异物一起送至秦皇岛市人民医院，头颅 CT 显示异物经右眶刺入，深达脑干侧方。由于患儿幼小、病情危重，在当地医护人员的护送下，几经辗转，连夜转诊至我院，转运期间患儿神志逐渐变差，曾有呕吐，无抽搐。就诊于我院急诊时查体：浅昏迷状态，查体不配合，巨大异物经右眼内眦刺入，位置牢固，无活动性出血，右侧眼睑闭合不能，眼球外露，角膜污浊，瞳孔左：右 =3mm：6mm，左侧直接光反射迟钝，间接光反射消失，右侧直接与间接光反射均消失，调节反射消失。复查头颅 CT 示：右侧眼眶至右侧颅后窝异物，右额颞脑挫裂，蛛网膜下腔出血（图 2-95）。患儿以"开放性颅脑损伤（重型）伴异物合并感染，眼球贯通伤，创伤性蛛网膜下腔出血，右侧视神经损伤"急诊收入院。

金属质地的自行车闸经眼眶深深插入患儿脑内，且周围脑组织存在挫伤出血，此时患儿颅内情况不稳定，若不以最快的速度取出异物，随时会出现脑出血、脑水肿、脑疝及颅内感染的可能，直接威胁到孩子的生命，但在拔除过程中一旦伤及重要血管，造成颅内大出血，孩子会随时失去生命。当天神外小儿病区的值班医生陆峥立即向笔者汇报病情，并请我院眼科刘凤军主任紧急会诊，经过神经外科、眼科、麻醉科、重症医学科的多学科联合讨论，制订出了稳妥的手术方案，决定紧急行开颅手术。

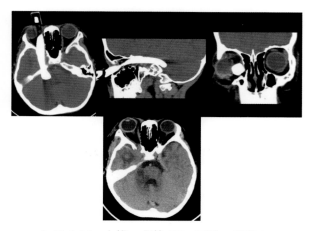

▲ 图 2-95　上排：术前 CT；下排：术后 CT

完善术前检查后，患儿于当天 23:04 在全麻下行右额颞开颅颅眶沟通异物清除 + 去骨瓣减压术。剪开硬膜后可见脑表面局部红染有搏动，切开颞叶皮质可见颞叶脑挫伤软化，逐步清除挫伤软化的脑组织后，可见手指粗金属异物刺入颅内，海绵窦外侧壁破损，可见神经断端，异物末端位于颅底硬膜外，异物表面较为光滑，牢固不可移动，周围无活动性出血。在直视下，刘凤军主任握稳体外异物末端，将经眶异物缓慢完整拔除（图 2-96），拔除异物后海绵窦内静脉出血，以海绵卷填塞后止血满意。内眦上方约 3cm 开放性伤道由刘凤军主任进行清创缝合。术野彻底止血，冲洗清亮，脑张力仍偏高，搏动存在，去除骨瓣，皮下放置外引流。手术顺利，历时 4h10min，出血约 200ml，输异体红细胞 260ml，安返 ICU。

术后经脱水、抗感染等治疗，患儿未出现严重并发症，造影检查也未发现明显的血管损伤。患儿逐渐恢复神志，清楚对话，可在搀扶下下地活动（图 2-97）。术后 2 周出院，转赴眼科医院进一步康复治疗。

【治疗体会】

本例患儿，在我院小儿神经外科、眼科、重症医学科、麻醉科通力合作下，全力救治，顺利闯过术前准备、术中操作、术后出血和感染防治四道大关，充分体现了重大抢救中团队合作的重要性。荡去阴霾的笼罩，还给广大患儿健康与快乐，这就是北京天坛医院广大医护人员的平凡与伟大！

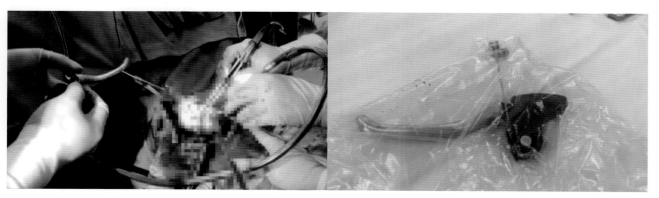

▲ 图 2-96　术中及取出的车闸

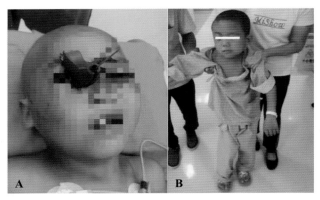

▲ 图 2-97 A. 刚入院时孩子的情况；B. 术后在父母搀扶下走路

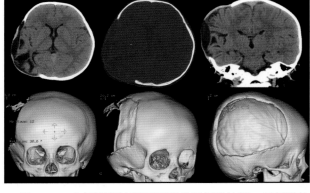

▲ 图 2-98 右侧颞顶枕部可见手术后颅骨缺损，局部脑软化灶形成，脑膜脑膨出

病例 30 关于儿童颅骨修补术 PEEK 材料的应用

【病例概述】

2020 年 12 月接诊一例来自吉林的 4 岁女性患儿（身高 95cm，体重 15kg），主诉手术后颅骨缺失 1 年余，要求行颅骨修补。查体：患儿生长发育良好，神清语利，自主体位，右侧颞顶枕部可见手术瘢痕，颅骨缺失面积约 10cm×8cm，骨窗张力中等，头皮略膨隆，余神经系统查体未见明显阳性体征。头颅三维 CT（图 2-98）显示：右侧颞顶枕去骨瓣术后，右侧颞顶枕脑软化灶形成，局部脑膜脑膨出。

该患儿手术指征明确，于 2020 年 12 月 24 日在全麻下行右侧颞顶枕原切口入路颅骨修补成形术。患儿左侧卧位，右侧颞顶枕原切口开颅，可见颅骨缺损范围约 10cm×8cm，假膜不完整、局部破损，清除部分软化灶，脑组织塌陷满意后，人工硬脑膜修补，将已塑形的 PEEK 假体嵌入骨窗内，根据事先设计好的固定点，4 枚钛片和 3 枚可吸收颅骨锁将假体固定，手术顺利，塑形后外观满意（图 2-99 和图 2-100），术中出血约 100ml，未输异体血，术后安返病房监护。

患儿术后恢复好，术后 10 天顺利出院，外貌复原满意，无新增神经系统阳性体征。

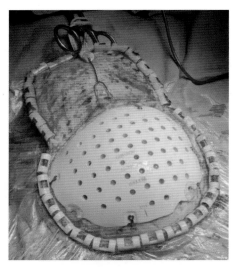

▲ 图 2-99 术中显示 PEEK 假体塑性满意

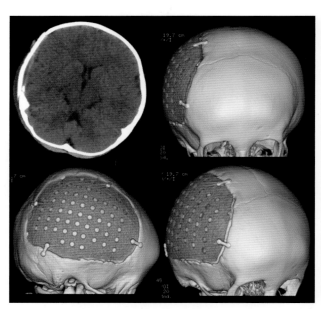

▲ 图 2-100 术后三维 CT 显示右侧颞顶枕颅骨缺损区修补成形满意

【治疗体会】

儿童颅骨术后缺损、二期异体材料修补术，一个潜在风险是颅骨生长受限，因此，6 岁后待颅骨生长基本完成后再行修补时机最佳。6 岁前儿童开颅手术时，慎重采用去骨瓣减压术。一旦去除骨瓣，也应较成人减少缺损范围、人工硬膜减张缝合从而保持假膜的完整性、毗邻肌肉尽量还纳贴敷，为二次修补创造便利。颅骨缺损会对儿童造成诸多不利影响，除了头形不美观，由于大脑直接暴露于大气压下，可产生体位性头痛、感觉异常、脑神经麻痹等症状。同时，脑脊液、血流等动力学改变，可出现硬膜下积液、脑代谢降低等问题，严重者影响脑发育。有报道，进行颅骨修补手术的最小患儿只有 4 月龄，据此，我们认为，儿童脑外伤后去骨瓣减压一定要慎重，能不去除尽量不去除；去除后，能修补尽早修补，以减少不必要的继发性损害。

目前临床广泛应用的颅骨修补材料是钛网和 PEEK 材料。钛网是一种金属合金，具有较高的强度和延展性，不易被腐蚀、不易诱发炎症，感染风险低，且具有良好的美容效果，缺点是术后可能出现头皮磨损，材料外露，对冷热环境敏感，妨碍磁共振检查等。PEEK（polytheretherketone）材料，中文译作聚醚醚酮，是聚芳醚酮家族中的无色有机热塑性聚合物。过去的几十年中，PEEK 材料在医学领域广为应用，如牙体植入、体间融合、关节置换、软组织修复等。2007 年，斯坦福大学医学院整形外科学部的 Scolozzi 首次使用了 PEEK 材料进行颅骨修补，一例 42 岁男性患者先后使用钛网和骨水泥进行颅骨修补，均告失败；采用 PEEK 假体植入，经一年随访显示重建稳定、无感染，仅遗留颞肌萎缩导致的颞部凹陷持续存在。PEEK 材料具有良好模拟骨骼机械特性、不传导热量、坚固耐用、磁共振成像无伪迹等一系列优质特性；术后感染是颅骨修补常见并发症，4.8% 的患者需要去除修补

材料，PEEK 材料的又一显著优势是，即使发生术后感染，依旧能够取出假体灭菌后择机再次使用。

儿童较成人头皮、肌肉明显薄弱，PEEK 假体植入后易形成皮下积液，若感染严重可导致手术失败。美国犹他州立大学第一儿童医学中心的 Bowers 等对 28 例患儿颅骨修补 PEEK 植入进行了研究，感染失败率为 21%；梅奥诊所 Abu-Ghname 等的一项系统回顾中描述，儿童颅骨修补 PEEK 植入的失败率为 19.3%。因此，采用 PEEK 材料进行颅骨修补，对手术医生临床经验要求极高，术中要尽量保证皮下游离时头皮厚度、假膜的完整、假体植入的牢靠固定、减少假体毗邻空间的无效腔，围术期引流的应用及有效抗感染，从而确保手术成功。

近年来，清华大学崔福斋团队尝试制备与天然矿化胶原成分结构相似的仿生材料，具有良好的组织相容性和成骨活性，引导骨再生、修复骨缺损。目前，该材料已应用于长肢骨缺损重建、牙槽骨吸收重建，因其优秀的仿生学特性，有可能成为未来儿童颅骨修补的理想材料。

十二、儿童各种先天性疾病

病例 31 儿童小脑扁桃体下疝的治疗策略

【病例概述】

2020 年 10 月接诊一例来自山西的 7 岁男性患儿（身高 130cm，体重 28kg），主诉后枕、颈、肩部阵发性疼痛 2 年，进行性加重。疼痛发作时，头颈部针刺样刺痛，每次持续约 10min 后自行缓解。查体示：患儿神清语利、自主体位，肌力肌张力正常，无感觉分离障碍，无双手鱼际肌萎缩。我院 3D-CT 除外扁平颅底及颅底凹陷（图

2-101）；MRI 提示：小脑扁桃体下疝并 C_2 脊髓空洞形成（图 2-102）。

鉴于患儿有特征性头颈肩部疼痛，影像学呈典型 Chiari 畸形 I 型表现，小脑扁桃体下疝超过 5mm，合并脊髓空洞，具备手术指征。依据天坛小儿神外诊疗规范，于 2020 年 10 月 8 日在全麻下行"后正中入路枕下减压 + 扁桃体还纳 + 硬膜扩张成形术"。患者左侧卧位，头架固定，枕下后正中切口，取自体筋膜 4cm×3cm 备用。沿中线分离，撑开两侧肌肉暴露骨板，枕骨近枕大孔处骨质明显增厚内陷，咬除该部分骨质，范围约 4cm×3cm；继而咬除寰椎后弓，见寰枕筋膜明显增厚，予以剔除；于寰枕交界处"Y"形剪开增厚的硬膜，见双侧小脑扁桃体挤压变形，疝入椎管（图 2-103）。剔除蛛网膜，低功率双极电灼扁桃体下极，至双侧扁桃体挛缩上抬，还纳入颅，枕大池脑脊液涌出，寰枕交界处充分减压，小脑后下动脉及穿支血管保护完好，术区彻底止血，冲洗清亮。最后采用自体筋膜减张严密缝合硬脑膜（图 2-104）。

术后患者一般情况好，头颈疼痛缓解明显。术后当晚颅脑 CT 显示枕下减压充分（图 2-105）；术后 1 周复查头颈 MRI 提示脊髓空洞较前明显缩小，寰枕交界处不再拥挤。患儿术后恢复好，颈托保护，无神经系统功能缺失，术后 10 天顺利出院。术后 1 个月来院复查，头颈疼痛消失，头颈 MRI 提示小脑扁桃体还纳满意，颈髓空洞消失（图 2-106 和图 2-107）。

【治疗体会】

Chiari 畸形的诊断标准是小脑扁桃体疝出部分超出枕大孔前后连线（McRae 线）5mm。临床上

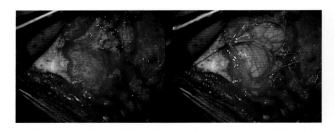

▲ 图 2-103 枕下减压，骨窗大小 4cm×3cm，寰枕筋膜及寰枕部硬膜明显增厚，双侧小脑扁桃体受挤压变形，疝入椎管

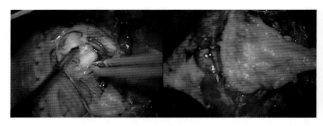

▲ 图 2-104 低功率双极电灼双侧扁桃体，使之挛缩上抬，还纳入颅；寰枕交界处充分减压，脑脊液流出通畅（左）；寰枕交界充分减压后，自体筋膜减张严密缝合（右）

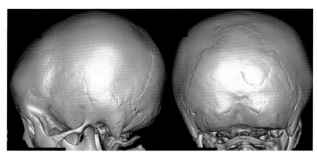

▲ 图 2-101 术前 CT 未见明显扁平颅底及颅底凹陷

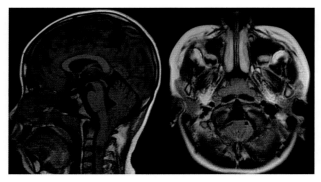

▲ 图 2-102 术前 MRI 显示典型 Chiari 畸形 I 型表现

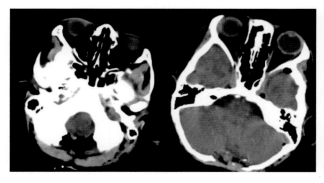

▲ 图 2-105 术后当晚复查头颅 CT 显示枕下减压满意

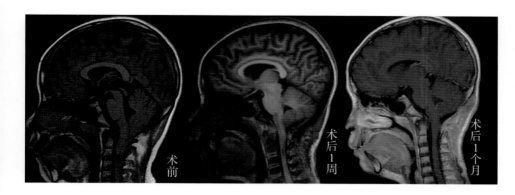

◀ 图 2-106　术后 1 周（中）及 1 个月（右）复查头颈 MRI 矢状位，提示小脑扁桃体还纳入颅，脊髓空洞消失

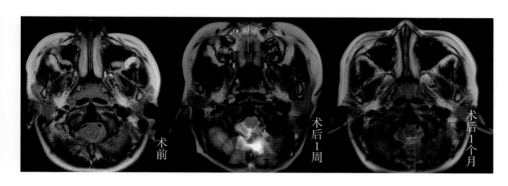

◀ 图 2-107　术后 1 周（中）及 1 个月（右）复查头颈 MRI 轴位，提示小脑扁桃体还纳满意，枕大孔区结构拥挤得到有效缓解

Chiari Ⅰ型最为常见，如本例，形成机制可能是先天性颅后窝容积发育不充分，脑内容物相对拥挤而疝出颅腔。Chiari Ⅰ型在普通人群中的发生率高达 0.5%～3.6%，好发于 0—10 岁儿童，多数不需手术治疗。什么情况下需要手术，国内外并没有公认的标准。依据天坛小儿神外的经验，如果出现下述情况：①小脑扁桃体下疝大于 5mm；②有明确的临床症状，常见者如头颈交界部疼痛，屏气、提重物时（Valsalva 动作）可加重；③有明确的症状体征，如鱼际肌萎缩、深浅感觉分离等；④合并脊髓空洞。患儿在第 1 条的基础上，合并②③④任意一条，即建议手术。

儿童 Chiari Ⅰ型并无统一式式，国内外曾采用过单纯枕下骨减压、骨减压 + 硬膜外层松解术、小脑扁桃体切除术、小脑扁桃体电凝术、寰枢椎融合术等方法。北京天坛医院小儿神外采用枕下骨减压 + 扁桃体还纳 + 硬膜扩张成形术。该术式安全、便捷，减压充分，并发症少，患儿临床症状明显缓解，值得推广。

病例 32　儿童颞叶巨大蛛网膜囊肿"微创"造瘘的手术体会

【病例概述】

2021 年 1 月接诊一例来自吉林的 6 岁男性患儿（身高 120cm，体重 21kg），主诉头痛后体检时偶然发现颅内巨大蛛网膜囊肿 1 个月。门诊查体：神清语利，自主体位，生长发育良好，左颞局部骨质膨隆，余神经系统查体（－）。我院复查头颅 CT 提示：左颞低密度囊性占位病变，左颞骨质隆起（图 2-108）；头颅 MRI 提示左颞巨大囊性病变（7.7cm×3.3cm），呈长 T_1 长 T_2 信号影，边界清晰，无强化，考虑蛛网膜囊肿（图 2-109）。

结合患儿病史、影像学特征，初步诊断为原发性左颞巨大蛛网膜囊肿。依据天坛小儿诊疗常规，完善入院检查，于 2021 年 1 月 20 日在全麻下行显微镜下左额颞微骨窗囊肿脑池造瘘术。术中左侧颞叶遮挡术野，微脑板牵开颞叶，见左侧颅中窝巨大囊肿、呈淡蓝色、张力高，切开囊肿壁

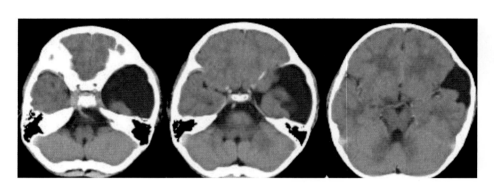

◀ 图 2-108　左颞低密度囊性病变，左颞骨质隆起

层，无色清亮囊液喷出，沿幕孔探查，见囊肿脏层厚韧，左侧动眼神经两侧间隙狭窄，显微剪刀在动眼神经两侧锐性游离，基底池造瘘确切，基底动脉清晰可见，动眼神经保护完好（图 2-110）。术野冲洗清亮，脑压不高，搏动良好，颞肌筋膜修补，微骨瓣复位，手术顺利，出血约 20ml，时长 40min，术后安返病房监护。

患儿术后状态好，当晚复查头颅 CT 可见基底池附近气泡影，造瘘确切（图 2-111），术后 3 天

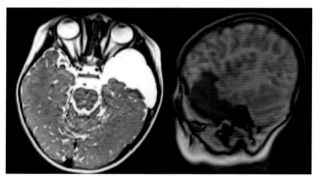

▲ 图 2-109　左颞巨大囊性病变（7.7cm×3.3cm），呈长 T_1 长 T_2 信号影，边界清晰，无强化，考虑蛛网膜囊肿

顺利出院。术后 3 个月复查头颅 MRI 显示囊肿体积较术前明显缩小，造瘘满意（图 2-112）。

【治疗体会】

颞叶蛛网膜囊肿是儿童最常见的原发性蛛网膜囊肿，首选术式是广大患儿家长常听到、常提到的微创手术，即囊肿脑池造瘘术。该术式关键点是囊壁造瘘口要足够大（长径 1～1.5cm）、尽量多（2 个以上），以避免术后瘘口愈合，导致囊肿复发，手术失败。

术前根据影像学特征精确选取造瘘点是手术成败的关键。事实上，并非囊肿越大造瘘越简单，关键是造瘘点是否有足够的操作空间。造瘘位置通常选用颈内动脉池和基底池。基底池范围相对宽阔，造瘘点选取小脑幕与动眼神经之间的蛛网膜脏层，易于成功；其次是选取颈内动脉与动眼神经之间进行造瘘（第三间隙），此处需注意保护后交通动脉、脉络膜前动脉等穿支动脉；最困难的位置为颈内动脉池，造瘘口较其他位置点偏前，

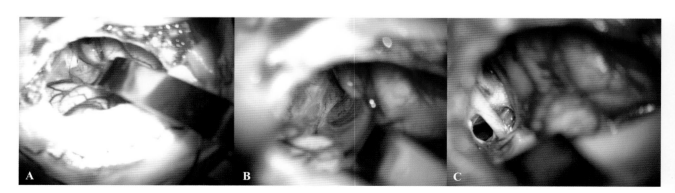

▲ 图 2-110　术中所见

A. 牵开遮挡术野的左侧颞叶；B. 探查幕孔区囊肿脏层，明显厚韧，深方解剖结构不易辨别；C. 基底池造瘘确切，基底动脉清晰可见，动眼神经保护完好

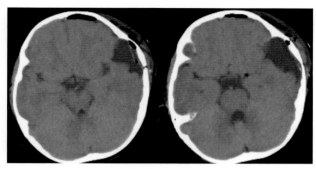

▲ 图 2-111　手术当晚复查头颅 CT 显示基底池附近气泡影，造瘘确切

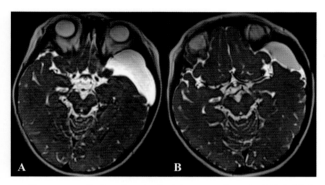

▲ 图 2-112　术后 3 个月复查头颅 MRI 显示囊肿体积较术前明显缩小，造瘘满意

A. 造瘘术前；B. 造瘘术后

选取颈内动脉视神经之间（第二间隙）进行造瘘，此处范围相对狭小，难度大。

具体造瘘口的选择要根据术者经验及术中实际情况，灵活掌握。哪里薄弱、哪里解剖结构清晰、哪里结构空隙大，就在哪里造瘘。通常，越是囊肿巨大，脏层囊壁愈加厚韧，深方解剖结构愈加模糊，此时术者需要对局部解剖关系极为熟悉，一旦误伤深方的颈内动脉及其穿支、动眼神经，后果将是灾难性的，因此，此类手术对术者经验要求高，需要反复磨炼。

本例颞叶蛛网膜囊肿虽然体积巨大，但深方狭窄，呈漏斗状，造瘘点反而间隙狭小，需牵开颞叶解除对幕孔区的阻挡。同时，需要尽快完成囊壁造瘘，避免长时间牵拉导致颞叶挫伤，引起不必要的副损伤。

病例 33　儿童颞叶蛛网膜囊肿一旦破裂，要积极手术治疗

【病例概述】

2020 年 8 月接诊一例来自山东的 9 岁男性患儿（身高 150cm，体重 42.0kg），主诉摔倒后头部致伤，偶然发现颅内蛛网膜囊肿破裂 1 年半。患儿 1 年半前不慎摔伤头部，于上海某医院就诊，头颅 MRI 提示左颞蛛网膜囊肿伴硬膜下积液，考虑囊肿破裂（图 2-113）。当地医生建议继续观察，并嘱硬膜下积液可自行吸收。近 1 年半来，患儿症状逐步加重，双下肢乏力、震颤，无法行走，需轮椅出行。遂进京于我院门诊就诊。查体显示：生长发育正常，神志清楚，言语含混，反应迟钝，查体欠配合，双下肢肌力Ⅳ级，肌张力明显增高。我院颅脑 CT 及 MRI 显示：左颞蛛网膜囊肿伴双额顶广泛硬膜下积液，对比旧片，积液未见吸收，全脑萎缩明显（图 2-114 和图 2-115）。

患儿言语含混，双下肢肌力下降肌张力升高，目前症状体征可能系囊肿破裂后形成张力性硬膜下积液，对大脑皮质长期压迫引起广泛脑萎缩所致。与家长反复沟通，可考虑行颞叶囊肿造瘘术，

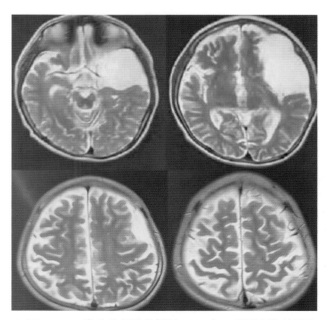

▲ 图 2-113　患儿头部摔伤后于 2019 年 5 月于上海某医院行头颅 MRI 提示：左颞蛛网膜囊肿伴硬膜下积液形成

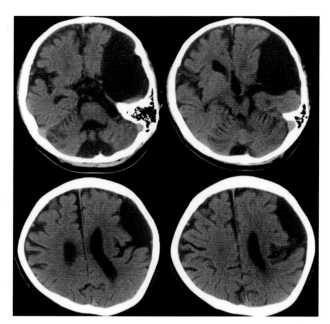

▲ 图 2-114　2020 年 12 月于我院行头颅 CT 检查显示：左颞蛛网膜囊肿，双额硬膜下积液同 19 个月前，未见吸收；广泛脑萎缩形成

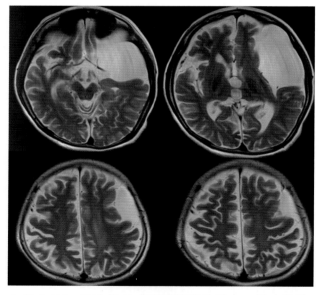

▲ 图 2-115　2020 年 12 月于我院行头颅 MRI 检查显示：左颞蛛网膜囊肿伴硬膜下积液，局部脑组织受压明显；硬膜下积液未见吸收，全脑萎缩明显

通过缓解张力性积液减轻对大脑皮质压迫。由于压迫时间较长，治疗效果不确定，家长知情并坚决要求手术。

完善术前检查，于 2020 年 12 月 17 日行显微镜下左颞蛛网膜囊肿微创造瘘术。具体术式我们前文已详细介绍，术中见硬膜张力高，切开硬膜，脑脊液喷涌而出，颞叶囊肿呈淡蓝色，切开囊肿壁层，棉片压迫，使囊液缓慢流出，吸除囊液后见囊肿脏层壁厚，基底池处间隙较宽，搏动明显，动眼神经清晰可见，基底池确切造瘘，大小为 3mm×5mm×5mm，基底动脉、大脑后动脉显示清晰，动眼神经保护完好（图 2-116）。术野冲洗清亮，脑压不高，搏动良好。自体筋膜水密封良好，顺利关颅。手术顺利，耗时 65min，未输血。

手术当晚复查头颅 CT 显示基底池造瘘确切（图 2-117），术后患儿未诉不适，查体同术前，无新增神经系统阳性体征，术后第四天顺利出院，嘱 3 个月后来京复查。

【治疗体会】

儿童颞叶囊肿较为常见，绝大多数无须手术治疗，我们之前已详细论述。但是，囊肿一旦破裂，囊液冲入硬膜下腔形成积液，由于囊液持续分泌，若吸收不畅，张力性积液逐渐形成，颅内压持续升高，一旦突破阈值形成脑疝，可危及生命。囊肿的体积与破裂风险直接相关，54% 自发

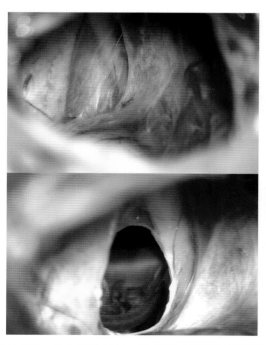

▲ 图 2-116　术中影像显示，微创手术基底池造瘘确切，左侧颈内动脉、动眼神经、基底动脉显露清晰，保护完好

性破裂的囊肿属于 Galassi Ⅲ 级，因此，我们主张直径 > 5cm 的巨大型囊肿应该积极手术治疗，预防囊肿破裂造成的严重后果。

同时，在此提醒全国小儿神经外科同道，颞叶囊肿一旦破裂，无论是否出血，都应引起高度重视。由于蛛网膜囊肿壁与正常脑硬膜贴附并不紧密，囊肿破裂后可形成单向活瓣，引起张力性硬膜下积液，且破口难以愈合。期望于硬膜下积血或积液自行吸收，比例低，危害大。

因此，参照儿童颞叶囊肿天坛诊疗规范，符合手术指征的患儿，因顾虑手术风险而保守治疗的，一旦发现囊肿破裂，应尽早施行手术；若暂无手术指征，发现囊肿破裂，且出现头痛、呕吐等高颅压症状者，也应积极手术治疗。特别指出，3 岁以下患儿，高颅压症状无法通过语言表达，若患儿出现烦躁、哭闹、食欲缺乏、呕吐等症状，医生及家长均需高度警惕，及时救治；一旦出现嗜睡朦胧甚至去脑强直，再行手术治疗，往往效果不佳，悔之晚矣。

本例患儿囊肿破裂，张力性硬膜下积液形成一年半有余，广泛脑萎缩，已不能下地行走，实属罕见。复习文献，囊肿破裂的患儿，8.2% 可出现肢体偏瘫；若合并硬膜下出血，可出现视物模糊、眼球运动障碍、癫痫、神志模糊直至昏迷。

因此，囊肿一旦破裂，应该积极手术治疗，避免严重后果。预防囊肿破裂最好的方法就是提前行囊肿造瘘手术，手术指征如何把握，前文已详细论述。

病例 34　婴幼儿颅缝早闭的手术治疗

【病例概述】

2021 年 1 月接诊一例来自甘肃的 1.5 岁男性患儿（身高 90cm，体重 13kg），主因出生后 3 个月颅顶正中突起至今来院就诊。查体示：生长发育正常，头围 52cm，头型呈前后径长、左右径窄的典型舟状头，头颅指数（cranial index，CI）0.72，头颅三维 CT 显示矢状缝早闭（图 2-118）。

综合患儿病史、查体及影像资料，矢状缝早闭诊断明确，依据天坛小儿神经外科颅缝早闭诊疗规范，利用计算机手术仿真平台，输入患儿头颅参数，模拟手术切割与拼接计划，自动生成最优手术方案，并 3D 打印出手术模具导板备用（图 2-119）。

完善入院检查，于 2021 年 1 月 28 日行舟状头畸形矫正术（矢状缝切除 + 颅盖重塑成形术）。患儿呈仰卧位，围绕顶结节冠状切口，皮瓣翻向前方，见矢状缝骨性闭合、条索状隆起；双侧额

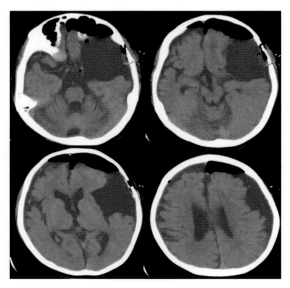

▲ 图 2-117　术后当晚复查头颅 CT 显示造瘘确切

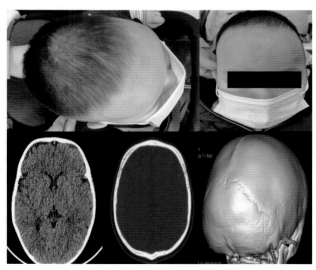

▲ 图 2-118　头型呈前后径长、左右径窄的典型舟状头，头颅指数 0.72；头颅三维 CT 提示矢状缝早闭

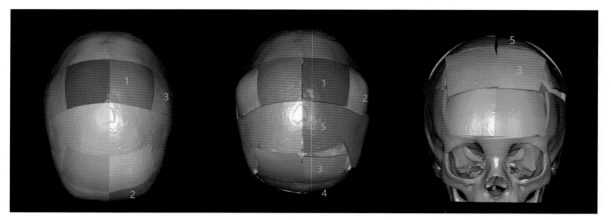

▲ 图 2-119　术前输入患儿头颅参数，利用计算机手术仿真平台，自动生成最优手术切割 / 拼接方案

结节过度隆起；双侧顶结节发育不良过度平坦。先将隆起骨化的矢状缝切除（宽度 2cm），继而将 3D 打印的模具导板覆盖颅骨表面，亚甲蓝勾画颅骨切割路径，骨片切割后重新拼接，重塑人工顶结节，消除异常突起的额结节，美容效果满意（图 2-120）。硬脑膜张力中等，搏动良好。硬膜彻底止血并悬吊后，利用可吸收软连接材料将各骨片进行连接，皮下留置引流。手术耗时 5h，出血约 400ml，输注异体红细胞 180ml，新鲜血浆 200ml，术野回吸收全血 75ml。手术顺利，术后安返病房监护。

术后患儿恢复好，无新增神经系统阳性体征，术后 3 天拔除引流，头颅指数改善明显，术后 10 天顺利出院（图 2-121）。

【治疗体会】

颅骨矢状缝正常闭合时间是在成人后（22—50）岁，若在婴幼儿期发现头型异常，如前后径长、左右径短，即俗称舟状头表现，头颅三维 CT 检查显示矢状缝消失、骨性愈合，即可明确诊断为婴幼儿矢状缝早闭。研究表明，0—2 岁，颅腔的容积会发育成长 4 倍；0—3 岁是脑发育的黄金期，在这个阶段中，人的大脑迅速发育，形成智力、情感、运动、社交等各方面能力的基础。矢状缝早闭会导致颅腔容积减少，引起颅内压升高，影响大脑发育。

针对颅缝早闭的手术有两个目的：一是扩容，

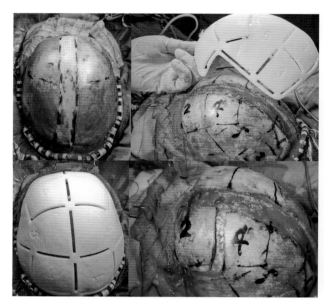

▲ 图 2-120　术中根据手术模具导板进行颅骨切割、拼接，大大提高了手术效率、缩短了手术时间、降低出血感染风险、减少高值耗材的滥用、确保扩容、美容，临床效果满意

解除狭小颅腔的限制，让大脑得到充足的生长空间；二是美容，使头型外观与正常人相仿。我们建议矢状缝早闭患儿在 10 月龄—1 岁施行颅骨重塑手术，此时手术风险小，可通过一次手术成形达到扩容和美容的效果，手术风险及复发率远低于微创内镜下条状颅骨切除术。

颅骨重塑手术（cranial vault remodeling，CVR）于 20 世纪 80 年代由美国弗吉尼亚大学医学院 Persing 开创的，通过颅骨切割、重新拼接，使颅腔达到既定的长度和宽度。此术式优点是能迅

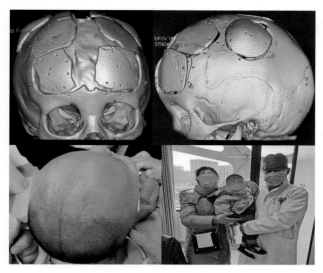

▲ 图 2-121　术后三维 CT 及实际测量均显示头颅指数改善明显，手术效果满意

速、有效地扩大颅腔，美容效果好，复发率低于 1%；缺点是手术门槛高、主观随意性强，若术者经验欠缺，易造成拼接混乱、费时费力、扩容美容效果不确切。近年来，北京天坛医院小儿神经外科与中科院自动化所医工结合，研发出计算机手术仿真平台，术前输入患儿头颅参数，个体化模拟手术切割与拼接路径，自动优化生成最佳手术方案；术中，医生只需按照既定手术方案进行操作，显著提高了手术效率、缩短了手术时间、降低了手术花费、减少出血及感染风险，大大提高了手术安全性，临床效果满意，值得推广。

病例 35　儿童椎管内皮样囊肿的手术治疗

【病例概述】

2020 年 12 月接诊一例来自河北的 14 岁女性患儿（身高 157cm，体重 52kg），主诉：椎管内占位术后 4 年，左足踝部疼痛 10 天进行性加重。患儿 4 年前于我院行 "L_2 椎管内皮样囊肿切除术"，术后恢复好，近 10 天来，患儿自觉左足踝部疼痛，呈针刺样，并进行性加重，不伴下肢运动及感觉

障碍，不伴大小便失禁。遂再次就诊于我院门诊，复查腰椎 MRI 显示：L_2 椎管内占位术后改变，L_2 水平异常信号范围较前增大（图 2-122）。结合患儿症状，考虑肿瘤复发。

患儿 L_2 水平椎管内肿瘤复发，症状与部位相关联，手术指征明确，依据天坛小儿神外诊疗规范，完善术前检查，于 2020 年 12 月 22 日在神经电生理监测下，行后正中原切口入路病变切除术，术中见肿瘤位于 L_2 水平椎管内，包膜完整，色淡黄、血供中等，切开包膜，见内容物为黄褐色泥膏状物，内含毛发，将内容物刮除干净，地塞米松盐水反复冲洗清亮。瘤体上下极囊壁厚韧，呈弧形脂肪样变，与圆锥及马尾神经粘连紧密、界面难以分辨，稍作锐性游离，电生理即提示脊髓与神经功能损伤，遂留取病理后，未强行切除。瘤腔充分减压，瘤壁部分残留，脊髓圆锥、马尾神经保护好（图 2-123），术中出血约 50ml，未输

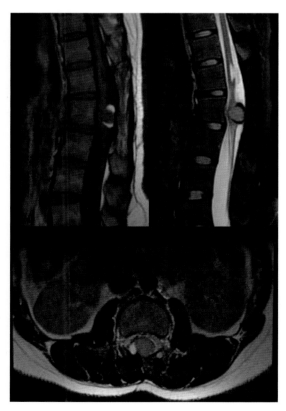

▲ 图 2-122　术前腰椎 MRI 显示：L_2 水平椎管内可见结节状等 T_1 等 T_2 信号影，边缘可见弧形短 T_1 短 T_2 信号影，边界清，大小约 16mm×17mm×15mm，未见明显强化，考虑肿瘤复发

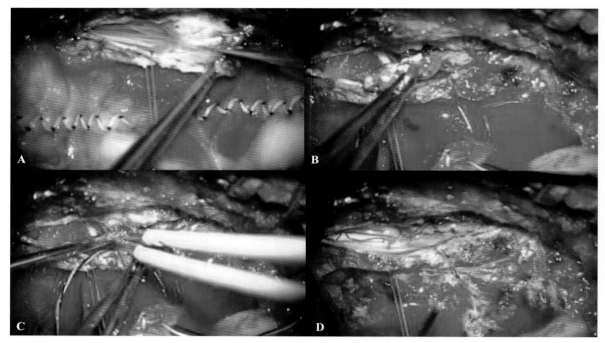

▲ 图 2-123 术中所见

A. 肿瘤囊壁脂肪样变,与马尾神经紧密粘连;B. 肿瘤上极与圆锥粘连紧密,未强行剥离;C. 囊内充分减压;D. 脊髓圆锥及马尾神经保护完好

血。术后病理显示:送检大部分为角化物,含有少量鳞状上皮细胞,可见皮脂腺,符合皮样囊肿。

术后患儿恢复良好,左踝疼痛较术前改善明显,诉局部伤口钝痛,余未见新发神经功能障碍,术后 10 天顺利出院,回当地医院继续康复治疗。术后 MRI 见图 2-124。

【治疗体会】

儿童椎管内占位,90% 为星形细胞瘤或室管膜瘤等髓内肿瘤,先天性表皮样囊肿、皮样囊肿、畸胎瘤的发生率 < 1%,多起源于胸段或上腰段,常伴皮肤窦道及先天性脊柱裂。表皮样囊肿与皮样囊肿最大的区别在于内容物:表皮样囊肿的内容物主要为脱落的上皮细胞碎片、角蛋白、胆固醇;皮样囊肿除此之外,还包含毛囊毛发、皮脂腺、汗腺,因此,本例属于后者。

理论上,皮样囊肿应尽可能手术全切。但是,若靠近重要神经、血管、脑干等关键结构,部分囊壁当予以保留,近全切除也可获得满意的疗效。本例系肿瘤复发,位于脊髓 L_2 水平,肿瘤囊壁与脊髓圆锥及马尾神经紧密粘连,影像学提示囊壁呈弧形厚韧脂肪样变性,这是由于囊壁内的汗腺和皮脂腺分泌油性液体,在磁共振 T_1 加权像上呈特征性高信号。若强行剥离,势必影响患儿大小便功能及双下肢活动,严重者,造成终身残疾。因此,本例手术重点在于保护好脊髓圆锥及马尾神经、充分囊内减压缓解压迫症状,术中神经电生理监测则成为关键,它可以实时监测术中圆锥及马尾神经功能,指导术者肿瘤的切除程度,在保障正常神经功能的前提下,最大范围切除肿瘤。

尽管现代神经外科手术技术发展迅速,但脊髓占位术后神经功能损伤的发生率仍高达 3.7%~7.5%。术中神经生理监测与功能定位(intraoperative neurophysiological monitoring and mapping, IONM)是实时监测脊髓与神经根功能最有效的技术,特别是多模态 IONM 对于脊髓术中神经功能损伤具有高度的敏感性和特异性,是保留脊髓最佳功能状态的重要手段,值得深入探索。

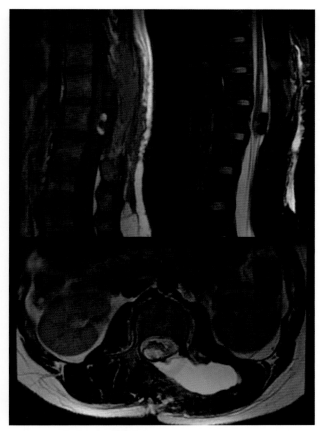

▲ 图 2-124 术后 MRI 显示：肿瘤囊内减压满意，瘤壁上下极脂肪样改变，未强行切除；术后脊髓圆锥功能保护好

病例 36 婴幼儿皮毛窦的外科诊疗策略

【病例概述】

2020 年 10 月接诊一例来自河北的 1 岁女性患儿（身高 85cm，体重 11kg）。主诉枕后头皮感染清创术后 3 个月，发现颅内占位 1 个月余。患儿出生时发现枕部头皮小包块、表面生长有硬韧的毛发，未予重视。3 个月前局部外伤后枕部包块迅速增大，于当地医院行包块切除，术后高热，行头孢噻肟抗菌治疗 20 余天后好转，复查头部 CT 发现颅内占位，考虑髓母细胞瘤，遂来我院就诊。门诊查体示：患儿神清，精神状态好，查体欠配合，枕后局部切口愈合好，无红肿及溢脓溢液，余神经系统查体阴性。我院头颅 CT 显示：颅后窝中线团块状低密度影，边界模糊，密度不均，周围可见大片水肿区，大小约 46mm × 45mm

（图 2-125）；头颅 MRI 提示颅后窝中线处长 T_1 长 T_2 病变，局部囊性变，囊壁光滑，边界不清晰，DWI 呈显著弥散受限，多发囊腔显著环形强化，病变周围水肿明显，脑脓肿可能性大（图 2-126）。

结合病史及影像学特征，患儿先天性皮毛窦，外伤后局部感染，当地医院封闭皮肤窦口，造成颅内感染形成颅后窝脑脓肿可能性大。手术指征明确，完善术前检查，于 2020 年 10 月 19 日在全麻下行枕下后正中入路脑脓肿清除 + 皮毛窦窦道封闭术。术中见枕外粗隆上方颅骨窦道凹坑，骨瓣下可见黄色脓栓呈芽状突出于硬膜外，和颅骨窦道粘连紧密（图 2-127）。全层磨除颅骨窦道，骨瓣清洗干净备用。切开硬脑膜见硬脑膜和脓肿粘连紧密，枕窦不发达，黄色脓肿呈团块状嵌入两侧小脑半球之间，有不连续的包膜，厚薄不均。在电生理监测下，沿脓肿周边耐心分离，局部破溃溢出黄色黏稠米汤状脓液。脓肿壁压迫脑干背

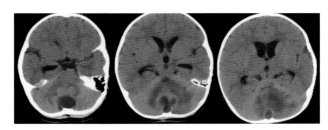

▲ 图 2-125 颅后窝中线团块状低密度影，边界模糊，密度不均，周围可见大片水肿区，大小约 46mm × 45mm

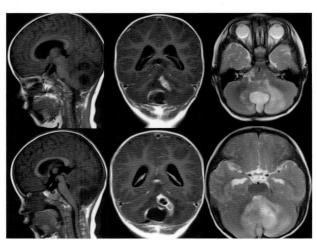

▲ 图 2-126 颅后窝中线处长 T_1 长 T_2 病变，局部囊性变，囊壁光滑，边界不清晰，DWI 呈显著弥散受限，多发囊腔显著环形强化，病变周围水肿明显，脑脓肿可能性大

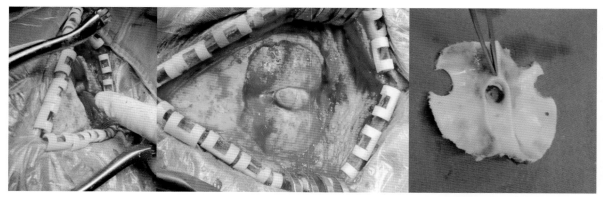

▲ 图 2-127　术中见枕外粗隆上方颅骨窦道凹坑，骨瓣下可见黄色脓栓呈芽状突出于硬膜外，和颅骨窦道粘连紧密

侧，局部粘连，锐性游离。脓肿周边组织呈黄色油膏状，血供不丰富，与脓肿一并清除，过氧化氢反复术腔冲洗干净，人工硬膜减张缝合，骨瓣复位。手术顺利，出血约 150ml，输异体红细胞 130ml。

术后患儿一般情况好，体温正常，无新增神经系统阳性体征，静脉输液抗感染治疗。术后病理回报：皮样囊肿，大量中性粒细胞、淋巴浆细胞浸润，多核巨细胞反应，以及大片坏死、脓肿形成。术后 2 周复查颅脑 MRI/CT 示病变已全切（图 2-128），顺利出院，随访中。

【治疗体会】

皮毛窦（pilonidal sinus）是一种先天性发育畸

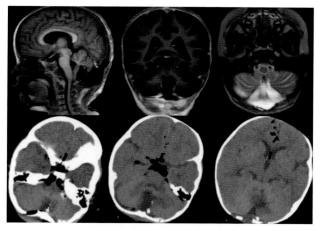

▲ 图 2-128　术后 2 周复查颅脑 MRI/CT 示病变已全切

形，是指胚胎形成过程中，上皮组织残留在神经组织内，形成皮样囊肿。皮毛窦主要发生在神经轴背侧，从枕部到腰骶部的任何部位都可能发生，其中以腰骶部多见。病变周围的皮肤可见特征性的毛发异常分布。皮毛窦的发病率为 26/10 万，其中位于头部的皮毛窦罕见，仅占 0.2%。

由于皮毛窦的窦道将神经管与皮肤沟通，可引起颅内感染；因此，皮毛窦手术关键点是封闭瘘管，防止颅内感染。术前需准确判断窦道走行，做好延长切口，扩大范围寻找窦口的准备。皮毛窦窦道主要由上皮细胞构成，分布广泛，可由皮下组织贯通至硬膜下任何层面，因此，窦道基底也可深达硬膜下。如果上皮组织残余在神经组织内，就形成皮样囊肿；如果囊肿通过窦道开口于皮肤，此窦道将皮肤与神经管相互连通，就是皮毛窦。窦道内的毛发可引起局部慢性炎性反应，形成脓肿。大部分脓肿可以自行消退，小部分脓肿可以突破硬膜，导致颅内感染。

本例基层医院手术只是局部头皮清创、封闭皮肤瘘口，没有向深方探查，切除 / 封闭整个瘘管，造成逆行性颅内感染，颅后窝脓肿形成。正确的治疗方法应是沿着窦道探查至盲端基底，如窦道穿透硬膜，术中应切开硬膜，彻底清除内容物、完整切除瘘管，人工硬膜减张缝合，才能避免颅内感染及瘘管复发。

参考文献

[1] Abu-Ghname A, Banuelos J, Oliver JD, et al. Outcomes and complications of pediatric cranioplasty. Plast Reconstr Surg, 2019, 144(3): 433e–443e.

[2] Acharya S, Wang C, Quesada S, et al. Adaptive proton therapy for pediatric patients: Improving the quality of the delivered plan with on-treatment MRI[J]. Int J Radiat Oncol Biol Phys,2021, 109(1): 242–251.

[3] Adams H, Adams H H, Jackson C, et al. Evaluating extent of resection in pediatric glioblastoma: a multiple propensity score-adjusted population-based analysis[J]. Childs Nerv Syst, 2016, 32(3): 493–503.

[4] Agnieszka Bogusz,Hermann L Müller. Childhood-onset craniopharyngioma: latest insights into pathology, diagnostics, treatment, and follow-up. Expert Rev Neurother[J]. 2018, 18(10):793–806.

[5] Aihara Y, Chiba K, Eguchi S, et al. Pediatric optic pathway/hypothalamic glioma [J]. Neurol Med Chir (Tokyo), 2018, 58(1): 1–9.

[6] Alalade A F, Ogando-Rivas E, Boatey J, et al. Suprasellar and recurrent pediatric craniopharyngiomas: expanding indications for the extended endoscopic transsphenoidal approach[J]. J Neurosurg Pediatr, 2018, 21(1): 72–80.

[7] Alshail E, Rutka J T, Becker L E, et al. Optic chiasmatic-hypothalamic glioma[J]. Brain Pathol, 1997, 7(2): 799–806.

[8] Amelot A, Beccaria K, Blauwblomme T, et al. Microsurgical, endoscopic, and shunt management of pediatric temporosylvian arachnoid cysts: a comparative study[J]. J Neurosurg Pediatr, 2019, 22: 1–9.

[9] Apra C, Enachescu C, Lapras V, et al. Is gross total resection reasonable in adults with craniopharyngiomas with hypothalamic involvement? [J]. World Neurosurg, 2019, 129: e803–e811.

[10] Apra C, Peyre M, Kalamarides M. Current treatment options for meningioma[J]. Expert Review of Neurotherapeutics, 2009, 18(3):241–249.

[11] Apsimon H T, Reef H, Phadke R V, et al. A population-based study of brain arteriovenous malformation: long-term treatment outcomes [J]. Stroke, 2002, 33(12): 2794–2800.

[12] Apuzzo M L, Chikovani O K, Gott P S, et al. Transcallosal, interfornicial approaches for lesions affecting the third ventricle: surgical considerations and consequences [J]. Neurosurgery, 1982, 10(5): 547–554.

[13] Azab W A, Almanabri M, Yosef W.Endoscopic treatment of middle fossa arachnoid cysts[J]. Acta Neurochir (Wien), 2017, 159 (12): 2313–2317.

[14] Baharvahdat H, Blanc R, Termechi R, et al. Hemorrhagic complications after endovascular treatment of cerebral arteriovenous malformations [J]. American journal of neuroradiology, 2014, 35(5): 978–983.

[15] Bajaj J, Chandra P S. Recent developments in endoscopic endonasal approach for pituitary adenomas[J]. Neurol India, 2020, 68 (Supplement): s79–s84.

[16] Balasa A, Balasa R, Egyed-Zsigmond I, et al. Bilateral thalamic glioma: Case report and review of the literature[J]. Turk Neurosurg, 2016, 26(2): 321–324.

[17] Balasundaram P, Garg A, Prabhakar A, et al. Evolution of epidermoid cyst into dermoid cyst: Embryological explanation and radiological-pathological correlation[J]. Neuroradiol J, 2019, 32(2): 92–97.

[18] Balestrino A, Piatelli G, Consales A, et al. Spontaneous rupture of middle fossa arachnoid cysts: surgical series from a single center pediatric hospital and literature review[J]. Childs Nerv Syst, 2020, 36(11): 2789–2799.

[19] Barkovich A J, Wippold F J, Sherman J L, et al. Significance of cerebellar tonsillar position on MRI[J]. Am J Neuroradiol, 1986, 7 (5): 795–799.

[20] Baumgartner JE, Sorenson JM. Meningioma in the pediatric population[J]. J Neuro-Oncol, 1996, 29:223–228.

[21] Bervini D, Morgan M K, Ritson E A, et al. Surgery for unruptured arteriovenous malformations of the brain is better than conservative management for selected cases: a prospective cohort study [J]. Journal of neurosurgery, 2014, 121(4): 878–890.

[22] Bhatoe H S. Craniopharyngioma during infancy: (a case report) [J]. Medical journal, Armed Forces India, 1998, 54(2): 153–154.

[23] Bidur K, Prasad D. Outcome following surgical resection of craniopharyngiomas: A case series[J]. Asian Journal of Neurosurgery, 2017, 12(3): 514–518.

[24] Bilginer B, Narin F, Işıkay I, et al. Thalamic tumors in children[J]. Childs Nerv Syst, 2014, 30(9): 1493–1498.

[25] Binning M J, Liu J K, Kestle J R, et al. Optic pathway gliomas: a review[J]. Neurosurg Focus, 2007, 23(5): E2.

[26] Bowers C A, Mcmullin J H, Brimley C, et al. Minimizing bone gaps when using custom pediatric cranial implants is associated with implant success [J]. Journal of neurosurgery Pediatrics, 2015, 16(4): 439–444.

[27] Boyce A M, Burke A, Cutler Peck C, et al. Surgical management of polyostotic craniofacial fibrous dysplasia: Long-term outcomes and predictors for postoperative regrowth[J]. Plast Reconstr Surg, 2016, 137(6): 1833–1839.

[28] Boyce A M, Florenzano P, De Castro L F, et al. Fibrous Dysplasia/McCune-Albright Syndrome/Adam M P, Ardinger H H, Pagon R A, Wallace S E, Bean L J H, Mirzaa G, Amemiya A, editor. GeneReviews(®)[M]. Seattle (WA): University of Washington, Seattle

[29] Brandes A A, Tosoni A, Franceschi E, et al. Glioblastoma in adults[J]. Crit Rev Oncol Hematol, 2008, 67(2): 139–152.

[30] Brown R D, Jr., Wiebers D O, Forbes G, et al. The natural history of unruptured intracranial arteriovenous malformations [J]. Journal of neurosurgery, 1988, 68(3): 352–357.

[31] Buccoliero A M, Castiglione F, Degl'innocenti D R, et al. IDH1 mutation in pediatric gliomas: has it a diagnostic and prognostic value?[J]. Fetal Pediatr Pathol, 2012, 31(5): 278–282.

[32] Caldarelli M, Massimi L, Kondageski C, et al. Intracranial midline dermoid and epidermoid cysts in children[J]. J Neurosurg, 2004,100(5 Suppl Pediatrics):473–480.

[33] Campen C J, Gutmann D H. Optic pathway gliomas in neurofibromatosis type 1[J]. J Child Neurol, 2018, 33(1): 73–81.

[34] Cassina M, Frizziero L, Opocher E. Optic pathway glioma in type 1 neurofibromatosis: Review of its pathogenesis, diagnostic assessment, and treatment recommendations[J], Cancers (Basel). 2019 ,11(11):1790.

[35] Charles Teo, Timothy L. Siu , et al. Radical resection of focal brainstem gliomas: is it worth doing?[J]. Childs Nerv Syst, 2008, 24(11):1307–1314.

[36] Chatrath A, Marino A, Taylor D, et al. Chiari I malformation in children–the natural history[J]. Childs Nerv Syst, 2019, 35 (10): 1793–1799.

[37] Chen Y R, Noordhoff M S. Treatment of craniomaxillofacial fibrous dysplasia: how early and how extensive?[J]. Plast Reconstr Surg, 1990, 86(5): 835–842; discussion 843–844.

[38] Cho YJ, Tsherniak A, Tamayo P, et al. Integrative genomic analysis of medulloblastoma identifies a molecular subgroup that drives poor clinical outcome[J]. J Clin Oncol, 2011, 29: 1424–1430.

[39] Chotai S P, Moon H J, Kim J H, et al. Primary glioblastoma multiforme of medulla oblongata: Case report and review of literature[J]. Asian journal of neurosurgery, 2012, 7(1):36–38.

[40] Çiftci F, Abdurrahman I. A different disease: extrasacrococcygeal pilonidal sinuses etiopathogenesis[J]. Int J Clin Exp Med, 2015, 8 (7): 11567–11571.

[41] Claus EB, Bondy ML, Schildkraut JM, et al. Epidemiology of intracranial meningioma[J]. Neurosurgery, 2005, 57:1088–1095.

[42] Cohen M M, Jr, Howell R E. Etiology of fibrous dysplasia and McCune–Albright syndrome[J]. Int J Oral Maxillofac Surg, 1999, 28(5): 366–371.

[43] Crawford P M, West C R, Chadwick D W, et al. Arteriovenous malformations of the brain: natural history in unoperated patients [J]. Journal of neurology, neurosurgery, and psychiatry, 1986, 49(1): 1–10.

[44] Cress M, Kestle J R, Holubkov R, et al. Risk factors for pediatric arachnoid cyst rupture/hemorrhage: a case–control study[J]. Neurosurgery, 2013, 72 (5): 716–722; discussion 722.

[45] Dahiya S, Emnett R J, Haydon D H, et al. BRAF–V600E mutation in pediatric and adult glioblastoma[J]. Neuro Oncol, 2014, 16(2): 318–319.

[46] Daniyal A K, Altaf A L, et al.Treatment options for paediatric brainstem gliomas[J]. J Pak Med Assoc, 2019, 69(9): 1400–1402.

[47] Das K K, Mehrotra A, Nair A P, et al. Pediatric glioblastoma: clinico–radiological profile and factors affecting the outcome[J]. Childs Nerv Syst, 2012, 28(12): 2055–2062.

[48] Di Rocco C, Iannelli A. Bilateral thalamic tumors in children[J]. Childs Nerv Syst, 2002, 18(8): 440–444.

[49] Di Rocco F, S R J, Roujeau T, et al. Limits of endoscopic treatment of sylvian arachnoid cysts in children[J]. Childs Nerv Syst, 2010, 26(2): 155–162.

[50] Dodge HW Jr, Love JG, Craig WM, et al. Gliomas of the optic nerves [J]. AMA Arch Neurol Psychiatry, 1958, 79(6):607–621.

[51] Doll D, Bosche F, Hauser A, et al. The presence of occipital hair in the pilonidal sinus cavity–a triple approach to proof[J]. Int J Colorectal Dis, 2018, 33(5): 567–576.

[52] Dorfer C, Czech T, Gojo J, et al. Infiltrative gliomas of the thalamus in children: the role of surgery in the era of H3 K27M mutant midline gliomas[J]. Acta Neurochirurgica, 2020(7):1–11.

[53] Dwenger A, Funck M, Lueken B, et al. Effect of ascorbic acid on neutrophil functions and hypoxanthine/xanthine oxidase– generated, oxygen–derived radicals [J]. European journal of clinical chemistry and clinical biochemistry : journal of the Forum of European Clinical Chemistry Societies, 1992, 30(4): 187–191.

[54] Eaton BR, Yock T. The use of proton therapy in the treatment of benign or low–grade pediatric brain tumors[J]. Cancer J, 2014, 20(6): 403–408.

[55] Edward P, Buchanan M. Overview of craniosynostosis[J]. UpToDate, 2020.

[56] Englot D J, Young W L, Han S J, et al. Seizure predictors and control after microsurgical resection of supratentorial arteriovenous malformations in 440 patients [J]. Neurosurgery, 2012, 71(3): 572–580; discussion 580.

[57] Esquenazi Y, Moussazadeh N, Link T W, et al. Thalamic glioblastoma: Clinical presentation, management strategies, and outcomes[J]. Neurosurgery, 2018, 83(1): 76–85.

[58] Fadle K N, Hassanein A G, Kasim A K. Orbitocranial fibrous dysplasia: Outcome of radical resection and immediate reconstruction with titanium mesh and pericranial flap[J]. J Craniofac Surg, 2016, 27(8): e719–e723.

[59] Fangusaro J. Pediatric high grade glioma: a review and update on tumor clinical characteristics and biology[J]. Front Oncol, 2012, 2: 105.

[60] Flitsch J, Müller H L, Burkhardt T.Surgical strategies in childhood craniopharyngioma[J]. Frontiers in endocrinology, 2011, 2: 96–96.

[61] Forster M T, Marquardt G, Seifert V, et al. Spinal cord tumor surgery–importance of continuous intraoperative neurophysiological monitoring after tumor resection[J]. Spine (Phila Pa 1976), 2012, 37(16): E1001–E1008.

[62] Foundation A. Management of surgical hemostasis–independent study guide[J], 2013.

[63] Frio F, Solari D, Cavallo L M, et al. Ommaya reservoir system for the treatment of cystic craniopharyngiomas: Surgical results in a series of 11 adult patients and review of the literature [J]. World Neurosurg, 2019, 132: e869–e877.

[64] Frühwald MC, Hasselblatt M, Nemes K, et al. Age and DNA methylation subgroup as potential independent risk factors for treatment stratification in children with atypical teratoid/rhabdoid tumors[J]. Neuro Oncol, 2020, 22(7):1006–1017.

[65] Fults D, Kelly D L, Jr. Natural history of arteriovenous malformations of the brain: a clinical study [J]. Neurosurgery, 1984, 15(5): 658–662.

[66] Gao X, Zhang R, Mao Y, et al. Childhood and juvenilemeningiomas [J]. Childs Nerv Syst, 2009, 25(12):1571–1580.

[67] Gardner W J, Angel J. The mechanism of syringomyelia and its surgical correction[J]. Clin Neurosurg, 1958, 6: 131–140.

[68] Garnett M R, Puget S, Grill J, et al. Craniopharyngioma[J]. Orphanet Journal of Rare Diseases, 2007, 2(1): 18.

[69] Gauden A J, Harley B, Pears C, et al. A regional Australasian experience of extended endoscopic transsphenoidal surgery for craniopharyngioma: Progression of the mentoring model [J]. J Clin Neurosci, 2019, 68: 188–193.

[70] Geoerger B, et al. Innovative therapies for children with cancer pediatric phase I study of erlotinib in brainstem glioma and relapsing/refractory brain tumors[J]. Neuro Oncol, 2011, 13(1): 109–118.

[71] Go K G, Houthoff H J, Blaauw E H, et al. Arachnoid cysts of the sylvian fissure. Evidence of fluid secretion[J]. J Neurosurg, 1984, 60 (4): 803–813.

[72] Goel A. Is atlantoaxial instability the cause of Chiari malformation? Outcome analysis of 65 patients treated by atlantoaxial fixation[J]. J Neurosurg Spine, 2015, 22 (2): 116–127.

[73] Goodden J, Pizer B, Pettorini B, et al. The role of surgery in

optic pathway/hypothalamic gliomas in children[J]. J Neurosurg Pediatr, 2014, 13(1): 1–12.

[74] Grant G A, Jolley M, Ellenbogen R G, et al. Failure of autologous bone–assisted cranioplasty following decompressive craniectomy in children and adolescents [J]. Journal of neurosurgery, 2004, 100(2 Suppl Pediatrics): 163–168.

[75] Green A L, Kieran M W. Pediatric brainstem gliomas: new understanding leads to potential new treatments for two very different tumors[J]. Current oncology reports, 2015, 17:436.

[76] Greensmith A L, Holmes A D, Lo P, et al. Complete correction of severe scaphocephaly: the Melbourne method of total vault remodeling[J]. Plast Reconstr Surg, 2008, 121(4): 1300–1310.

[77] Grimm S A, Chamberlain M C. Brainstem glioma: a review[J]. Current neurology and neuroscience reports, 2013, 13:346.

[78] Gump WC. Meningiomas of the pediatric skull base: a review[J]. Journal of neurological surgery Part B, Skull base, 2015, 76: 66–73.

[79] Gupta A, Dwivedi T. A simplified overview of world health organization classification update of central nervous system tumors 2016[J]. J Neurosci Rural Pract, 2017, 8(4):629–641.

[80] Gupta A, Shaller N, Mcfadden K A. Pediatric thalamic gliomas: An updated review[J]. Archives of Pathology & Laboratory Medicine, 2017, 141(10): 1316–1323.

[81] Gutin PH, Boehm J, Bank WO, et al. Cerebral convexity epidermoid tumor subsequent to multiple percutaneous subdural aspirations[J]. J Neurosurg, 1980, 52(4):574–577.

[82] Halliday D, Parry A, Evans D G. Neurofibromatosis type 2 and related disorders[J]. Current Opinion in Oncology, 2009, 31(6), 562–567.

[83] Hanania AN, Paulino AC, Ludmir EB, et al. Early radiotherapy preserves vision in sporadic optic pathway glioma [J]. Cancer, 2021, 127(13):2358–2367.

[84] Hart E S, Kelly M H, Brillante B, et al. Onset, progression, and plateau of skeletal lesions in fibrous dysplasia and the relationship to functional outcome[J]. J Bone Miner Res, 2007, 22(9): 1468–1474.

[85] Hilden JM, Meerbaum S, Burger P, et al. Central nervous system atypical teratoid/rhabdoid tumor: results of therapy in children enrolled in a registry[J]. J Clin Oncol, 2004, 22(14):2877–2884.

[86] Hirth A, Pedersen PH, Wester K, et al. Cerebral atypical teratoid/ rhabdoid tumor of infancy: long–term survival after multimodal treatment, also including triple intrathecal chemotherapy and gamma knife radiosurgery––case report[J]. Pediatr Hematol Oncol, 2003, 20(4):327–332.

[87] Ho DM, Hsu CY, Wong TT, et al. Atypical teratoid/rhabdoid tumor of the central nervous system: a comparative study with primitive neuroectodermal tumor/medulloblastoma[J]. Acta Neuropathol, 2000, 99(5):482–488.

[88] Hofmeister C, Stapf C, Hartmann A, et al. Demographic, morphological, and clinical characteristics of 1289 patients with brain arteriovenous malformation [J]. Stroke, 2000, 31(6): 1307–1310.

[89] Hölsken A, Sill M, Merkle J, et al. Adamantinomatous and papillary craniopharyngiomas are characterized by distinct epigenomic as well as mutational and transcriptomic profiles[J]. Acta Neuropathol Commun, 2016, 4: 20.

[90] Honeybul S. Neurological susceptibility to a skull defect [J]. Surgical neurology international, 2014, 5: 83.

[91] Hudgins R J, Burstein F D, Boydston W R. Total calvarial reconstruction for sagittal synostosis in older infants and children[J]. J Neurosurg, 1993, 78(2): 199–204.

[92] Iancu C. Advances in endoscopic surgery[M]. France: InTech, 2011.

[93] Jahraus C D, Tarbell N J. Optic pathway gliomas[J]. Pediatr Blood Cancer, 2006, 46(5): 586–596.

[94] Jensterle M, Jazbinsek S, Bosnjak R, et al. Advances in the management of craniopharyngioma in children and adults[J]. Radiol Oncol, 2019, 53(4): 388–396.

[95] Jia W, Ma Z, Liu I Y, et al. Transcallosal interforniceal approach to pineal region tumors in 150 children [J]. Journal of neurosurgery Pediatrics, 2011, 7(1): 98–103.

[96] Jimenez J E, Gersey Z C, Wagner J, et al. Role of follow–up imaging after resection of brain arteriovenous malformations in pediatric patients: a systematic review of the literature [J]. Journal of Neurosurgery: Pediatrics, 2017, 19(2): 149–156.

[97] Jockisch K A, Brown S A, Bauer T W, et al. Biological response to chopped–carbon–fiber–reinforced peek [J]. Journal of biomedical materials research, 1992, 26(2): 133–146.

[98] Johann PD, Erkek S, Zapatka M, et al. Atypical teratoid/rhabdoid tumors are comprised of three epigenetic subgroups with distinct enhancer landscapes[J]. Cancer Cell, 2016, 29(3):379–393.

[99] Karlsson B, Lindquist C, Steiner L. Prediction of obliteration after gamma knife surgery for cerebral arteriovenous malformations [J]. Neurosurgery, 1997, 40(3): 425–430; discussion 430–431.

[100] Karnes PS, Tran TN, Cui MY, et al. Establishment of a rhabdoid tumor cell line with a specific chromosomal abnormality, 46,XY,t(11;22)(p15.5;q11.23)[J]. Cancer Genet Cytogenet, 1991, 56(1): 31–38.

[101] Kato Y, Dong V H, Chaddad F, et al. Expert consensus on the management of brain arteriovenous malformations [J]. Asian J Neurosurg, 2019, 14(4): 1074–1081.

[102] Kelly JP, Weiss AH. Detection of tumor progression in optic pathway glioma with and without neurofibromatosis type 1 [J]. Neuro Oncol. 2013, 15(11):1560–1567.

[103] Kemeny A A, Dias P S, Forster D M. Results of stereotactic radiosurgery of arteriovenous malformations: an analysis of 52 cases [J]. Journal of neurology, neurosurgery, and psychiatry, 1989, 52(5): 554–558.

[104] Khatua S, Gutmann DH, Packer RJ. Neurofibromatosis type 1 and optic pathway glioma: Molecular interplay and therapeutic insights [J]. Pediatr Blood Cancer, 2018, 65(3).

[105] Kleihues P, Louis DN, Scheithauer BW, et al. The WHO classification of tumors of the nervous system[J]. J Neuropathol Exp Neurol, 2002, 61(3): 215–225; discussion 226–229.

[106] Kobata H, Kondo A, Iwasaki K, et al. Chordoid meningioma in a child. Case report[J]. J Neurosurg, 1998, 88:319–323.

[107] Kobets A, Ammar A, Dowling K, et al.The limits of endoscopic endonasal approaches in young children: a review[J]. Childs Nerv Syst, 2020, 36(2): 263–271.

[108] Komatsu F, Tsugu H, Nonaka M, et al. Congenital medulloblastoma with atypical MRI appearance[J]. Pediatr Neurosurg. 2008, 44(2): 165–168.

[109] Kool M, Koster J, Bunt J, et al. Integrated genomics identifies five medulloblastoma subtypes with distinct genetic profiles, pathway signatures and clinicopathological features[J]. PLoS One, 2008, 3(8):e3088.

[110] Korostyshevskaya AM, Savelov AA, Papusha LI, et al. Congenital medulloblastoma: Fetal and postnatal longitudinal

observation with quantitative MRI[J]. Clin Imaging, 2018, 52:172–176.

[111] Korshunov A, Ryzhova M, Hovestadt V, et al. Integrated analysis of pediatric glioblastoma reveals a subset of biologically favorable tumors with associated molecular prognostic markers[J]. Acta Neuropathol, 2015, 129(5): 669–678.

[112] Korshunov A, Schrimpf D, Ryzhova M, et al. H3–/IDH–wild type pediatric glioblastoma is comprised of molecularly and prognostically distinct subtypes with associated oncogenic drivers[J]. Acta Neuropathol, 2017, 134(3): 507–516.

[113] Kotecha R S, Junckerstorff R C, Lee S, et al. Pediatric meningioma: current approaches and future direction[J]. Journal of Neuro–Oncology, 2011, 104(1):1–10.

[114] Koutourousiou M, Fernandez–Miranda J C, Wang E W, et al. The limits of transsellar/transtuberculum surgery for craniopharyngioma[J]. J Neurosurg Sci, 2018, 62(3): 301–309.

[115] Kransdorf M J, Moser R P, Jr, Gilkey F W. Fibrous dysplasia[J]. Radiographics, 1990, 10(3): 519–537.

[116] Kusano T, Hirabayashi S, Eguchi T, et al. Treatment strategies for fibrous dysplasia[J]. J Craniofac Surg, 2009, 20(3): 768–770.

[117] Larson JD, Largaespada DA. Review: In vivo models for defining molecular subtypes of the primitive neuroectodermal tumor genome: current challenges and solutions[J]. In Vivo, 2012, 26(4):487–500.

[118] Lassaletta A, Zapotocky M, Mistry M, et al. Therapeutic and prognostic implications of BRAF V600E in pediatric low–grade gliomas[J]. J Clin Oncol, 2017, 35(25): 2934–2941.

[119] Lawton M T, Rutledge W C, Kim H, et al. Brain arteriovenous malformations [J]. Nat Rev Dis Primers, 2015, 1: 15008.

[120] Lee R P, Foster K A, Lillard J C, et al. Surgical and molecular considerations in the treatment of pediatric thalamopeduncular tumors[J]. Journal of Neurosurgery: Pediatrics, 2017, 20(3): 247–255.

[121] Levy M L, Wang M, Aryan H E, et al. Microsurgical keyhole approach for middle fossa arachnoid cyst fenestration[J]. Neurosurgery, 2003, 53(5): 1138–1144; discussion 1144–1145.

[122] Li Z, Li H, Jiao Y, et al. Clinical features and long–term outcomes of pediatric intraventricular meningiomas: data from a single neurosurgical center[J]. Neurosurgical Review, 2017, 41(2):525–530.

[123] Listernick R, Charrow J, Greenwald M, et al. Natural history of optic pathway tumors in children with neurofibromatosis type 1: a longitudinal study[J]. J Pediatr, 1994, 125(1): 63–66.

[124] Liu M, Thakkar J P, Garcia C R, et al. National cancer database analysis of outcomes in pediatric glioblastoma[J]. Cancer Med, 2018, 7(4): 1151–1159.

[125] Liu Y, Hao X, Liu W, et al. Analysis of survival prognosis for children with symptomatic optic pathway gliomas who received surgery [J]. World Neurosurg, 2018, 109:e1–e15.

[126] Lobón–Iglesias MJ, Laurendeau I, Guerrini–Rousseau L, et al. NF1–like optic pathway gliomas in children: clinical and molecular characterization of this specific presentation [J]. Neurooncol Adv, 2019, 2(Suppl 1):i98–i106.

[127] Bandopadhayay P, Bergthold G, London WB, et al. Long–term outcome of 4,040 children diagnosed with pediatric low–grade gliomas: an analysis of the Surveillance Epidemiology and End Results (SEER) database[J]. Pediatric blood & cancer, 2014, 61(7):1173–1179.

[128] Louis DN, Perry A, Reifenberger G, et al. The 2016 World Health Organization classification of tumors of the central nervous system: a summary[J]. Acta Neuropathol, 2016, 131(6):803–820.

[129] Lu B, Wang J, Guo Y, et al. Medical applications of polyether ether ketone [J]. Translational Surgery, 2018, 3(1):12.

[130] Lu V M, Phan K, Crowley S P, et al. The addition of duraplasty to posterior fossa decompression in the surgical treatment of pediatric Chiari malformation Type I: a systematic review and meta–analysis of surgical and performance outcomes[J]. J Neurosurg Pediatr, 2017, 20(5): 439–449.

[131] Lunsford L D, Kondziolka D, Flickinger J C, et al. Stereotactic radiosurgery for arteriovenous malformations of the brain [J]. Journal of neurosurgery, 1991, 75(4): 512–524.

[132] Lustig L R, Holliday M J, Mccarthy E F, et al. Fibrous dysplasia involving the skull base and temporal bone[J]. Arch Otolaryngol Head Neck Surg, 2001, 127(10): 1239–1247.

[133] Machado A, Ribeiro M, Rodrigues M, et al. Primary bilateral thalamic astrocytoma presenting with head tremor, ataxia, and dementia[J]. J Neuropsychiatry Clin Neurosci, 2010, 22(3): 352e.7–352.e8.

[134] Maher C O, Friedman J A, Meyer F B, et al. Surgical treatment of fibrous dysplasia of the skull in children[J]. Pediatr Neurosurg, 2002, 37(2): 87–92.

[135] Makary M S, Kobalka P, Giglio P, et al. Meningioangiomatosis: clinical, imaging, and histopathologic characteristics[J]. J Clin Imaging Sci, 2020, 10: 36.

[136] Mandiwanza T, Kaliaperumal C, Khalil A, et al. Suprasellar pilocytic astrocytoma: one national centre's experience[J]. Childs Nerv Syst, 2014, 30(7): 1243–1248.

[137] Mansoori L S, Catel C P, Rothman M S. Bisphosphonate treatment in polyostotic fibrous dysplasia of the cranium: case report and literature review[J]. Endocr Pract, 2010, 16(5): 851–854.

[138] Marcus H J, Rasul F T, Hussein Z, et al. Craniopharyngioma in children: trends from a third consecutive single–center cohort study [J]. Journal of neurosurgery Pediatrics, 2019, : 1–9.

[139] Mark SG. Handbook of neurosurgery, 8e[M]. New York:Theme Medical Publisher,Inc.,2016.

[140] Martinez–Lage JF, Pérez–Espejo MA, Esteban JA, et al.Thalamic tumors:clinical presentation[J]. Childs Nerv Syst, 2002, 18:405–411.

[141] Masalha W, Heiland DH. Survival and prognostic predictors of anaplastic meningiomas[J]. World Neurosurg, 2019, 131:e321–e328.

[142] Mazzatenta D, Zoli M, Guaraldi F, et al. Outcome of Endoscopic Endonasal Surgery in Pediatric Craniopharyngiomas [J]. World Neurosurg, 2020, 134: e277–e288.

[143] Mccomb J G. What is the risk of venous infarction to intra–operative sacrifice of either the superficial or deep cerebral bridging veins?[J]. Childs Nerv Syst, 2014, 30(5): 811–813.

[144] Meila D, Saliou G, Krings T. Subcallosal artery stroke: infarction of the fornix and the genu of the corpus callosum. The importance of the anterior communicating artery complex. Case series and review of the literature[J]. Neuroradiology, 2015, 57(1): 41–47.

[145] Morris Z, Whiteley W N, Longstreth W T, Jr, et al. Incidental findings on brain magnetic resonance imaging: systematic review and meta–analysis [J]. BMJ (Clinical research ed), 2009, 339: b3016.

[146] Morrison C, Macnair R, Macdonald C, et al. In vitro biocompatibility testing of polymers for orthopaedic implants using cultured fibroblasts and osteoblasts [J]. Biomaterials, 1995, 16(13): 987–992.

[147] Mortazavi M M, Tubbs R S, Hankinson T C, et al. The first posterior fossa decompression for Chiari malformation: the contributions of Cornelis Joachimus van Houweninge Graftdijk and a review of the infancy of "Chiari decompression"[J]. Child's nervous system : ChNS: official journal of the International Society for Pediatric Neurosurgery, 2011, 27(11): 1851–1856.

[148] Mortini P, Gagliardi F, Boari N, et al. The combined interhemispheric subcommissural translaminaterminalis approach for large craniopharyngiomas[J]. World Neurosurg, 2013, 80(1–2): 160–166.

[149] Muller H L, Merchant T E, Puget S, et al. New outlook on the diagnosis, treatment and follow-up of childhood-onset craniopharyngioma [J]. Nat Rev Endocrinol, 2017, 13(5): 299–312.

[150] Muller H L. Childhood craniopharyngioma. Recent advances in diagnosis, treatment and follow-up [J]. Hormone research, 2008, 69(4): 193–202.

[151] Müller H L. Craniopharyngioma [J]. Endocrine reviews, 2014, 35(3): 513–543.

[152] Munro I R, Chen Y R. Radical treatment for fronto-orbital fibrous dysplasia: the chain-link fence[J]. Plast Reconstr Surg, 1981, 67(6): 719–730.

[153] Mustansir F, Bashir S, Darbar A. Management of arachnoid cysts: a comprehensive review[J]. Cureus, 2018, 10(4): e2458.

[154] Ng Y–T, Rekate H L, Prenger E C, et al. Transcallosal Resection of Hypothalamic Hamartoma for Intractable Epilepsy [J]. Epilepsia, 2006, 47(7): 1192–1202.

[155] Nicolin G, Parkin P, Mabbott D, et al. Natural history and outcome of optic pathway gliomas in children[J]. Pediatr Blood Cancer, 2009, 53(7): 1231–1237.

[156] Nikitovic M, Stanic D, Pekmezovic T, et al. Pediatric glioblastoma: a single institution experience[J]. Childs Nerv Syst, 2016, 32(1): 97–103.

[157] Nishio S, Morioka T, Fukui M. Medulloblastoma in the first year of life: A report of five cases[J]. J Clin Neurosci, 1998, 5(3): 265–269.

[158] Nobre L, Zapotocky M, Ramaswamy V, et al. Outcomes of BRAF V600E pediatric gliomas treated with targeted BRAF inhibition[J]. JCO Precis Oncol, 2020, 4:PO.19.00298.

[159] Noel G, Habrand JL, Mammar H. Highly conformal therapy using proton component in the management of meningiomas: Preliminary experience of the Centre de Protontherapie d'Orsay[J]. Strahlenther Onkol, 2002, 178: 480–485.

[160] Northcott PA, Korshunov A, Witt H, et al. Medulloblastoma comprises four distinct molecular variants[J]. J Clin Oncol, 2011, 29(11): 1408–1414.

[161] Northcott PA, Robinson GW, Kratz CP, et al. Medulloblastoma [J]. Nat Rev Dis Primers, 2019, 5(1):11.

[162] Omuro A, Deangelis L M. Glioblastoma and other malignant gliomas: a clinical review[J]. JAMA, 2013, 310(17): 1842–1850.

[163] Osada Y, Iwasawa M, Tanaka Y. Use of image-guiding template for contouring surgery of midfacial fibrous dysplasia[J]. Ann Plast Surg, 2007, 59(4): 459–463.

[164] Ostrom Q T, Rubin J B, Lathia J D, et al. Females have the survival advantage in glioblastoma[J]. Neuro Oncol, 2018, 20(4): 576–577.

[165] Ozek C, Gundogan H, Bilkay U, et al. Craniomaxillofacial fibrous dysplasia[J]. J Craniofac Surg, 2002, 13(3): 382–389.

[166] Packer RJ, Biegel JA, Blaney S, et al. Atypical teratoid/rhabdoid tumor of the central nervous system: report on workshop[J]. J Pediatr Hematol Oncol, 2002, 24(5):337–342.

[167] Pagès M, Beccaria K, Boddaert N, et al. Co-occurrence of histone H3 K27M and BRAF V600E mutations in paediatric midline grade I ganglioglioma[J]. Brain Pathol, 2018, 28(1): 103–111.

[168] Pan J, Qi S, Liu Y, et al. Growth patterns of craniopharyngiomas: clinical analysis of 226 patients[J]. J Neurosurg Pediatr, 2016, 17(4): 418–433.

[169] Panigrahi M. Supracerebellar transtentorial approach[J]. Neurosurgery, 2001, 95(5):916–917.

[170] Park E S, Park J B, Ra Y S. Pediatric glioma at the optic pathway and thalamus[J]. J Korean Neurosurg Soc, 2018, 61(3): 352–362.

[171] Pascual J M, González–Llanos F, Barrios L, et al. Intraventricular craniopharyngiomas: topographical classification and surgical approach selection based on an extensive overview[J]. Acta Neurochir (Wien), 2004, 146(8): 785–802.

[172] Patel V S, Thamboo A, Quon J, et al. Outcomes after endoscopic endonasal resection of craniopharyngiomas in the pediatric population [J]. World Neurosurg, 2017, 108: 6–14.

[173] Pekmezci M, Louie J, Gupta N, et al. Clinicopathological characteristics of adamantinomatous and papillary craniopharyngiomas: University of California, San Francisco experience 1985–2005[J]. Neurosurgery, 2010, 67(5): 1341–1349; discussion 1349.

[174] Perkins S M, Rubin J B, Leonard J R, et al. Glioblastoma in children: a single–institution experience[J]. Int J Radiat Oncol Biol Phys, 2011, 80(4): 1117–1121.

[175] Perneczky A, Reisch R. Keyhole approaches in neurosurgery: volume I concept and surgical technique [M]. Vienna : Springer–Verlag Wien, 2008.

[176] Perry A, Banerjee R, Lohse CM, et al. A role for chromosome 9p21 deletions in the malignant progression ofmeningiomas and the prognosis of anaplastic meningiomas[J]. Brain Pathol, 2002, 12: 183–190.

[177] Perry A, Kurtkaya–Yapicier O, Scheithauer B W, et al. Insights into meningioangiomatosis with and without meningioma: a clinicopathologic and genetic series of 24 cases with review of the literature[J]. Brain Pathol, 2005, 15(1): 55–65.

[178] Phillips D, Auguste K I, Gupta N. Meningiomas in children[J]. Handb Clin Neurol, 2020, 169: 253–259.

[179] Pierot L, Cognard C, Herbreteau D, et al. Endovascular treatment of brain arteriovenous malformations using a liquid embolic agent: results of a prospective, multicentre study (BRAVO) [J]. European radiology, 2013, 23(10): 2838–2845.

[180] Potts M B, Lau D, Abla A A, et al. Current surgical results with low–grade brain arteriovenous malformations [J]. Journal of neurosurgery, 2015, 122(4): 912–920.

[181] Puget S, Garnett M, Wray A, et al. Pediatric craniopharyngiomas: classification and treatment according to the degree of hypothalamic involvement [J]. Journal of neurosurgery, 2007, 106(1 Suppl): 3–12.

[182] Puget S, et al. Biopsy in a series of 130 pediatric diffuse intrinsic Pontine gliomas[J]. Childs Nerv Syst, 2015, 31:1773–1780.

[183] Qiu ZY, Tao CS, Cui H, et al. High–strength mineralized collagen artificial bone [J]. Frontiers of Materials Science, 2014, 8(1): 53–62.

[184] Rasool N, Odel JG, Kazim M. Optic pathway glioma of childhood [J]. Curr Opin Ophthalmol, 2017, 28(3):289–295.

[185] Ravindra V M, Bollo R J, Eli I M, et al. A study of pediatric cerebral arteriovenous malformations: clinical presentation, radiological features, and long–term functional and educational outcomes with predictors of sustained neurological deficits [J]. Journal of neurosurgery Pediatrics, 2019, 24(1): 1–8.

[186] Remke M, Hielscher T, Northcott PA, et al. Adult medulloblastoma comprises three major molecular variants[J]. J Clin Oncol, 2011, 29(19): 2717–2723.

[187] Ricalde P, Magliocca K R, Lee J S. Craniofacial fibrous dysplasia[J]. Oral Maxillofac Surg Clin North Am, 2012, 24(3): 427–441.

[188] Rios C I, De Jesus O: Primitive Neuroectodermal Tumor[M]. StatPearls, Treasure Island (FL): StatPearls Publishing LLC., 2021.

[189] Roth P, Gramatzki D, Weller M. Management of Elderly Patients with Glioblastoma[J]. Curr Neurol Neurosci Rep, 2017, 17(4): 35.

[190] Ryall S, Tabori U, Hawkins C. Pediatric low–grade glioma in the era of molecular diagnostics[J]. Acta Neuropathol Commun, 2020, 8(1): 30.

[191] Saatci I, Geyik S, Yavuz K, et al. Endovascular treatment of brain arteriovenous malformations with prolonged intranidal Onyx injection technique: long–term results in 350 consecutive patients with completed endovascular treatment course [J]. Journal of neurosurgery, 2011, 115(1): 78–88.

[192] Schrey D, Carceller Lechón F, Malietzis G, et al. Multimodal therapy in children and adolescents with newly diagnosed atypical teratoid rhabdoid tumor: individual pooled data analysis and review of the literature[J]. J Neurooncol, 2016, 126(1): 81–90.

[193] Scibilia A, Terranova C, Rizzo V, et al. Intraoperative neurophysiological mapping and monitoring in spinal tumor surgery: sirens or indispensable tools? [J]. Neurosurg Focus, 2016, 41(2):E18.

[194] Scolozzi P, Martinez A, Jaques B. Complex orbito–fronto–temporal reconstruction using computer–designed PEEK implant [J]. J Craniofac Surg, 2007, 18(1): 224–228.

[195] Sellmer L, Farschtschi S, Marangoni M, et al. Serial MRIs provide novel insight into natural history of optic pathway gliomas in patients with neurofibromatosis 1 [J]. Orphanet J Rare Dis, 2018, 13(1):62.

[196] Seruya M, Tan S Y, Wray A C, et al. Total cranial vault remodeling for isolated sagittal synostosis: part I. Postoperative cranial suture patency[J]. Plast Reconstr Surg, 2013, 132(4): 602e–610e.

[197] Severino M, Schwartz ES, Thurnher MM, et al. Congenital tumors of the central nervous system[J]. Neuroradiology, 2010, 52(6): 531–548.

[198] Shah A M, Jung H, Skirboll S. Materials used in cranioplasty: a history and analysis [J]. Neurosurgical focus, 2014, 36(4): E19.

[199] Shibuya M, Takayasu M, Suzuki Y, et al. Bifrontal basal interhemispheric approach to craniopharyngioma resection with or without division of the anterior communicating artery[J]. J Neurosurg, 1996, 84(6): 951–956.

[200] Simis A, Pires De Aguiar P H, Leite C C, et al. Peritumoral brain edema in benign meningiomas: correlation with clinical, radiologic, and surgical factors and possible role on recurrence[J]. Surg Neurol, 2008, 70(5): 471–477; discussion 477.

[201] Sîrbu OM, Chirteş AV, Mitrică M, et al. Spinal intramedullary epidermoid cyst: Case report and updated literature review[J]. World Neurosurg, 2020, 139:39–50.

[202] Siwá A, Autrata R, Vejmělková K, et al. Neurofibromatosis type 1 and optic pathway glioma [J]. Cesk Slov Oftalmol, 2019, 75(4):200–208. English.

[203] Smith B W, Strahle J, Bapuraj J R, et al. Distribution of cerebellar tonsil position: implications for understanding Chiari malformation[J]. J Neurosurg, 2013, 119(3): 812–819.

[204] Soldozy S, Yeghyayan M, Yağmurlu K, et al. Endoscopic endonasal surgery outcomes for pediatric craniopharyngioma: a systematic review[J]. Neurosurg Focus, 2020, 48 (1): E6.

[205] Solomon DA, Wood MD, Tihan T, et al. Diffuse midline gliomas with histone H3K27M mutation:a series of 47 cases assessing the spectrum of morphologic variation and associated genetic alterations[J]. Brain Pathol, 2016, 26(5):569–580.

[206] Song KS, Phi JH, Cho BK, et al. Long–term outcomes in children with glioblastoma[J]. J Neurosurg Pediatr, 2010, 6(2):145–149.

[207] Stein BM. The infratentorial supracerebellar approach to pineal lesions[J]. J Neurosurg, 1971, 35(2):197–202.

[208] Steiner L, Lindquist C, Adler J R, et al. Clinical outcome of radiosurgery for cerebral arteriovenous malformations [J]. Journal of neurosurgery, 1992, 77(1): 1–8.

[209] Sterkenburg A S, Hoffmann A, Gebhardt U, et al. Survival, hypothalamic obesity, and neuropsychological/psychosocial status after childhood–onset craniopharyngioma: newly reported long–term outcomes[J]. Neuro Oncol, 2015, 17 (7): 1029–1038.

[210] Strahle J, Muraszko K M, Kapurch J, et al. Chiari malformation Type I and syrinx in children undergoing magnetic resonance imaging[J]. J Neurosurg Pediatr, 2011, 8(2): 205–213.

[211] Sturm D, Orr BA, Toprak UH, et al. New brain tumor entities emerge from molecular classification of CNS–PNETs[J]. Cell, 2016, 164(5): 1060–1072.

[212] Sughrue ME, Sanai N, Shangari G, et al. Outcome and survival following primary and repeat surgery for World Health Organization Grade III meningiomas[J]. J Neurosurg, 2010, 113:202–209.

[213] Tan A C, Ashley D M, Lopez G Y, et al. Management of glioblastoma: State of the art and future directions[J]. CA Cancer J Clin, 2020, 70(4): 299–312.

[214] Tatreau J R, Patel M R, Shah R N, et al. Anatomical considerations for endoscopic endonasal skull base surgery in pediatric patients[J]. Laryngoscope, 2010, 120(9): 1730–1737.

[215] Tekautz TM, Fuller CE, Blaney S, et al. Atypical teratoid/rhabdoid tumors (ATRT): improved survival in children 3 years of age and older with radiation therapy and high–dose alkylator–based chemotherapy[J]. J Clin Oncol, 2005, 23(7):1491–1499.

[216] Drake CG. The treatment of aneurysms of the posterior circulation [J]. Clinical neurosurgery, 1979, 26: 96–144.

[217] Thompson MC, Fuller C, Hogg TL, et al. Genomics identifies medulloblastoma subgroups that are enriched for specific genetic

alterations[J]. J Clin Oncol, 2006, 24(12):1924–1931.

[218] Tomkinson C, Lu J Q. Meningioangiomatosis: A review of the variable manifestations and complex pathophysiology[J]. J Neurol Sci, 2018, 392: 130–136.

[219] Torchia J, Golbourn B, Feng S, et al. Integrated (epi)–genomic analyses identify subgroup–specific therapeutic targets in CNS rhabdoid tumors[J]. Cancer Cell, 2016, 30(6):891–908.

[220] Tunkel A R, Hasbun R, Bhimraj A, et al. 2017 Infectious diseases society of America's clinical practice guidelines for healthcare–associated ventriculitis and meningitis[J].Clinical Infectious Diseases, 2017(6):701–706.

[221] Van Aalst J, Beuls E A, Cornips E M, et al. Anatomy and surgery of the infected dermal sinus of the lower spine[J]. Childs Nerv Syst, 2006, 22 (10): 1307–1315.

[222] Villa A, Imperato A, Maugeri R, et al. Surgical treatment in symptomatic chiari malformation type I: A series of 25 adult patients treated with cerebellar tonsil shrinkage[J]. Acta Neurochir Suppl, 2019, 125: 125–131.

[223] Zhu W, Li X, He J, et al. A reformed surgical treatment modality for children with giant cystic craniopharyngioma[J]. Childs Nerv Syst, 2017, 33(9):1491–1500.

[224] Wang R, Li G, Liu C, et al. Three–dimensional printing of reduction template in the contouring of craniofacial fibrous dysplasia[J]. J Craniofac Surg, 2016, 27(7): 1792–1794.

[225] Wei Y T, Jiang S, Cen Y. Fibrous dysplasia of skull[J]. J Craniofac Surg, 2010, 21(2): 538–542.

[226] Wenz L M, Merritt K, Brown S A, et al. In vitro biocompatibility of polyetheretherketone and polysulfone composites [J]. Journal of biomedical materials research, 1990, 24(2): 207–215.

[227] Wester K. Chapter 12: Arachnoid Cysts and Subdural and Intracystic Hematomas//Wester K. Arachnoid Cysts.New York: Academic Press,2018: 125–137.

[228] Wiebe S, Munoz D G, Smith S, et al. Meningioangiomatosis. A comprehensive analysis of clinical and laboratory features[J]. Brain, 1999, 122 (Pt 4): 709–726.

[229] Woodward PJ, Sohaey R, Kennedy A, et al. From thearchives of the AFIP: a comprehensive review of fetal tumorswith pathologic correlation [J]. Radiographics, 2005, 25(1):215–242.

[230] Wu X, Li G, Zhao J, et al. Arachnoid cyst–associated chronic subdural hematoma: Report of 14 cases and a systematic literature review[J]. World Neurosurg, 2018, 109: e118–e130.

[231] Xiang L, Zheng L, Zhicen L, et al. Application of computer 3D digital technology in surgical treatment of pediatric skull deformity[J]. E3S Web of Conferences, 2020, 185(4):03025.

[232] Yamamoto M, Jimbo M, Hara M, et al. Gamma knife radiosurgery for arteriovenous malformations: long–term follow–up results focusing on complications occurring more than 5 years after irradiation [J]. Neurosurgery, 1996, 38(5): 906–914.

[233] Yamamoto M, Jimbo M, Ide M, et al. Long–term follow–up of

radiosurgically treated arteriovenous malformations in children: report of nine cases [J]. Surgical neurology, 1992, 38(2): 95–100.

[234] Zhang H W, Zhang M S, Xia L, et al. Experiences of transcallosal–interforniceal approach for resection of the third ventricle and the pineal region tumors: report of 24 cases[J]. Chinese journal of surgery, 2012, 50(2): 139–143.

[235] Zhang J, Tian W, Chen J, et al. The application of polyetheretherketone (PEEK) implants in cranioplasty [J]. Brain Res Bull, 2019, 153: 143–149.

[236] Zhang J, Wu G, Miller CP, , et al. St. Jude children's research hospital–washington university pediatric cancer genome project. Whole–genome sequencing identifies genetic alterations in pediatric low–grade gliomas [J]. Nat Genet, 2013, 45(6): 602–612.

[237] Zhu W, Li X, He J, et al. A reformed surgical treatment modality for children with giant cystic craniopharyngioma [J]. Childs Nerv Syst, 2017, 33(9): 1491–1500.

[238] Zwerdling T, Dothage J. Meningiomas in children and adolescents[J]. J Pediatr Hematol Oncol, 2002, 24:199–204.

[239] 高干，尚爱加，白少聪，等. 先天性皮毛窦合并中枢神经系统感染的外科治疗 [J]. 中华神经外科杂志，2020, 36(06): 579-583.

[240] 金保哲，张新中，周国胜，等. 经胼胝体 – 穹窿间入路的解剖学及临床研究 [J]. 中华神经医学杂志，2008, 7(4): 350-360.

[241] 李聪慧，李建华，张金峰，等. 经胼胝体 – 穹窿间入路的内镜解剖学研究 [J]. 中国临床解剖学杂志，2009, 27(2): 130-133.

[242] 刘相名，张玉琪. 成人经胼胝体 – 穹窿间入路术后近期记忆力变化 [J]. 中华神经外科杂志，2006, 22(9): 518.

[243] 刘雪松，毛庆，刘艳辉. 经额胼胝体 – 穹窿间入路切除三室肿瘤 [J]. 华西医学，2006, 21(4): 674.

[244] 马东林，姚晶晶，尹洪芳. 弥漫中线胶质瘤伴 H3K27M 突变的研究进展 [J]. 中华病理学杂志，2018,47(4):314–317.

[245] 马振宇，刘庆良，张玉琪，等. 经额胼胝体 – 穹窿间入路切除儿童松果体区肿瘤 [J]. 中华神经外科杂志，2003, 19(4): 273–276.

[246] 漆松涛，潘军，包赟，等. 颅咽管瘤的 QST 分型特点和手术治疗 [J]. 中华神经外科杂志，2017, 33(11): 1088–1093.

[247] 任碧武，张义. 丘脑胶质瘤的研究现状 [J]. 中华神经外科杂志，2013, 29(3): 319–321.

[248] 中国医师协会内镜医师分会神经内镜专业委员会，中国医师协会神经外科医师分会神经内镜专业委员会，中国医师协会神经修复学专业委员会下丘脑垂体修复与重建学组神经内镜经鼻颅咽管瘤切除技术专家共识 [J]. 中华神经外科杂志，2020, 36 (11): 1088–1095.

[249] 田永吉，李德岭，甲戈，等. 53 例儿童视路胶质瘤的临床特点及预后分析 [J]. 中华神经外科杂志，2012, 28(11):1137–1140.

[250] 王广宇，刘渤，韩晓，等. 儿童皮毛窦的诊断及治疗效果分析 [J]. 临床小儿外科杂志，2019, 18(02): 99–102.

第3章 罕见病例诊疗体会

病例 37 一例罕见的顶盖胚胎发育不良性神经上皮肿瘤

【病例概述】

2020 年 6 月接诊一例来自山东的 11 岁男性患儿（身高 162cm，体重 58kg），主诉阵发性头部胀痛伴间断恶心。查体示：神清语利，自主体位，四肢肌力、肌张力正常。头颅 CT 示松果体区占位性病变伴梗阻性脑积水，MRI 结果显示中脑顶盖占位，呈长 T_1 长 T_2，毗邻顶盖部分有强化，顶端部分囊性变（图 3-1）。初步诊断为顶盖星形细胞瘤，鉴于肿瘤部分强化，提示含 II 级以上成分，有手术指征。依据北京天坛医院儿童颅内肿瘤诊疗规范，良性肿瘤合并梗阻性脑积水，可以通过一次手术全切肿瘤并打通脑脊液循环。本例儿童低级别胶质瘤属良性范畴，若能全切肿瘤则无须后续放化疗。因此，期望一次手术解决肿瘤与脑积水两个临床问题。

手术入路取后正中开颅，切开上蚓部，见肿瘤由顶盖区突入第四脑室，色灰、质软、胶冻样，边界尚清晰，基底位于中脑背侧顶盖区，血供中等，电凝切断肿瘤基底后，游离肿瘤上极，血供不丰富，与幕孔区无粘连易分离，顶端囊腔含黄色清亮囊液，肿瘤完整摘除，导水管下口确保通畅（图 3-2）。手术顺利，感觉应该是星形细胞瘤，但术后病理证实为：复杂型胚胎发育不良性神经上皮肿瘤（DNET），有些出乎意料。由于肿瘤全切，无须放化疗，术后磁共振显示肿瘤切除满意，患儿恢复好（图 3-3），顺利出院，无神经功能缺失，随访中。

【治疗体会】

胚胎发育不良性神经上皮肿瘤（DNET）是一种混合神经胶质肿瘤（WHO I 级），由 Daumas-Duport 于 1988 年首次描述，因为其含有胶质神经元成分故假设其为胚胎来源，但具体的组织发生仍不清楚。一般分为三型，即单纯型、复杂型和非特异型。单纯型 DNET 仅含特殊的胶质神经元

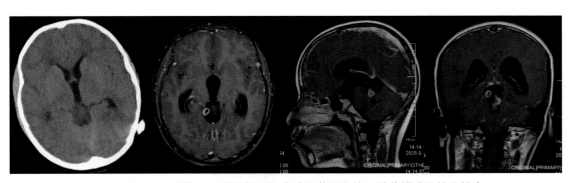

▲ 图 3-1 术前 CT/ 磁共振显示中脑顶盖区占位，结节样强化伴囊性变

成分；复杂型 DNET 还包括胶质结节和囊变；非特异型 DNET 则表现为局限于大脑皮层的弥漫性胶质瘤。DNET 发病高峰期 10—14 岁，男性患儿居多。主要位于幕上的脑皮质，颞叶为主、其次为额叶，不引起占位效应。

脑干 DNET 十分罕见，仅有个案报道，全世界不到 10 例。影像学表现通常无占位效应，无瘤周水肿，可分隔多叶状、伴有囊性变；约 1/3 的患者有结节状、环状或其他形式的强化。复习本例影像学特征相符，值得总结。

本例患儿初步诊断为顶盖低级别胶质瘤，手术病理证实为复杂型胚胎发育不良性神经上皮肿瘤，虽然治疗方法及预后基本相同，但顶盖 DNET 实属罕见，复习文献提示，若病变无占位效应，无瘤周水肿，分隔并伴有囊性变，瘤体部分结节状、环状的强化，术前考虑低级别胶质瘤，无论病变位置所在，都应考虑 DNET 诊断的可能。

病例 38　儿童血管中心性胶质瘤的诊疗体会

【病例概述】

2019 年 12 月曾接诊一名来自广西的 4 岁男性患儿（身高 115cm，体重 25kg），主诉阵发性肢体抽搐 11 个月，发作时双眼凝视、口吐白沫、意识不清、四肢抽搐，持续 10 分钟可自行缓解。当地医院以"病毒性脑膜炎"治疗效果不佳，遂至北京天坛医院就诊。体检未见神经系统阳性体征。我院行动态脑电图提示"界线性儿童脑电图"。根据 2017 年国际抗癫痫联盟（ILAE）诊断标准，诊断为"全面性起源，强直—阵挛发作"。颅脑 MRI（图 3-4 至图 3-6）见左颞枕交界处 T_1WI 低信号，T_2WI 高信号团片状肿物，大小约 33mm×37mm×30mm，强化不明显，与左侧侧脑

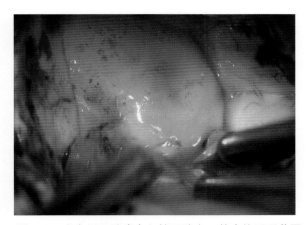

▲ 图 3-2　术中显示肿瘤突入第四脑室，基底位于顶盖区，边界清晰易分辨

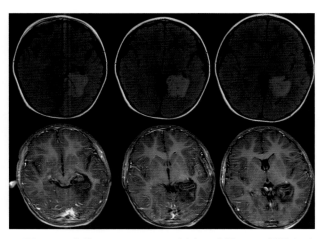

▲ 图 3-4　术前 MRI T_2 FLAIR（上），术前 MRI 增强（下）

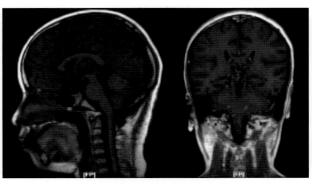

▲ 图 3-3　术后磁共振显示肿瘤切除满意，患儿恢复好

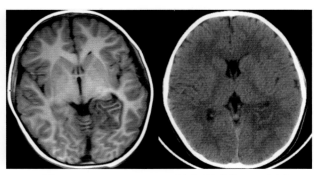

▲ 图 3-5　MRI T_1 FLAIR（左）及术前 CT（右）

室三角区界限不清。

初步诊断为低级别胶质瘤：星形细胞瘤？胚胎发育不良性神经上皮肿瘤（DNT）？于 2019 年 12 月 18 日行左侧三角区入路肿瘤切除术，术中神经导航精确定位，经皮质造瘘见肿瘤位于左侧颞枕部，累及侧脑室三角区，色灰白，质地软韧不均，血供中等，边界尚清，镜下全切肿瘤（图 3-7）。术后病理提示：血管中心性胶质瘤（WHO Ⅰ级），局部 Ki-67 阳性核稍多。术后即刻 CT、术后 MRI 提示肿瘤全切（图 3-8）。术后患儿恢复良好，未合并神经系统阳性体征，术后 1 周出院，按天坛小儿术后诊疗常规，继续抗癫痫治疗。

【治疗体会】

血管中心性胶质瘤（angiocentric glioma，AG）被报道于 2005 年，其后 2007 年及 2016 年 WHO 均将其列为 Ⅰ级肿瘤。该肿瘤的特点是：①发病多见于青年人，平均发病年龄为 16 岁，男女比例相当；②患者往往以癫痫作为首发症状；③幕上好发，常见于颞叶，影像学表现常见为囊实性病灶，边界清晰，T_2 不均匀高信号，强化不明显；④病理特征明显，呈以血管为中心生长形态单一的双极细胞。

血管中心性胶质瘤需要与 DNET 鉴别：两者均以癫痫起病，影像学表现无占位效应，无瘤周水肿；DNET 沿神经纤维通路分布，常呈"倒三角形"，往往合并胶质成分增生，局部皮质增厚（Megagyri）。血管中心性胶质瘤则往往伴有皮质发育不良（cortical dysplasia），皮质萎缩变薄。这些特征以咨鉴别。

血管中心性胶质瘤属罕见胶质瘤，自首例报道至今国际上仅 100 余例。其好发于儿童的致痫肿瘤之一，虽属良性，但易导致药物难治性癫痫（drug-resistant epileysy，DRE），一旦确诊，要积极手术切除，效果好，全切后 93% 患儿癫痫可治愈，无须放化疗。

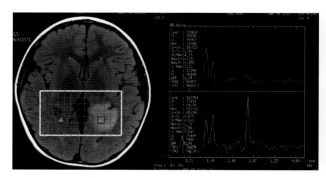

▲ 图 3-6 术前 MRIS：病灶 Cho 胆碱峰升高，NNA 降低，符合胶质瘤波谱改变

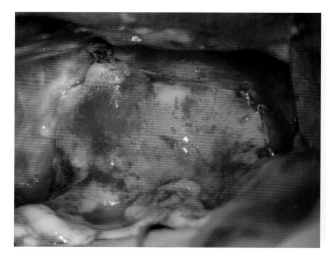

▲ 图 3-7 术中所见：肿瘤软韧不一，血供中等

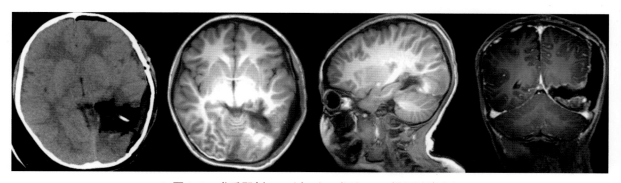

▲ 图 3-8 术后即刻 CT（左 1）、术后 MRI 提示肿瘤全切

病例 39 症状性癫痫要及早手术治疗（附罕见病例报道）

【病例概述】

2020 年 8 月接诊一例来自河南的 5 岁女性患儿（身高 127cm，体重 26kg）。主诉近 2 个月阵发性抽搐，进行性加重。患儿 2 个月前睡眠中突然癫痫发作，表现为头右偏，双目圆睁，四肢抽搐，持续 10 余秒后自行缓解，再次进入睡眠状态。此后类似症状反复出现，发作前有预感，发作后言语不清，记忆丧失，最多时每日发作高达 5 次。当地医院行头部 MRI，初步诊断为左额病变，胶质瘤可能性大，遂来我院就诊。门诊查体时，发现患儿左额皮肤线条状斑块，质地硬，形似"刀砍伤"留下的痕迹，发际内斑块表面的毛发脱落（图 3-9）。询问病史，当地省级医院诊断为左额硬皮病，局部涂抹激素软膏，有色素沉着，斑块并无消退。复查我院头部 CT 显示：左侧额叶、基底节、胼胝体膝部可见不规则混杂密度影，散在斑块样钙化，病灶周围大片水肿，占位征不明显（图 3-10）。头部 MRI 显示：左侧额叶、基底节及胼胝体膝部可见团块状混杂信号影，边界模糊，大小约 27mm × 20mm × 18mm，周围可见大片长 T_1 长 T_2 水肿影，左侧额角轻度受压，中线局部右偏，

增强后可见左额叶、底节病灶呈轻度不均匀强化（图 3-11）。24 小时视频脑电图（VEEG）显示：左侧额极、额、颞、额中线区慢波、尖波、尖慢波、棘波、棘慢波、多棘慢波、节律波发放。监测中有临床发作，起源于左侧额极及额区。余神经系统查体未见阳性体征。

若单从影像学考虑，患儿左额少枝或节细胞胶质瘤可能性大。但结合病史及查体，患儿左额硬皮病位置与左额颅内病变高度相关，绝不是巧合。由于硬皮病为自身免疫性疾病，进一步进行

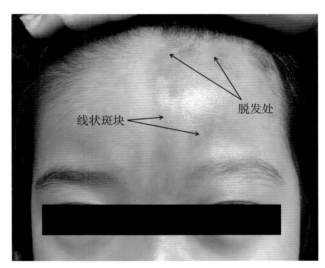

▲ 图 3-9 患儿左额皮肤可见黄白色线状斑块伴色素沉着，"刀砍状"，边界呈紫罗兰色；发际线内斑块可见毛发脱落，斑块间正常皮肤毛发尚存

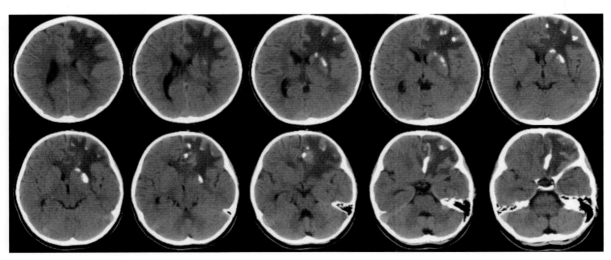

▲ 图 3-10 头颅 CT 显示：左侧额叶、基底节、胼胝体膝部可见不规则混杂密度影，散在斑块样钙化，病灶周围大片水肿，占位征不明显

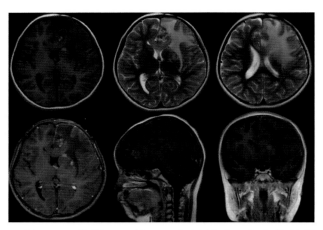

▲ 图 3-11 头颅 MRI 显示：左侧额叶、基底节及胼胝体膝部可见团块状混杂信号影，边界模糊，大小约 27mm×20mm×18mm，周围可见大片长 T_1 长 T_2 水肿影；左侧额角轻度受压，中线局部右偏，增强后可见左额叶、底节病灶呈轻度不均匀强化

血清抗核抗体谱、血沉、类风湿因子、免疫球蛋白等相关检查，结果显示：抗核抗体（ANA）IgG型 1：160（+），抗双链 DNA 抗体 IgG 型（CLIA）34.9U/ml（可疑+），余（-）。由此推断，患儿颅内病变并非是之前外院诊断的胶质瘤，而是硬皮病合并的颅内免疫性血管炎。硬皮病是一种多系统损害的罕见结缔组织病，当表现为额部皮肤线状硬化斑块时，则属于线状硬皮病（头型），可合并出现同侧颅内额、颞叶及基底节区病变，最常导致的中枢神经系统症状就是癫痫发作。因此，初步诊断为：线状硬皮病（头型），症状性癫痫。

鉴于患儿颅内致痫灶明确，药物控制不佳，发作频繁，依据天坛小儿神外诊疗常规，于 2020 年 9 月 4 日在全麻下行冠切左额开颅致癫灶切除

术。硬膜打开后，脑表面未见异常，术中脑电监测显示左额广泛棘波放电。超声及电磁导航引导下，切开额叶皮质，皮质下即见病变，呈弥散样黄韧物质，无包膜，边界不清，水肿明显，血供不丰富，内含颗粒状钙化，术中冰冻切片分析显示"病变为脑组织，水肿明显，血管周围炎症细胞浸润，未见肿瘤细胞"。神经导航精确引导下，棘波放电区域基本切除，左侧脑室额角未开放，前方达嗅神经，内侧显露胼胝体膝部及胼周动脉，为避免偏瘫，后方基底节区病变予以旷置（图 3-12）。手术顺利，病变切除范围约 4.5cm×5cm×5.5cm，术中出血约 200ml，输异体红细胞 130ml，血浆 100ml。术后患儿恢复好，四肢活动正常，术后复查 CT 显示病变切除满意，减压充分。术后未再癫痫发作，治疗 2 周后恢复良好，顺利出院。病理回报示：镜下见小血管周围淋巴细胞"袖套样"浸润，白质广泛变性、水肿、疏松，小胶质细胞增生。局部皮质神经元排列紊乱，多灶性钙化，血管壁增厚，可见小静脉扩张淤滞，个别小静脉内血栓形成。免疫组化结果：CD68（+），CD34（血管内皮+），CD3（淋巴细胞+），CD20（淋巴细胞+），NF（+），MOG（+），PLP（+），GFAP（+），Olig-2（+），Syn（+），NeuN（+），MAP2（+），Ki-67（1%）。特殊染色结果：LFB+HE（髓鞘排列稀疏）。

术后 1.5 个月门诊复查，家长诉患儿癫痫未再发作，CT/MRI 显示左额病灶切除满意（图 3-13），脑电图（EEG）示双侧前、中颞、额极区少量慢

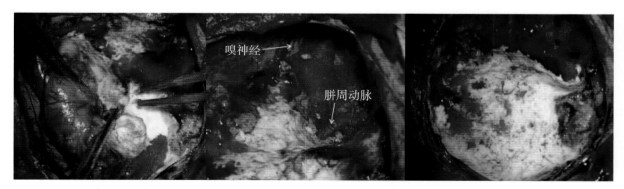

▲ 图 3-12 术中所见：病变色黄白相间、质韧、内含颗粒样钙化、大片周围水肿带，术中脑电监测提示棘波广泛；病变大部切除后，同侧嗅神经、胼周动脉妥善保护，额角未予开放

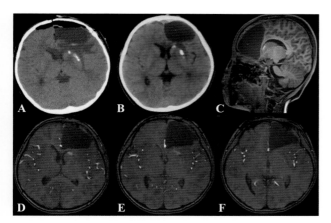

▲ 图 3-13　术后当晚头颅 CT（A）及术后 1.5 个月头颅 CT（B）/MRI（C～F）显示左额病变大部切除，左侧基底节区少量病灶残留；患儿四肢活动好，癫痫控制满意

波不同步发放，未见典型癫痫波。目前患儿于北京协和医院针对硬皮病进行内科治疗。

【治疗体会】

硬皮病（scleroderma）是一种病因不明的自身免疫性疾病，由于胶质增生导致皮肤增厚和硬化，它是从局限性硬皮病（localized scleroderma，LS）到系统性硬化症（systemic sclerosis，SS）的一系列结缔组织病的统称。有文献报道，LS 发病率为 0.4～2.7/10 万，其中白种人发病率最高，占所有患者的 72%～82%，此疾病在亚洲人群中实属罕见。女性患病率高于男性，90% 的 LS 患儿确诊于 2—14 岁。

线状硬皮病（linear scleroderma）是 LS 中的一类，亚型中有一类为头型，只累及前额头皮，由于皮肤斑块形状酷似刀砍后留下的伤痕，遂称为刀伤样线状硬皮病（LScs），其中 28% 可出现同侧皮下软组织、肌肉及颅骨受累，缓慢进展为单侧面部萎缩，称为 Parry-Romberg 综合征（PRS）。研究报道，37%～50% 的 LScs 患儿可能出现抗核抗体及抗单链 DNA 抗体阳性。

LScs 在中枢神经系统发病是由于免疫性血管炎所致，其多累及同侧额叶、颞叶、基底节、丘脑及胼胝体的白质。美国匹兹堡 UPMC 儿童医院神经病学中心于 2020 年 10 月曾报道一宗 2003—2019 年收治的 80 名 LScs 伴或不伴 PRS 的患儿，

提示磁共振 T_2WI 像及 SWI 像最常发现该病灶，前者表现为广泛高信号影，后者表现为类似出血的流空信号影，且病变多发生于幕上，状态稳定，呈单侧，与患儿头面部皮肤斑块位于同侧，此为目前单中心报道 LScs 伴或不伴 PRS 的患儿神经影像相关研究的最大案例。除磁共振外，CT 常可见局灶皮质下钙化。当合并颅内病变时，最常出现的临床症状为癫痫，其次为头痛，局部神经功能缺失、认知功能下降等也曾有报道。癫痫的出现可与影像学异常发现及皮肤斑块的出现无时间先后联系。LScs 颅内病变的病理主要表现为慢性炎症，镜下可见白质变性，胶质细胞增生，软脑膜带状硬化，累及的血管壁增厚，小血管周围淋巴细胞浸润，脑实质可见钙化等。

本例术前诊断基本明确，致癫灶切除，手术效果好。病理提示：小血管周围淋巴细胞"袖套样"浸润，符合免疫性血管炎，线状硬皮病（头型）因此确诊。由于本病亚洲儿童极为罕见，我们进一步进行全基因组测序，发现本例患儿 4 号染色体出现 BANK1 突变，与已有报道的 SS 相关突变基因吻合，但其是否与 LScs 发病有关还需进一步研究讨论。

病例 40　一例罕见的儿童颅内多发炎性肌纤维母细胞瘤

【病例概述】

2019 年 7 月接诊一例来自山东的 9 岁女性患儿（身高 137cm，体重 30kg），主诉突发头痛伴恶心呕吐 1 个月余。患儿于 2019 年 6 月突发头痛、恶心、呕吐，当地就诊，影像学检查提示颅内多发占位，多家医院治疗后无明显好转（具体不详），遂进京来我院就诊。门诊查体示：神清语利，自主体位，精神状态好，神经系统查体未见阳性体征。头颅 CT/MRI 显示颅内多发占位，淋巴瘤可能性大（图 3-14），于我院给予激素治疗，效果不明显。因此，于 2019 年 7 月 17 日行右侧额顶病

变开窗活检术，病理提示：促纤维增生性节细胞胶质瘤可能性大，术后回当地治疗（具体不详）。2020年4月，活检术后9个月来院复查，显示颅内多发占位，右侧三角区病灶明显增大，其余病灶稳定（图3-15），遂于2020年4月24日在全麻下行右侧三角区入路肿瘤切除术，手术顺利，右三角区病变全切，术后病理显示：炎症性肌纤维母细胞瘤，术后10天患儿顺利出院，继续回当地后续治疗。

2020年12月，患儿突发左侧肢体抽搐，复查头颅CT/MRI显示右侧三角区前次术腔毗邻区新增病灶，瘤周水肿明显，其余病灶稳定（图3-16），鉴于新发病灶进展快，水肿明显，对侧肢体抽搐，脑电图提示右侧额颞顶异常棘波，手术指征明确，于2020年12月3日行右侧三角区原切口扩大开颅肿瘤切除术。手术顺利，新增肿瘤全切（图3-17），术后病理回报：炎性细胞浸润，主要为浆细胞，结合病史，不除外炎性肌纤维母细胞瘤；免疫组化：GFAP（脑组织+），S100（脑组织+），CK（-），SMA（+），Desmin（血管+），CD34（血管+），Ki-67（10%～30%），CD38（+），Kappa（+），Lambda（+）。基因检测提示：ALK阴性，TFG-ROS1融合。术后患儿恢复好，复查头颅CT/MRI显示新增病变切除满意（图3-18），鉴于患儿颅内多发肿瘤，增生活跃，嘱肿瘤科会诊，建议激素辅以靶向药物治疗，随诊中。

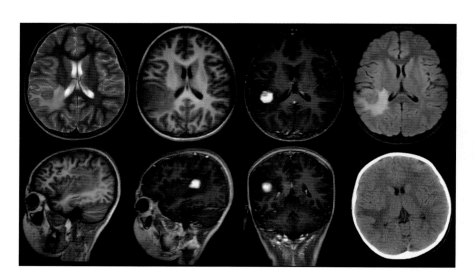

◀ 图3-14 首诊时头颅CT显示：右额顶皮质可见团块状高密度影，密度均匀，边界尚清，大小约18mm×17mm×25mm；头颅MRI显示：右额顶叶皮质及皮质下可见多发结节，等T_1等T_2、FLAIR混杂信号影，边界欠清，强化明显，瘤周片状水肿影

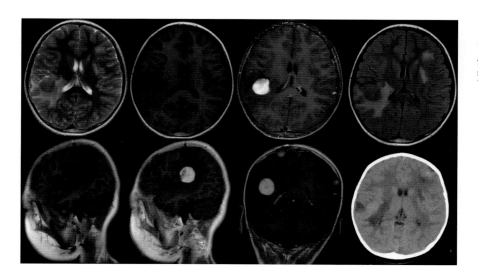

◀ 图3-15 活检术后9个月，复查头颅CT/MRI显示，右侧三角区病变明显增大，即行手术切除

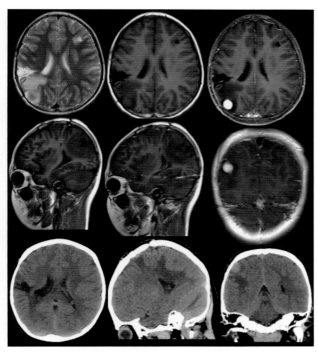

▲ 图 3-16　右侧三角区病变切除术后 **8** 个月，患儿突发对侧肢体抽搐，复查头颅 **CT/MRI** 显示原术腔毗邻区新增病灶，水肿明显，拟再次手术切除，切除新增病变

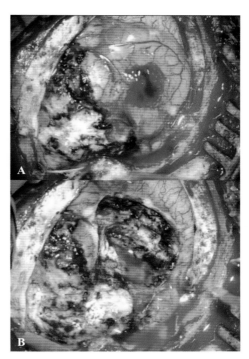

▲ 图 3-17　术中照片
A. 暴露肿瘤；B. 肿瘤全切

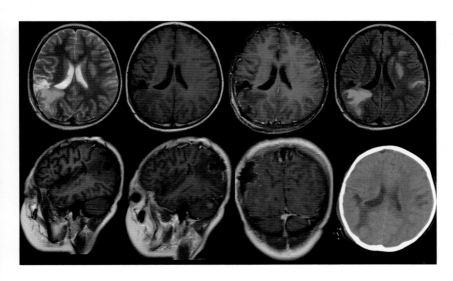

◀ 图 3-18　术后复查头颅 CT/MRI 显示新增病变切除满意

【治疗体会】

炎症性肌纤维母细胞瘤（inflammatory myofibroblastic tumor，IMT）是一种间充质肿瘤，其病因和发生机制尚不清楚。它有许多不同的名称，包括炎症性假瘤、浆细胞肉芽肿、纤维性黄色瘤、黄色瘤性假瘤、假肉瘤、肌纤维母细胞增生、炎症性肌纤维组织细胞增生和肌纤维母细胞

瘤等，是非常罕见的一类疾病。IMT 于 1939 年作为肺部病变被首次报道，它不是单一实体，可发生于身体的任何部位，包括肺、肠系膜、网膜、腹膜后、纵隔、泌尿生殖道、头部、肝脏、脾脏、甲状腺、上呼吸道、头部和颈部，肺部和肠系膜更好发。IMT 的真实发病率和流行率很难估计，因为疾病的定义和命名仍在演变。

中枢神经系统 IMT（IMT-CNS）更为罕见，

多为女性儿童或青少年，临床症状非特异性，影像学在 CT 上类似软组织肿块，通常是等密度或稍高密度；在 MRI 上，T_1 像表现为不同的信号强度，T_2 像表现为等信号或高信号，因此，IMT 的诊断最终依靠组织病理分析。IMT 起源于间充质组织，涉及梭形细胞并伴有浆细胞、淋巴细胞、嗜酸性粒细胞的炎症浸润；免疫染色显示平滑肌肌动蛋白（SMA）、肌特异性肌动蛋白、肌间线蛋白、钙调蛋白、细胞角蛋白、间变性淋巴瘤激酶（ALK）和（或）波形蛋白染色阳性。

随着 ALK 基因重排和融合的发现，IMT 的概念从一个良性反应过程转变为良恶性之间但很少转移的肿瘤。约 50% 的病例发现 ALK 基因位点在 2p23 上重排，导致酪氨酸激酶的结构性激活，报道的融合成分包括 tpp3/4、CLTC 和 RANBP2 基因。此外，ALK 阴性 IMT 有一个子集与 ROS-1 基因或 PDGFR b 基因融合。Pascual-Gallego 等报道了大约 100 例 IMT-CNS 患者中 19 例出现进展或复发。Chuah 等报道了第一例伴有肉瘤局部复发的 IMT-CNS 病例，该病例波形蛋白和 ALK 呈阳性。这种脑实质的恶性转化提示了该病的侵袭性行为和不良预后。肺和肺外 IMT 的复发率为 2%～25%，而发现远隔部位转移的患者不到 5%。然而，IMT-CNS 似乎有较高的复发率。据犹他大学医学院的 Coffin 等报道，ALK 基因表达与局部复发有关，而与远处转移无关，这可能是中枢神经系统外 IMT 的预后指标。与 ALK 阴性表达相比，ALK 过表达与 IMT-CNS 的高复发率相关（分别为 33% 和 9%）。然而，由于 IMT-CNS 罕见，ALK 反应性与 IMT-CNS 患者侵袭性行为 / 不良预后之间的关系尚未阐明。

本例患儿基因检测仅发现 TFG-ROS1 融合，并未检出其他异常，属于 ALK 阴性的 IMT-CNS。丹麦哥本哈根大学附属医院基因组医学中心 Maria Rossing 教授团队联合多机构在一例非典型脑膜瘤的儿童患者中检出 TFG-ROS1 融合突变，该患儿曾在 14 个月的时间里经历 6 次手术，效果均不理想，肿瘤生长依旧旺盛。该患儿的基因检测结果提示 TFG-ROS1 融合，表明 ROS1 信号通路的改变驱动了肿瘤的生长。该患儿参与克唑替尼 II 期临床试验，实现部分缓解，缓解期持续 14 个月。本例患儿出现 TFG-ROS1 融合，可能是其进展迅速的重要原因。

广东省中医院肿瘤科曾报道过一例 22 岁女性罹患腹腔内 IMT，基因检测提示 ALK 阴性，TFG-ROS1 融合，患者赛立替尼治疗后效果良好。该病例提示，使用小分子抑制剂针对这种 ROS1 融合突变进行治疗，有望成为携带这种基因突变的 IMT 患者的有效治疗方法，但这需要在临床试验中进一步得到验证。

由于 IMT-CNS 的临床过程总体偏良性，手术治疗仍是首选。放射治疗结合糖皮质激素治疗也广泛应用于复发或不能切除的病例。伦敦大学医学院国家神经病学和神经外科医院的 Carswell 和 Chataway 报道了一例 IMT-CNS 患者，使用皮质类固醇长期治疗成功。美国哈佛大学丹娜 - 法伯癌症研究所的 James E. Butrynski 等报道，针对 ALK 过表达的 IMT 患者，采用 ALK 抑制药（克里唑替尼、赛瑞替尼、艾乐替尼），疗效满意。然而，由于血脑屏障的存在，这些 ALK 抑制药在 IMT-CNS 中的作用仍不完全清楚，尚需进一步研究。

参 考 文 献

[1] Amaral TN, et al. Neurologic involvement in scleroderma en coup de sabre[J]. Autoimmune Dis, 2012,2012: 719685.

[2] Fett N, Werth VP. Update on morphea: part I. Epidemiology, clinical presentation, and pathogenesis[J]. J Am Acad Dermatol, 2011,64, 217–228; quiz 229–230.

[3] Seese RR, Glaser,et al. Unilateral neuroimaging findings in pediatric craniofacial scleroderma: parry–romberg syndrome and en coup de sabre[J]. J Child Neurol, 2020, 35:753–762.

[4] Amaral TN, Peres, et al. Neurologic involvement in scleroderma: a systematic review[J]. Semin Arthritis Rheum, 2013, 43:335–347.

[5] L. Elizabeth Anderson, et al. Remission of seizures with immunosuppressive therapy in Parry-Romberg syndrome and en coup de sabre linear scleroderma: Case report and brief review of the literature[J]. Pediatr Dermatol, 2018, 35:e363–e365.

[6] Seider M J, Cleary K R, Van Tassel P, et al. Plasma cell granuloma of the nasal cavity treated by radiation therapy [J]. Cancer, 1991, 67(4): 929–932.

[7] Zhang T, Yuan Y, Ren C, et al. Recurrent inflammatory myofibroblastic tumor of the inguinal region: A case report and review of the literature [J]. Oncol Lett, 2015, 10(2): 675–680.

[8] Puntambekar P, Santhakumar S, Kupsky W J, et al. Primary intracranial plasma cell granulomas presenting as malignant neoplasms [J]. J Neurooncol, 2012, 106(2): 327–337.

[9] Markovic Vasiljkovic B, Plesinac Karapandzic V, Pejcic T, et al. Follow-up imaging of inflammatory myofibroblastic tumor of the uterus and its spontaneous regression [J]. Iranian journal of radiology : a quarterly journal published by the Iranian Radiological Society, 2016, 13(1): e12991.

[10] Kato K, Moteki Y, Nakagawa M, et al. Inflammatory myofibroblastic tumor of the cerebellar hemisphere––case report [J]. Neurologia medico-chirurgica, 2011, 51(1): 79–81.

[11] Dulskas A, Klivickas A, Kilius A, et al. Multiple malignant inflammatory myofibroblastic tumors of the jejunum: A case report and literature review [J]. Oncol Lett, 2016, 11(2): 1586–1588.

[12] Hausler M, Schaade L, Ramaekers V T, et al. Inflammatory pseudotumors of the central nervous system: Report of 3 cases and a literature review [J]. Human Pathology, 2003, 34(3): 253–262.

[13] Surabhi V R, Chua S, Patel R P, et al. Inflammatory myofibroblastic tumors: current update [J]. Radiol Clin North Am, 2016, 54(3): 553–563.

[14] Swain R S, Tihan T, Horvai A E, et al. Inflammatory myofibroblastic tumor of the central nervous system and its relationship to inflammatory pseudotumor [J]. Hum Pathol, 2008, 39(3): 410–419.

[15] Bryl M, Fortuniak J, Wisniewski K, et al. Inflammatory myofibroblastic tumor of spinal canal: brief case report [J]. Journal of Neurological Surgery Part a–Central European Neurosurgery, 2020, 81(3): 264–270.

[16] Fletcher C. Pathology and genetics of tumors of soft tissue and bone [J]. World Health Organization Classification of Tumors, 2002, 4: 35–46.

[17] Fletcher C D. The evolving classification of soft tissue tumours: an update based on the new WHO classification [J]. Histopathology, 2006, 48(1): 3–12.

[18] Pascual-Gallego M, Yus-Fuertes M, Jorquera M, et al. Recurrent meningeal inflammatory myofibroblastic tumor: a case report and literature review [J]. Neurology India, 2013, 61(6): 644–649.

[19] Chuah Y Y, Tashi T, Shy C G, et al. Intracranial inflammatory myofibroblastic tumor with sarcomatous local recurrence [J]. World Neurosurg, 2016, 93: 484.e1–e4.

[20] Fletcher C D. The evolving classification of soft tissue tumours – an update based on the new 2013 WHO classification [J]. Histopathology, 2014, 64(1): 2–11.

[21] Gleason B C, Hornick J L. Inflammatory myofibroblastic tumours: where are we now? [J]. J Clin Pathol, 2008, 61(4): 428–437.

[22] Jeon Y K, Chang K H, Suh Y L, et al. Inflammatory myofibroblastic tumor of the central nervous system: clinicopathologic analysis of 10 cases [J]. J Neuropathol Exp Neurol, 2005, 64(3): 254–259.

[23] Coffin C M, Hornick J L, Fletcher C D. Inflammatory myofibroblastic tumor: comparison of clinicopathologic, histologic, and immunohistochemical features including ALK expression in atypical and aggressive cases [J]. The American journal of surgical pathology, 2007, 31(4): 509–520.

[24] Denis D J, Elayoubi K, Weil A G, et al. Inflammatory myofibroblastic tumors of the central nervous system that express anaplastic lymphoma kinase have a high recurrence rate [J]. Surgical neurology international, 2013, 4: 70.

[25] Rossing M, Yde C W, Sehested A, et al. Genomic diagnostics leading to the identification of a TFG-ROS1 fusion in a child with possible atypical meningioma [J]. Cancer Genet, 2017, 212–213: 32–37.

[26] Li Y, Chen X, Qu Y, et al. Partial response to ceritinib in a patient with abdominal inflammatory myofibroblastic tumor carrying a tfg-ros1 fusion [J]. J Natl Compr Canc Netw, 2019, 17(12): 1459–1462.

[27] Fan F, Lei C, Dong-Liang L, et al. Inflammatory myofibroblastic tumor mimicking malignant meningioma in the middle cranial fossa: a case report [J]. Chinese medical sciences journal = Chung-kuo i hsueh k'o hsueh tsa chih, 2012, 27(3): 185–187.

[28] Pascual-Gallego M, Yus-Fuertes M, Jorquera M, et al. Recurrent meningeal inflammatory myofibroblastic tumor: A case report and literature review [J]. Neurology India, 2013, 61(6): 644–649.

[29] Carswell C, Chataway J. The successful long-term management of an intracranial inflammatory myofibroblastic tumor with corticosteroids [J]. Clinical neurology and neurosurgery, 2012, 114(1): 77–79.

[30] Butrynski J E, D'Adamo D R, Hornick J L, et al. Crizotinib in ALK-rearranged inflammatory myofibroblastic tumor [J]. The New England journal of medicine, 2010, 363(18): 1727–1733.

第4章 非常规治疗病例

开窗活检对颅内浅部病变诊断的重要意义

【病例概述】

2020 年 8 月接诊一例来自湖南的 4 岁女性患儿（土家族，身高 142cm，体重 29kg），主诉右侧肢体麻木伴阵发性抽搐 3 年，持续不缓解。3 年前，于当地医院行头颅 MRI 提示左顶枕皮层明显肿胀，炎性病变可能性大（图 4-1）；同时 MRA、EEG 均未见异常。进一步完善 MRS 显示病变区 NAA 峰、Cr 峰下降，Lac 峰倒置，病变性质不明，考虑脑白质病变或线粒体脑肌病可能性大，经过中枢脱髓鞘抗体、自身免疫性脑炎抗体、线粒体基因检测、血 / 尿代谢筛查等一系列检查，均未见异常。3 年间患儿虽有药物控制，癫痫仍时常发作，

且症状逐渐加重。复查 MRI 提示病变较前增大（图 4-2）。3 年来，该疾病的诊断着实让神经内科医生为难。

为明确诊断，于 2020 年 7 月 22 日在外院局麻下行立体定向活检术（图 4-3），病理回报示：神经胶质纤维背景中弥漫不均匀分布小圆细胞，细胞形态温和，结合免疫组化，不除外混合性神经元胶质肿瘤。该病理诊断仍较为模糊，无法指导后续治疗。

历经 3 年就医，内科外科用尽各种方法，病情逐渐恶化，诊断都是一头雾水，何谈治疗。家长抱着最后一线希望来到北京天坛医院，鉴于病情复杂，我们决定对表浅位置的病变施行开窗活检术（图 4-4），尽量多取材，以明确病理性质。患儿于 2020 年 8 月 18 日在我院全麻下行左顶开颅病变开窗活检术，显微镜下切除病变大小约

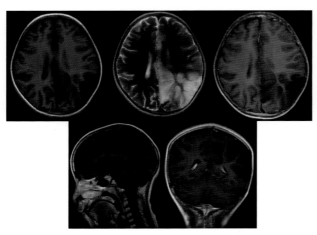

▲ 图 4-1 患儿 2020 年 1 月 MRI，可见病变弥漫，呈长 T_1 长 T_2 混杂信号，未见明显强化

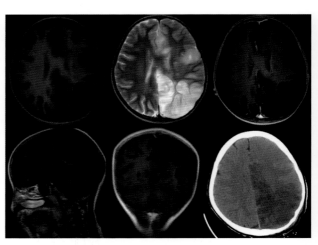

▲ 图 4-2 患儿 2020 年 8 月复查 CT/MRI 显示病变范围扩大，波及左侧丘脑，右下肢出现乏力症状

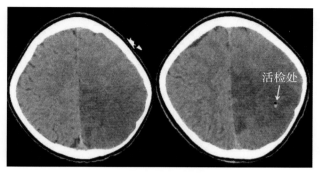

▲ 图 4-3 立体定向活检前后 CT

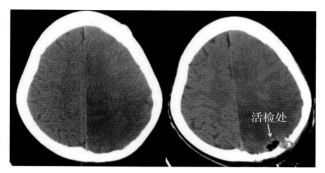

▲ 图 4-4 开窗活检前后 CT

10mm × 10mm × 10mm，术后病理回报提示：混合性神经元胶质肿瘤（WHO Ⅱ 级），经过 3 年的辗转，终于明确病变的性质与级别。

依据北京天坛医院诊疗常规，该患儿于 2020 年 9 月 8 日行左顶枕开颅病变切除术，术中见肿瘤位于左顶枕部，内至大脑镰，累及胼胝体，色灰黄，血供中等，质地软韧不均，边界不清，镜下近全切除病变，肿瘤周围脑组织保护完好，术腔严密止血，术中出血约 500ml，输异体红细胞 260ml、异体血浆 350ml。术后患儿病情平稳，CT/MRI 示肿瘤切除满意（图 4-5），未再有癫痫发作。病理回报提示：星形细胞瘤，肿瘤侵及软膜下（WHO Ⅱ 级）。免疫组化结果：Syn（+），NeuN（神经元 +），NF（散在 +），GFAP（+），Olig-2（散在 +），Ki-67（3%～5%），IDH1（-），H3K27M（-）。术后 1 周患儿出院，恢复好，回当地后续治疗。

【治疗体会】

临床工作中，在遇到影像学诊断困难时，往往需要手术活检，获取病理结果以指导治疗。目前，通常采用机器人立体定向活检。有文献报道，立体定向穿刺活检准确率约为 87%，致残率 0.5%。由于穿刺活检获取组织微量，即便是经验丰富的神经病理学家，确定具体肿瘤细胞类型、级别也较为困难。西班牙一项 200 例颅内病变立体定向活检的回顾性研究发现，10% 的患者在立体定向活检后仍无法明确病理（含假阴性），7% 的患者出现了错误诊断。所以通过立体定向活检获得的少量标本可能不足以进行正确的病理诊断，甚至可能导致重大错误，从而影响患者的后续治疗和预后。因此，若病变位置表浅，应尽量选择开窗活检，充分取材，为病理学家准确判断肿瘤性质、肿瘤级别创造条件。神经外科医生不应忽略开窗活检的巨大优势。

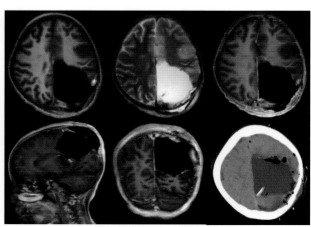

▲ 图 4-5 术后 CT/MRI，肿瘤切除满意

参考文献

[1] Dobran M, Nasi D, Mancini F, et al. A case of nongerminomatous germ cell tumor of the pineal region: risks and advantages of biopsy by endoscopic approach[J]. Case reports in medicine, 2018, 2018:1–7.

[2] Vaquero J, Martínez R, Manrique M. Stereotactic biopsy for brain tumors: is it always necessary[J]? Surgical neurology, 2000, 53(5): 432–437; discussion 437–438.

[3] Mittler MA, Walters BC, Stopa EG. Observer reliability in histological grading of astrocytoma stereotactic biopsies[J]. J Neurosurg, 1996, 85: 1091–1094.

[4] Kepes JJ. Pitfalls and problems in the histopathologic evaluation of stereotactic needle biopsy specimens[J]. Neurosurg Clin North Am, 1994, 5: 19–33.

第5章 特殊病例诊疗体会

病例 42 孩子罹患颅内肿瘤，家长不要轻言放弃

【病例概述】

2020 年 8 月接诊一例来自甘肃的 5 岁女性患儿（身高 110cm，体重 18kg），轮椅推入，精神萎靡，主诉发现颅内肿瘤 3 年余。患儿 1 岁时步态不稳，于当地省会医院行头颅 MRI 发现颅后窝占位（影像资料已丢失），考虑髓母细胞瘤，医生告知手术风险大、生存期不超过 1 年，家长遂放弃治疗。出人意料的是患儿正常生活持续 3 年，直到近期出现头痛伴恶心呕吐，偶有小便失禁。家长决定抱着一线希望来京就诊，于我院再行头颅 CT/MRI 示：颅后窝巨大占位伴梗阻性脑积水，枕骨大孔疝（图 5-1）。结合患儿 3 年多的病史，基本除外髓母细胞瘤，初步诊断为低级别胶质瘤，建议手术治疗。经慎重协商，医患达成共识，施行手术。

鉴于患儿一般状态差，梗阻性脑积水伴小脑扁桃体下疝，先行脑室 – 腹腔分流术缓解高颅压危象；半个月后患儿状态明显好转，遂于 2020 年 9 月 23 日在全麻下行后正中入路肿瘤切除术。术中见颅后窝巨大占位，肿瘤呈灰红色，质地软韧不均，血供丰富，与双侧小脑半球边界欠清晰，瘤体腹侧下极与延髓背侧轻微粘连，仔细游离，延髓妥善保护；余肿瘤腹侧与脑干背侧有清晰光滑游离面，松解顺利，最终肿瘤镜下全切，冰冻切片分析回报示：低级别胶质瘤。出血约 300ml，

输异体红细胞 260ml，血浆 100ml。术后患儿恢复良好，未见明显神经功能损伤，由于长期营养不良，伤口愈合差，经清创处理后，顺利出院。术后 1 周病理回报：毛细胞型星形细胞瘤，伴局灶微血管增生，部分呈星形细胞瘤形态，浸润蛛网膜下腔（WHO Ⅰ～Ⅱ级）。免疫组化显示：GFAP（＋），Olig-2（＋），IDH1（－），Ki-67（大部分＜5%，局灶约 8%），Syn（＋）。鉴于肿瘤切除满意（图 5-2），嘱 3 个月后门诊复查，暂不需要即刻化放疗。

【治疗体会】

儿童常见的颅后窝肿瘤包括髓母细胞瘤、室管膜瘤及胶质瘤等。其中髓母细胞瘤（WHO Ⅳ级）最为常见，占儿童颅内肿瘤的 15%～20%，颅后窝肿瘤的 30%～40%；髓母细胞瘤由于恶性

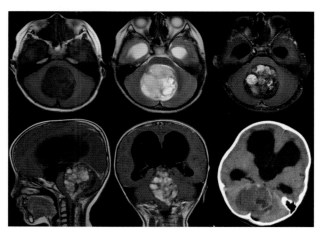

▲ 图 5-1 术前 CT 呈低密度为主的颅后窝巨大占位；MRI 显示：颅后窝团块状长 T_1 长 T_2 混杂信号影，不均匀强化，大小约 60mm×61mm×64mm，第四脑室受压变形，幕上脑积水伴室旁水肿

程度高、生长快，若不经手术治疗，从起病至出现难以忍耐的高颅压等中枢神经系统症状通常不超过3个月。胶质瘤约占儿童颅后窝肿瘤35%，与髓母占比相近，其中毛细胞星形细胞瘤属于低级别胶质瘤（WHO Ⅰ级），肿瘤生长缓慢，病程长，一旦手术全切，患儿可以终身治愈。室管膜瘤（WHO Ⅱ～Ⅲ级）是继髓母细胞瘤、小脑及脑干胶质瘤后第四类常见的儿童颅后窝肿瘤，70%的室管膜瘤位于颅后窝部位，间变室管膜瘤手术效果较髓母及胶质瘤差，术后应积极放射治疗。

本例患儿病程3年余，进展缓慢，髓母细胞瘤基本可除外。正是由于家长的坚持，才最终得以救治。需要指出，随着医学的迅猛发展，即便是髓母细胞瘤，术后5年生存率高达70%，10年生存率接近50%～60%；在儿童颅内恶性肿瘤中属于改善最为明显的一类。因此，孩子罹患颅内肿瘤，家长一定不要轻言放弃，积极手术治疗才会赢得重生的曙光。

病例 43　儿童颅内巨大肿瘤的分期手术策略（上）

【病例概述】

2020年9月接诊一例来自山东的11岁男性患儿（身高149cm，体重39kg），主诉突发头痛20天进行性加重，伴多饮多尿、性格改变。查体示：患儿神清语利、未见明显神经系统阳性体征。我院CT/MRI（图5-3和图5-4）提示：双侧额叶、双侧侧脑室、第三脑室内巨大占位，最长径9.2cm，根据影像学特征，考虑胚胎性肿瘤可能性大。

依据天坛小儿神外诊疗常规，拟采取分期手术，先行右侧部分肿瘤切除，于2020年8月26日行冠状大切口右额开颅肿瘤切除术。术中见（图5-5）肿瘤呈灰白色质地软韧不均，血供中等，内有沙砾状钙化，无包膜，边界不清。分块切除肿瘤，将右侧颈内动脉、大脑中动脉、双侧大脑前

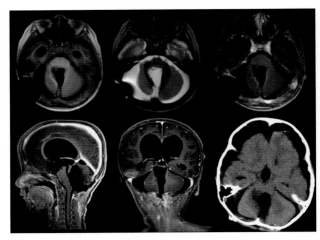

▲ 图 5-2　术后当晚 CT 及术后半月 MRI 提示肿瘤切除满意

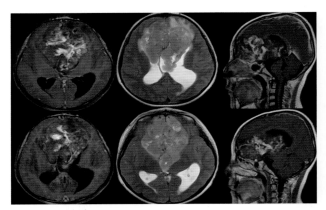

▲ 图 5-3　术前 MRI：双侧额叶、双侧侧脑室、第三脑室内可见较大不规则团块状混杂等 T_1 等 T_2 信号影，边界尚清，灶周轻度水肿，不均匀强化

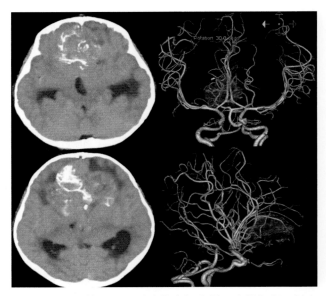

▲ 图 5-4　术前 CTA：肿瘤散在钙化影，病灶包绕双侧大脑前动脉

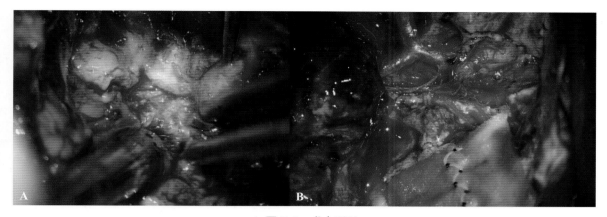

▲ 图 5-5　术中所见

A. 肿瘤呈灰白色，质地软韧不均，可见沙砾状钙化；B. 术中右侧肿瘤全切，大脑前动脉及其分支保留完好

动脉、双侧视神经、视交叉从肿瘤中游离，妥善保护。右额及右侧脑室内肿瘤切除满意。冰冻切片分析提示恶性肿瘤，左额肿瘤断面止血满意，暂时旷置。术中出血约 400ml，输红细胞 260ml，血浆 200ml。

术后病理回报：胚胎性肿瘤，伴大量神经细胞及节细胞分化，符合节细胞神经母细胞瘤（WHO Ⅳ 级），Ki-67：30%～40%。术后即刻 CT 见图 5-6。术后患儿恢复良好，无明显神经系统阳性体征，术后 2 周（图 5-7）顺利出院，拟择期行二次手术全切肿瘤。

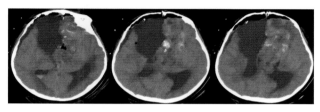

▲ 图 5-6　术后即刻 CT

【治疗体会】

儿童巨大幕上肿瘤（giant supratentorial brain tumor，GSBT）一般指直径 > 5cm，多为脉络丛乳头状癌、胶质瘤、胚胎性肿瘤等恶性肿瘤。GSBT 术后致残致死率高，过去曾被认为是"手术禁区"。此例患儿肿瘤体积巨大、包绕颅内重要血管、神经，且对下丘脑已有侵袭，一次性全切，手术风险极大。如何避免术中大量失血而威胁患者生命，是对主刀医生的巨大挑战。

本例患儿预估血容量（EBV）约为 2700ml，最大容许出血量（MABL）约为 1050ml。具体公式如下。

$$MABL = EBV \times \frac{HCT_1 - HCT_F}{HCT_1}$$

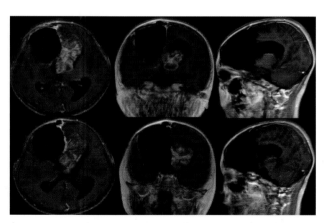

▲ 图 5-7　术后 2 周复查 MRI 提示右额肿瘤切除满意

式中，HCT_1 为初始 HCT；HCT_F 为可接受最低的 HCT，对于健康的患儿一般取 21%～25%。

此病例一次手术全切肿瘤技术上可以完成，但对于儿童，预估术中出血量可能迫近 MABL，是否有必要冒此风险。有国外学者建议 GSBT 应尽量一次性全切，避免二次手术创伤。但事实上其报道的术中大出血的发生率可达 34.8%，13% 的患儿甚至出现失血性休克，极其凶险。另一国外报道中 GSBT 的全切率虽然达到 70%，但患儿的死亡率竟高达 16.7%。

依据天坛诊疗常规，近年来我们有意识地针对 GSBT 预先制订分期手术方案，控制出血量、降低手术风险，大大提高了手术安全性。近 20 例手术，做到肿瘤全切患儿零死亡。第一期的手术目的是尽量切除肿瘤主体、减少瘤负荷、颅腔充分减压、充分离断肿瘤血供、游离保护重要的神经、血管。在此基础上，往往二期手术瘤体质地变软、供血明显减弱，手术风险显著降低。

在此需要强调，外科医生施行手术首先要保证患者安全。特别是小儿神经外科医生，对术中出血量应极为敏感。儿童肾脏浓缩功能弱、体表面积相对大、隐性失水多，术中更易出现失血性休克。为求全切，一台手术历经 20～30h，有蛮干之嫌，不宜提倡。分期手术，则是很好的选择，值得大力推广。

病例 44　儿童颅内巨大肿瘤的分期手术策略（下）

【病例概述】

患儿于初次术后 2 个月再次来门诊就诊，拟接受二次手术。经过 2 个月的恢复，患儿一般情况好，体重较初次术前增长 3kg（身高 146cm，体重 42kg），多饮多尿控制满意，血钠 147mmol/L，双眼视力视野粗测正常，无明显神经系统阳性体征。二次入院前复查颅脑 CT/MRI 残余肿瘤未见明显生长（图 5-8 和图 5-9）。

完善入院检查，于 2020 年 10 月 27 日再次行"原切口左额开颅肿瘤全切除术"。原切口常规开颅，超声精准定位肿瘤边界，尽量缩小左侧额中回皮层造瘘口至 3cm×3cm，见肿瘤色红黄相间，质地软韧不均，血供中等，边界欠清晰，内含黄色沙砾状样钙化，大小约 45mm×55mm×65mm，累及嗅沟、侧脑室、第三脑室。肿瘤与双侧视神经、左侧颈内动脉、左侧大脑前动脉 A_1、A_2 段、左侧大脑中动脉 M_1 段、双侧胼周动脉粘连紧密，

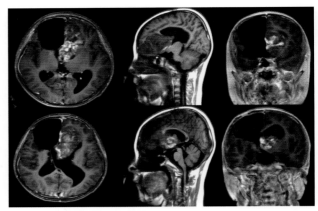

▲ 图 5-8　二次术前（初次术后 2 个月）复查 MRI 提示左额残余巨大肿瘤累及第三脑室大致同前，未见明显生长

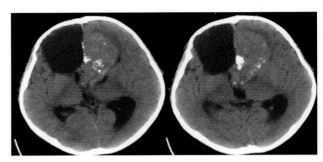

▲ 图 5-9　二次术前（初次术后 2 个月）复查头颅 CT

锐性游离并妥善保留正常解剖结构；肿瘤沿左侧室间孔侵入第三脑室，完整游离剥除，导水管上口保持通畅；终板开放，脑脊液循环畅通，肿瘤镜下全切（图 5-10）。手术顺利，历时 6h，术中出血 500ml，输入红细胞 2 单位，异体血浆 200ml。

术后患儿一般情况好，术后 1 周内一度出现尿崩、高钠等术后并发症，给予对症处理后控制良好。术后 3 周患儿恢复好，神清语利、活动自如，顺利出院。二次术后病理提示：胚胎性肿瘤，伴神经元和节细胞分化，符合节细胞神经母细胞瘤（WHO Ⅳ级）。

二次术后 2 个月复查，患儿神清语利、自主体位，诉夜尿多，口服"弥凝片"控制满意，复查颅脑 CT 及 MRI 显示肿瘤切除满意（图 5-11 和图 5-12）。认知量表测定，显示术后近期记忆力稍有下降，智力、认知能力、社交能力未见明显改变。患儿中国象棋水平同术前，反应迅速、思维

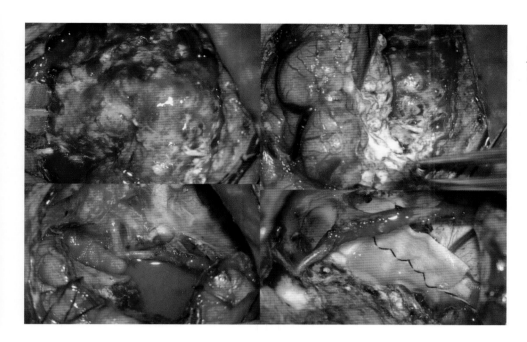

◀ 图 5-10　肿瘤巨大，红黄相间、软韧不均、血供中等，镜下顺利全切

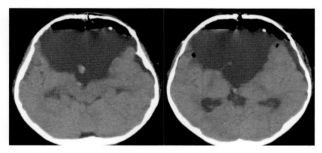

▲ 图 5-11　二次术后当晚 CT 提示肿瘤切除满意

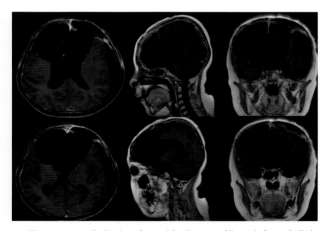

▲ 图 5-12　二次术后 2 个月后复查 MRI 提示肿瘤切除满意

敏捷，令医生十分欣慰（图 5-13 和图 5-14）。嘱患儿在内分泌医生指导下控制高钠及尿崩，并安排尽早放化疗。

【治疗体会】

此病例治疗的基本理念与精髓，我们前面已详细阐述。对于儿童此类巨大幕上肿瘤（GSBT），分期手术的目的就是分解手术风险，保证患儿安全。此例，一期手术时长 9h，出血量 400ml；二期手术缩短至 6h，出血量 500ml。需要强调，由于一期手术切断瘤体主要供血，肿瘤质地明显变软，二期手术往往会意想不到的顺利。此例再次印证了我们的经验，二次手术异常顺利。若强行一次全切肿瘤，损伤大、耗时长、出血多，对于儿童患者，不予推荐。

同时，GSBT 分期手术更有利于儿童术后认知功能的康复。额叶涉及工作记忆、知觉推理、加工速度、信息整合等重要认知功能，若一期手术双额受损，势必对患儿的认知能力造成严重影响。若分期手术，间隔 1 个月以上，儿童较成人具有明显强大的神经重塑潜力，即使特定的脑功能区被破坏，术后均有一定程度的自修复功能，术后 1 个月认知水平均可以得到明显提升。本例虽然肿瘤巨大，两次手术涉及双额叶造瘘，对患儿认知功能并没有造成严重损伤。当然，左侧额叶造瘘口应尽量精准，够用就行。

最后需要强调，神经重塑（neuroplasticity）是

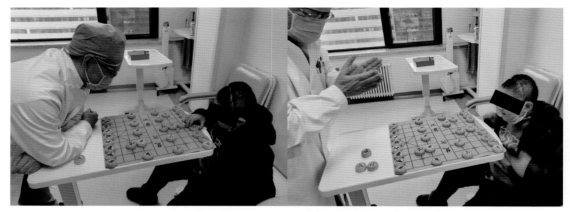

▲ 图 5-13　患儿认知功能基本同术前，中国象棋妙手连出，令医生为之鼓掌喝彩

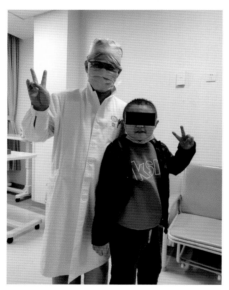

▲ 图 5-14　如此巨大肿瘤患儿术后恢复良好，令宫剑教授十分欣慰

指中枢神经系统在受到外界影响时（缺氧、外伤、手术等），脑组织可以通过髓鞘再生、神经环路的重组等方式实现脑受损区域功能的代偿。针对颅脑手术后患儿，值得深入探讨。

病例 45　儿童颅内肿瘤，一定要早发现早治疗

【病例概述】

2020 年 7 月接诊一例来自河北的 1 岁女婴，生长发育基本正常（身高 88cm，体重 13kg），主诉间断性烦躁、哭闹 3 个月。当地医院磁共振检查显示"右侧小脑半球占位"，遂来我院就诊。患儿精神好，体检未见神经系统阳性体征。我院磁共振证实右侧小脑长 T_1 长 T_2 圆形占位（图 5-15），大小约 10mm × 10mm，无强化，边界清晰，初步诊断：右侧小脑半球，神经节细胞瘤？毛细胞胶质瘤？

鉴于病变处于早期，低级别胶质瘤可能性大，患儿幼小，可以动态观察。经与患儿家长商谈，积极要求手术，及早根治。遂于 2020 年 8 月 10 日行后正中右拐入路肿瘤切除术，术中超声精准定位，见瘤体色灰白色，质软，血供不丰富，边界尚清晰，镜下全切（图 5-16）。术后恢复好，无手术并发症，术后 8 天顺利出院。

出乎意料的是，术后病理回报显示为髓母细胞瘤，Ki-67 约 80%，NeuN（＋），GFAP（＋），Olig-2（＋），Syn（＋），NF（＋）。进一步分子病理检测显示为 NOS 型。鉴于肿瘤早期发现，手术根治，患儿幼小，暂时无须化学治疗。嘱 3 个月后门诊复查。

【治疗体会】

儿童常见的颅后窝肿瘤包括髓母细胞瘤，室管膜瘤及各类胶质瘤。以髓母细胞瘤最为常见，占儿童颅内肿瘤的 15%～20%，颅后窝肿瘤的 30%～40%，常发生于小脑蚓部。NOS 型髓母细胞瘤属罕见类型，仍属 WHO Ⅳ 级。

本例患儿偶然发现右侧小脑半球占位，病变

小，无任何临床症状体征，影像学支持低级别胶质瘤。本可动态观察，但家长心理压力大，强烈要求尽早手术。手术顺利，切除完美，病理提示高度恶性的髓母细胞瘤（Ki-67 高达 80%），鉴于肿瘤切除彻底，预后佳，暂不需化疗，定期随访即可。

回顾这一病例，不由感叹，幸亏家长坚持，及早手术，一旦延误，肿瘤播散转移，再行治疗，将给患儿造成极大的痛苦和风险，且预后不佳。因此，一旦发现颅内肿瘤，无论大小，一定要早发现、早治疗！再有经验的医生，单从影像学判断也会有偏差，只有彻底切除肿瘤才可保证安全。一旦延误治疗，可能错过最佳手术时间窗，悔之晚矣！

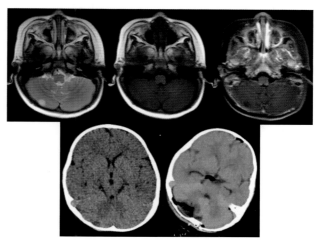

▲ 图 5-15 患者磁共振轴位显示为右侧小脑半球占位，长 T_1 长 T_2，无明显强化；头颅 CT 显示右侧小脑半球类圆形低密度影，边界欠清；术后 CT 提示肿瘤切除满意

病例 46 两例幼儿无症状巨大间变性室管膜瘤的深入探讨

【病例概述】

病例 A

2020 年 12 月接诊一例来自安徽的 3 岁男性患儿，主诉外伤后体检偶然发现颅内巨大占位 1 个月余，南方多省就医后于进京来我院治疗。门诊查体显示：神清语利，自主体位，生长发育正常（身高 110cm，体重 20kg），神经系统查体阴性。头部 CT（图 5-17）示：右侧脑室三角区、体部、枕角巨大占位伴广泛钙化，室管膜瘤？胶质瘤？头部 MRI 显示：右侧脑室三角区巨大占位，累及体部、枕角、右侧丘脑，混杂信号影，囊实性改变，边界欠清晰，大小约 69mm×56mm×57mm，增强扫描可见不规则强化，室管膜瘤？胶质瘤？

本例无临床症状、肿瘤合并广泛钙化，病程进展缓慢，考虑低级别室管膜瘤可能性大。完善术前检查，于 2020 年 12 月 23 日在全麻下行右侧脑室三角区入路肿瘤切除术。术中见肿瘤紫红色充满右侧脑室，边界不清，多处瘤壁与脑室壁粘连，质地软韧不均，内含黄韧钙化，累及右侧丘脑、水肿带明显，瘤体巨大（5cm×6cm×7cm），

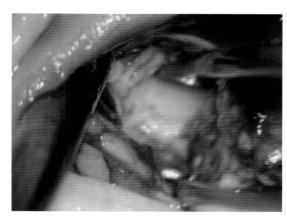

▲ 图 5-16 术中所见

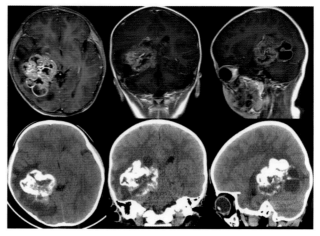

▲ 图 5-17 术前头部 CT 显示：右侧脑室三角区、体部、枕角巨大占位伴广泛钙化，室管膜瘤？胶质瘤？头部磁共振显示：右侧脑室三角区巨大占位，累及体部、枕角、右侧丘脑，混杂信号影，囊实性改变，边界欠清晰，大小约 69mm×56mm×57mm，增强扫描可见不规则强化。室管膜瘤？胶质瘤？

深达幕孔区，血供丰富，三角区及颞角脉络丛主要供血，瘤体腹侧多支粗大引流静脉引流入松果体区静脉丛。手术较艰苦，最终肿瘤镜下全切（图 5-18）。术中出血约 200ml，输异体红细胞 200ml，血浆 200ml。手术结束安全返回 ICU 监护。

术后患儿恢复好，复查头颅 CT/ 磁共振显示肿瘤切除满意（图 5-19），未新增神经系统阳性体征，术后病理显示：间变性室管膜瘤（WHO Ⅲ级），伴钙化及坏死。免疫组化显示：GFAP（＋），Olig-2（散在少许＋），Ki-67（10%～40%），EMA（部分点状＋），Syn（－），NeuN（－），BCOR（－），L1CAM（＋）；基因检测结果显示：RELA 基因重排阳性。术后 2 周患儿顺利出院，继续后续治疗。

病例 B

2021 年 1 月接诊一例来自湖北的 4 岁男性患儿，主诉外伤后体检时偶然发现颅内巨大占位 2

个月余，武汉多处就医后进京。门诊查体显示：神清语利，自主体位，生长发育正常（身高 98cm，体重 15kg），神经系统查体阴性。头颅 CT 显示：右侧脑室三角区、颞枕角内巨大占位，广泛钙化，累及丘脑，胚胎来源性肿瘤？头部 MRI 显示：右侧脑室内、右侧丘脑巨大占位，混杂信号影，边界欠清晰，大小约 60mm×65mm×75mm，增强扫描可见不规则强化，室管膜瘤（图 5-20）？

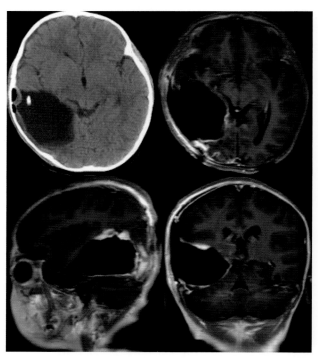

▲ 图 5-19 术后复查头颅 CT/ 磁共振显示肿瘤切除满意

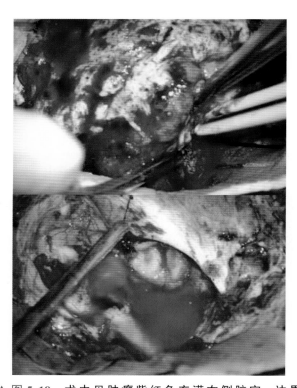

▲ 图 5-18 术中见肿瘤紫红色充满右侧脑室，边界不清，多处瘤壁与脑室壁粘连，质地软韧不均，内含黄韧钙化，累及右侧丘脑、水肿带明显，瘤体巨大，5cm×6cm×7cm，深达幕孔区，血供丰富，三角区及颞角脉络丛主要供血，深方多支粗大引流静脉引流入松果体区静脉丛；手术较艰苦，最终肿瘤镜下全切

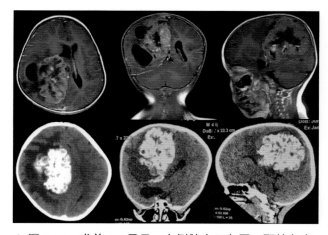

▲ 图 5-20 术前 CT 显示：右侧脑室三角区、颞枕角内、右侧丘脑巨大占位，伴广泛钙化；磁共振显示：右侧脑室内巨大占位、累及丘脑，大小约 60mm×65mm×75mm，不规则强化，室管膜瘤？

鉴于本例病程进展缓慢，肿瘤合并广泛钙化，低级别室管膜瘤可能性大，完善术前检查，于 2021 年 2 月 2 日在全麻下行右侧颞顶枕入路肿瘤切除术，切开顶枕叶皮质，见巨大肿瘤充满右侧脑室体部、三角区、下达颞角，瘤体质韧、色紫红色、血供丰富，基底部与侧脑室壁粘连紧密，血供主要来源于三角区及颞角脉络丛，内含广泛黄韧钙化，内下方侧深达幕孔区，瘤体引流静脉深入松果体区；内侧侵犯大脑镰，部分与脑镰粘连紧密，有小穿支动静脉相沟通。肿瘤充分游离后分块肿瘤，深方脑干、丘脑、大脑内静脉、Galen 静脉保护完好，肿瘤镜下全切（图 5-21）。术中出血约 600ml，输异体红细胞 4 单位，血浆 400ml。手术结束安全返回 ICU 监护。

患儿术后神志清楚、精神好，左上肢肌力Ⅲ级，下肢Ⅱ级，余神经系统查体阴性。术后复查头颅 CT/MRI 显示肿瘤切除满意（图 5-22）。术

后病理回报示：间变性室管膜瘤（WHO Ⅲ级）伴微血管增生及坏死。免疫组化结果：GFAP（+），Olig-2（偶见 +），EMA（核旁点灶 +），L1CAM（+），BCOR（-），Syn（+），β-catenin（浆 +），INI-1（+），BRG-1（+），Ki-67（局灶 20%～30%）。基因检测提示 RELA 基因重排阳性。术后 3 周患儿顺利出院，继续后续治疗。

【治疗体会】

室管膜瘤是起源于脑室壁的中枢神经系统恶性肿瘤，占儿童颅内肿瘤第三位，仅次于胶质瘤及髓母细胞瘤，约 30% 为间变室管膜瘤（WHO Ⅲ级），5 年生存率仅为 55%。

间变室管膜瘤恶性程度高、进展迅速，患儿通常出现高颅压症状（头痛、恶心、呕吐），进行性加重；若发生于幕下，常合并梗阻性脑积水、出现脑疝前期症状，更为凶险。影像学上，若肿瘤合并广泛钙化，通常提示低级别肿瘤，进展缓慢；间变室管膜瘤钙化发生率仅为 27%，大范围钙化实属罕见。

此两例患儿高度相似，从临床诊断上，与高级别室管膜瘤严重不符：①病程进展缓慢，患

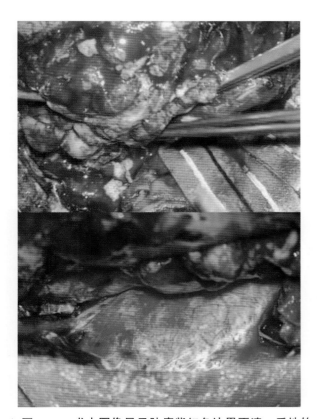

▲ 图 5-21 术中图像显示肿瘤紫红色边界不清，质地软韧不均，内含黄韧钙化，血供丰富；巨大瘤体内侧至大脑镰，深达幕孔区，丘脑、脑干等重要结构保护完好，肿瘤镜下全切

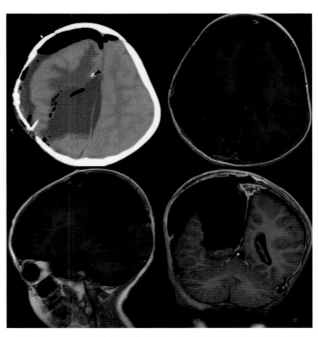

▲ 图 5-22 术后复查头颅 CT/MRI 显示肿瘤切除满意

儿几乎无症状体征，只是体检时偶然发现；②瘤体合并巨大钙化，提示生长缓慢，符合低级别肿瘤的特性；但最终病理诊断均为间变性室管膜瘤（WHO Ⅲ级）。进一步分析两例患者：年龄相仿，均为低龄幼儿；术前无症状体征、均为偶然发现；瘤体巨大伴广泛钙化；病理学特点均为细胞密度增加、有丝分裂活性增高、微血管增生；免疫组化提示 L1CAM 蛋白表达阳性，肿瘤侵袭性强；Ki-67 增殖指数高达 20%～40%，符合高级别肿瘤特性；两者基因检测均提示 RELA 基因重排阳性，预后相对差。

RELA 基因融合阳性室管膜瘤定义为以 RELA 基因重排为特征的幕上室管膜瘤。在 2016 年 WHO 中枢神经系统肿瘤分级中，将 RELA 基因融合阳性的室管膜瘤归为一类新的亚型（WHO Ⅱ～Ⅲ级）。RELA 融合阳性室管膜瘤中，存在 L1CAM 的过表达，既往报告在室管膜瘤中，RELA 基因重排诱导了 L1CAM 免疫反应，使 L1CAM 过表达，细胞发生异形性改变。因此 RELA 基因重排和 L1CAM 过表达，可能为探索室管膜瘤的发病机制和精准治疗提供新的理论依据。

外科手术是决定室管膜瘤患者预后的重要因素，肿瘤全切的患者预后明显好于未全切的患者。术后进行局灶性放射治疗（＞3 岁）已成为标准辅助治疗方法；术后化学治疗还存在争议，未得到公认。对于目前新出现的质子治疗，疗效与放射治疗类似，但具有更小的细胞毒性、副损伤小，更适合儿童患者，未来会有比较广泛的应用。

此次报道的两例幼儿，无临床症状、瘤体广泛钙化，提示进展缓慢；但无论病理显示微血管增生及坏死、Ki-67 明显升高、L1CAM 过表达、RELA 基因重排阳性，均提示肿瘤恶性程度高，生长活跃，与临床表现相差太大。据此推测，低龄患儿巨大瘤体相对漫长的生长过程中可能存在恶性转化。幸而此两例颅内病变发现及时，肿瘤切除彻底，术后恢复好，为尽快进行后续治疗打下坚实基础，以便获得理想预后。

病例 47 通过一例两次手术均未找到肿瘤的病例谈多模态技术的重要性

【病例概述】

2020 年 11 月接诊一例来自河南的 3 岁男性患儿（身高 90cm，体重 15kg），主诉左顶占位两次手术，术后 1 个月余。患儿 1 个多月前无诱因突然出现右上肢不自主抽动，意识清醒，约 5min 后自行缓解。于外院检查发现颅内占位性病变，分别于 2020 年 10 月 12 日和 2020 年 10 月 13 日先后进行两次手术，病理回报示：大部分脑组织水肿，局灶胶质细胞异型增生，散在 Ki-67 阳性，不除外病灶边缘，结合影像，考虑病变未能切除。为进一步治疗，来我院就诊，门诊查体示：患儿一般状态好，神经系统查体欠配合，未见明显阳性体征。影像学检查，头颅 CT 示：左额顶局部骨质不连续，左额顶叶交界区片状低密度影；头颅 MRI 示：左额顶交界区可见片状长 T_1 长 T_2 信号影，大小约 2.0cm×1.9cm×2.0cm，病变边缘不规则强化，胶质瘤可能性大（图 5-23）。

患儿左顶功能区胶质瘤可能性大，鉴于原骨窗位置偏低，于 2020 年 11 月 16 日行"左顶原切口扩大入路肿瘤切除术"，术中借助神经导航确定病变位置施画切口，取下原骨瓣，导航下再次确定病变位置，扩大骨窗范围，放射状剪开硬膜，

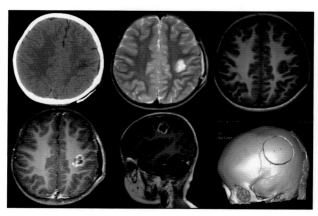

▲ 图 5-23 术前头颅 CT 示：左额顶局部骨质不连续，左额顶叶交界区片状低密度影；头颅 MRI 示：左额顶交界区可见片状长 T_1 长 T_2 信号影，大小约 2.0cm×1.9cm×2.0cm，病变边缘不规则强化，胶质瘤可能性大

导航与术中超声再次确定肿瘤位置，借助皮质电生理功能定位确定运动区，准确避开运动区皮质造瘘，皮质下 2.5cm 见肿瘤，灰白色、质软、血供中等，边界欠清晰，充分瘤体囊内减压至正常脑组织，导航确认至肿瘤边界，超声探查未见肿瘤残留，切除范围约 2.0cm×2.0cm×3.0cm（图 5-24），术中冰冻切片分析回报胶质瘤。肿瘤镜下近全切除，手术顺利，出血约 50ml，未输血，术毕安返病房监护。

术后患儿状态好，四肢肌力、肌张力正常，无新增神经系统阳性体征。术后影像学检查显示肿瘤切除满意（图 5-25），术后病理回报示：皮质发育欠佳，缺乏神经元，胶质细胞弥漫增生，散在轻度异型核，考虑低级别胶质瘤；免疫组化结果：GFAP（+），Olig-2（+），Syn（散在阳性），MAP2（散在阳性），NeuN（偶见阳性），Ki-67（散在少许阳性），CD68（+）。患儿恢复好，术后 1

周顺利出院，随访中。

【治疗体会】

本例为典型的儿童功能区低级别胶质瘤，一旦手术全切，无须放化疗，患儿可以终身治愈。因此手术要点：①全切肿瘤；②避免运动区损伤造成术后偏瘫。因此，采用多模态技术是保证手术成功的关键。

神经导航的发展经历了 1 个世纪左右，1906 年英国 Hosley 和 Clarhe 研制出脑立体定向仪用于动物实验研究，1947 年，Spiegel 和 Wycis 进行了人类第一例立体定向丘脑切开术。近代导航自 1988 年以来发展迅速，瑞士莱因哈特研发出无臂导航系统；加藤开发出磁源导航；Zamorano 利用红外二极管发展出发光导航系统。神经导航的精准定位，可以帮助外科医生确定病变和毗邻重要结构，提供精确、安全的手术通道，显著降低手术风险。

1980 年，Rubin 等首次在脑外科中使用术中超声，通过实时观察，确认肿瘤与正常结构间的解剖关系。从那时起近半个世纪，术中超声（iUS）被用于评估、量化和纠正图像漂移，实时修改手术计划，大大提高了手术的准确性和时效性。

术中神经生理监测（IONM）主要包括躯体感觉诱发电位（SSEP）、经颅运动诱发电位（MEP）和肌电图（EMG），广泛应用于脊柱、大脑、周

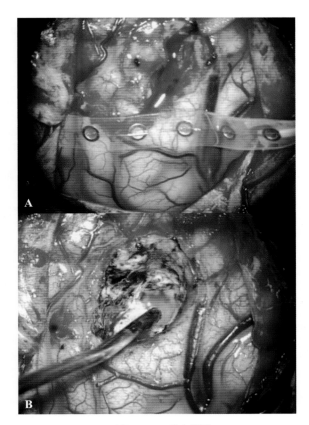

▲ 图 5-24　术中照片

A. 术中皮质功能电生理监测提示运动区范围；B. 导航及超声引导下，精准切除肿瘤，运动区保护完好

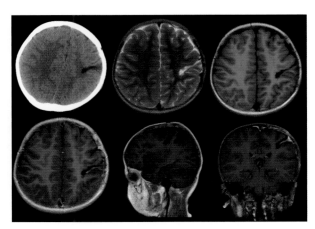

▲ 图 5-25　术后复查头颅 CT/MRI 显示肿瘤切除满意

围 / 脑神经及其他有潜在风险的外科手术中，实施监测神经元功能，大大提高了手术安全性。

因此，利用多模态技术能够有效帮助神经外科医生完成功能区肿瘤手术，在全切肿瘤的前提下，尽可能保护患儿的神经功能，避免致残。

参考文献

[1] Raybaud C, Ramaswamy V, Taylor MD, et al. Posterior fossa tumors in children: developmental anatomy and diagnostic imaging[J]. Childs Nerv Syst, 2015, 31(10):1661–1676.

[2] Barkovich AJ, Raybaud C. Intracranial, orbital and neck masses of childhood[J]. Pediatric neuroimaging, 2012:637–711.

[3] Lara A Brandão, Tina Young Poussaint. Posterior Fossa Tumors[J]. Neuroimaging Clin N Am, 2017, 27(1):1–37.

[4] Poretti A, Meoded A, Huisman TA. Neuroimaging of pediatric posterior fossa tumors including review of the literature[J]. J Magn Reson Imaging, 2012, 35(1):32–47.

[5] Poussaint TY. Pediatric brain tumors// Herbert B .Handbook of neuro–oncology neuroimaging. New York:Elsevier,2008:469–484.

[6] Massimino M, Biassoni V, Gandola L, et al. Childhood medulloblastoma[J]. Critical reviews in oncology/hematology, 2016, 105: 35–51.

[7] Christopherson KM, Bradley JA, Rotondo RL, et al. Local control in non–metastatic medulloblastoma[J]. Acta oncologica (Stockholm, Sweden), 2014, 53(9):1151–1157.

[8] Sirachainan N, Pakakasama S, Anurathapan U, et al. Outcome of newly diagnosed high risk medulloblastoma treated with carboplatin, vincristine, cyclophosphamide and etoposide[J]. Journal of clinical neuroscience : official journal of the Neurosurgical Society of Australasia, 2018, 56:139–142.

[9] Giant Supratentorial Tumors: Challenges and Management Strategies[J]. J Pediatr Neurosci, 2019, 14(4): 211–217.

[10] De Oliveira R S, Deriggi D J, Furlanetti L L, et al. The impact of surgical resection of giant supratentorial brain tumor in pediatric patients: safety and neurological outcome evaluated in 23 consecutive cases[J]. Childs Nerv Syst, 2015, 31(1): 67–75.

[11] Jared Spilka S M G. Perioperative blood management in the pediatric patient[J]. Pediatric Anesthesia, 2020, 418 (Tutorial).

[12] Chilosi A M, Cipriani P, Pecini C, et al. Acquired focal brain lesions in childhood: effects on development and reorganization of language[J]. Brain Lang, 2008, 106(3): 211–225.

[13] Zucchella C, Capone A, Codella V, et al. Cognitive rehabilitation for early post–surgery inpatients affected by primary brain tumor: a randomized, controlled trial[J]. J Neurooncol, 2013, 114(1): 93–100.

[14] Siffredi V, Preti M G, Kebets V, et al. Structural neuroplastic responses preserve functional connectivity and neurobehavioural outcomes in children born without corpus callosum[J]. Cereb Cortex, 2020.

[15] Kumar V, Kumar V, McGuire T, et al. Challenges and recent advances in medulloblastoma therapy[J]. Trends Pharmacol Sci, 2017, 38(12):1061–1084.

[16] Duff DJ, Miller DC. Ependymomas (Review)[J]. AJSP: Reviews & Reports, 2013, 18(5):221–230.

[17] Villano JL, Parker CK, Dolecek TA. Descriptive epidemiology of ependymal tumours inthe United States[J]. Br J Cancer, 2013, 108: 2367–2371.

[18] El–Gaidi MA. Descriptive epidemiology of pediatric intracranial neoplasms in Egypt[J]. Pediatr Neurosurg, 2011, 47(6): 385–395.

[19] Vitanza NA, Partap S. Pediatric Ependymoma[J]. J Child Neurol, 2016, 31(12): 1354–1366.

[20] Mangalore S, Aryan S, Prasad C, et al. Imaging characteristics of supratentorial ependymomas: Study on a large single institutional cohort with histopathological correlation[J]. Asian J Neurosurg, 2015, 10(4):276–281.

[21] Thorp N, Gandola L. Management of ependymoma in children, adolescents and young adults[J]. Clin Oncol (R Coll Radiol), 2019, 31(3):162–170.

[22] Pfister S, Hartmann C, Korshunov A. Histology and molecular pathology of pediatric brain tumors[J]. J Child Neurol, 2009, 24:1375–1386

[23] Louis DN, Ohgaki H, Wiestler OD, et al. WHO classifcation of tumours of the central nervous system (revised 4th edn)[J]. Lyon, IARC, 2016.

[24] Louis D N, Perry A, Reifenberger G, et al. The 2016 World Health Organization classification of tumors of the central nervous system: a summary[J]. Acta Neuropathologica, 2016, 131(6), 803–820.

[25] Wang L, Liu L, Li H, et al. RELA Fusion in supratentorial extraventricular ependymomas: a morphologic, immunohistochemical, and molecular study of 43 Cases[J]. Am J Surg Pathol, 2019, 43:1674–1681.

[26] Figarella–Branger D, Lechapt–Zalcman E, Tabouret E ,et al. Supratentorial clear cell ependymomas with branching capillaries demonstrate characteristic clinicopathological features and pathological activation of nuclear factor–kappaB signaling[J]. Neuro Oncol, 2016, 18:919–927.

[27] Merchant TE, Bendel AE, Sabin ND, et al. Conformal radiation therapy for pediatric ependymoma, chemotherapy for incompletely resected ependymoma, and observation for completely resected, supratentorial ependymoma. J Clin Oncol, 2019, 7(12):974–983.

[28] Merchant TE, Mulhern RK, Krasin MJ, et al. Preliminary results from a Phase II trial of conformal radiation therapy and evaluation of radiation–related CNS effects for pediatric patients with localized ependymoma[J]. J Clin Oncol, 2004, 22(15), 3156–3162.

[29] Rogers L, Pueschel J, Spetzler R, et al. Is gross–total resection sufficient treatment for posterior fossa ependymomas[J]? J. Neurosurg, 2005, 102(4):629–636.

[30] Khatua S, Magnum R, Bertrand K C, et al. Pediatric ependymoma: current treatment and newer therapeutic insights[J].

Future Oncology, 2018, 14(30):3175–3186.

[31] Indelicato D J, Bradley J A, Rotondo R, et al. Outcomes following proton therapy for pediatric ependymoma[J]. Acta Oncologica, 2017, 57(5):644–648.

[32] FREEMAN, WALTER. STEREOENCEPHALOTOMY (Thalamotomy and Related Procedures) Part I: Methods and Stereotaxic Atlas of the Human Brain[J]. American Journal of Psychiatry, 1955, 109(9):713–a–714.

[33] Voris H C, Baldwin B. Stereotaxic apparatus for operations on the human brain [J]. International journal of neurology, 1965, 5(1): 109–113.

[34] Reinges M H, Spetzger U, Rohde V, et al. Experience with a new multifunctional articulated instrument holder in minimally invasive navigated neurosurgery [J]. Minimally invasive neurosurgery : MIN, 1998, 41(3): 149–151.

[35] Reinhardt H, Meyer H, Amrein E. A computer–assisted device for the intraoperative CT–correlated localization of brain tumors [J]. European surgical research Europaische chirurgische Forschung Recherches chirurgicales europeennes, 1988, 20(1): 51–58.

[36] Kato A, Yoshimine T, Hayakawa T, et al. A frameless, armless navigational system for computer–assisted neurosurgery. Technical note [J]. Journal of neurosurgery, 1991, 74(5):845–849.

[37] Zamorano L J, Nolte L, Kadi A M, et al. Interactive intraoperative localization using an infrared–based system [J]. Neurological research, 1993, 15(5): 290–298.

[38] Wadley J, Dorward N, Kitchen N, et al. Pre–operative planning and intra–operative guidance in modern neurosurgery: a review of 300 cases [J]. Annals of the Royal College of Surgeons of England, 1999, 81(4): 217–225.

[39] Spetzger U, Laborde G, Gilsbach J M. Frameless neuronavigation in modern neurosurgery [J]. Minimally invasive neurosurgery: MIN, 1995, 38(4): 163–166.

[40] Rubin J M, Mirfakhraee M, Duda E E, et al. Intraoperative ultrasound examination of the brain [J]. Radiology, 1980, 137(3): 831–832.

第6章 特殊病例的影像学特征

病例 48 **CT 检查对于儿童颅脑肿瘤诊断的重要意义怎么强调都不过分**

【病例概述】

2020 年 6 月接诊一例来自广东的 12 岁男性患儿（身高 160cm，体重 58kg），主诉右侧肢体力弱，伴走路不稳、言语不清、阵发性抽搐近 10 个月持续不缓解，来院就诊。患儿辗转于全国多家知名医院，经过各种检查甚至活检，仍无法确切诊断。由于长期诊断不明，一直按照内科疾病治疗，效果不佳。门诊就诊时，在患儿近半年堆积如山的影像资料中，居然找不到一张颅脑 CT 影像。遂在我院行头颅 CT，可见明确钙化影，左额岛、双额叶皮质下多发占位（图 6-1），多发胶质瘤可能性大。初步诊断为：颅内占位性病变（左额颞顶、脑岛、双额），低级别胶质瘤。

根据计划，于 2020 年 6 月 19 日行左颞顶开

颅病变部分切除术，术中见肿瘤色黄、质韧、血供丰富、边界不清，钙化部分呈黄韧样改变（图 6-2），由于肿瘤多发，弥漫性生长，难以全切，遂完成镜下肿瘤大部切除术。术后病理提示：星形细胞瘤（WHO Ⅱ 级），GFAP（+），Olig-2（少许阳性），Ki-67（部分 2%～5%，部分 8%～10%），P53（–），ATRX（部分阳性），IDH1（–），NeuN（神经元阳性），H3K27M（–），Syn（+），EMA（部分 +），L1CAM（部分 +）。术后患儿恢复好，MRI 及 CT，提示左顶部钙化切除满意（图 6-3），10 天后顺利出院，回广东当地后续治疗。

【治疗体会】

本例患儿就诊历时 8 个月，足迹遍布全国，花费数十万，居然连诊断都不明确，治疗更无从谈起。令人惊奇的是，在浩如烟海的影像资料里，居然没有一张 CT 片。我们知道，CT 对肿瘤钙化

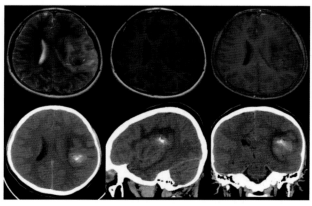

▲ 图 6-1 术前 MRI 及 CT，占位存在明显钙化

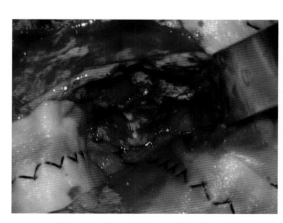

▲ 图 6-2 术中所见，肿瘤色黄，质韧

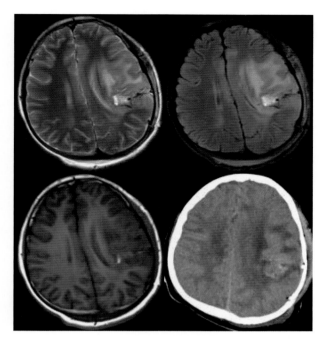

▲ 图 6-3 术后 MRI 及 CT，提示左顶部钙化切除满意

高度敏感，是磁共振难以比拟的。颅内星形细胞瘤，15%～20% 的病例可合并斑点状钙化，CT 可以明确诊断。

患儿没有进行颅脑 CT 检查，原因无非有二：主诊医生对 CT 的意义认识不清，或家长顾虑 CT 辐射而拒绝检查。本例属于后者。

广大患儿家长们普遍存在的认识误区是：磁共振花费大就是先进，CT 便宜且有辐射应尽量避免。在此需要着重阐明，CT 和磁共振等影像学检查对于儿童颅内肿瘤的诊断各有侧重，优势互补：磁共振对于脑组织的观察细致敏锐，而 CT 对与出血、钙化、骨质病变则更为特异，两者应相互结合，互为补充。

根据我国《X 射线计算机断层摄影诊断参考水平》，每次头颅 CT 辐射剂量大概是 2mSv，对于儿童，剂量还会相应减低。孩子在进行头颅 CT 检查时，虽然存在低剂量辐射，但这与明确疾病诊断、制定治疗方案、术后动态监测相比，辐射的危害几乎可以忽略不计。因此，头颅 CT 检查在整个诊疗过程中具有极其重要的意义，不应刻意回避，以免造成误诊、漏诊，甚至因延误诊治而给患儿造成难以弥补的损失。

病例 49　儿童髓母细胞瘤在 CT 影像上会表现为低密度占位吗

【病例概述】

2020 年 11 月接诊一例来自河南的 12 岁男性患儿（身高 153cm，体重 62kg）。主诉头晕、呕吐、走路不稳、饮水呛咳 2 个月余。外院检查提示颅内占位，遂来我院就诊。门诊查体示：神清语利，自主体位，双瞳等大等圆，左：右 =2.5mm：2.5mm，光反应敏感，闭目难立征（＋），指鼻轮替试验（＋），四肢肌力肌张力正常，病理征（－）。头颅 CT 示：小脑蚓部低密度占位性病变，胶质瘤可能性大；头颅 MRI 显示：小脑蚓部囊实性占位，等 T_1 等 T_2，边界清楚，大小约 20mm×20mm×25mm，实性部分明显强化，毛细胞型星形细胞瘤可能性大（图 6-4）。遂以"小脑蚓部星形细胞瘤"收入院。

患儿系颅后窝占位，手术指征明确，完善入院检查，于 2020 年 11 月 25 日在全麻下行枕下后正中入路肿瘤切除术。颅后窝硬膜打开，张力不高。电凝切断中孔脉络丛，沿小脑延髓裂探查第四脑室，见肿瘤位于下蚓部，突入第四脑室，色红、质软、血供极其丰富，大小约 2cm×2cm×3cm，与第四脑室底部无侵袭，脑干

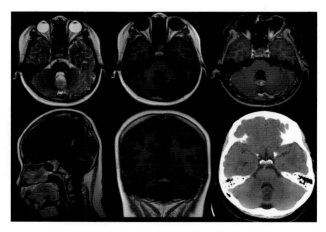

▲ 图 6-4 术前头颅 CT：小脑蚓部低密度占位性病变，胶质瘤可能性大；头颅 MRI：小脑蚓部囊实性占位，等 T_1 等 T_2，边界清楚，大小约 20mm×20mm×25mm，实性部分明显强化，毛细胞型星形细胞瘤可能性大

背侧光滑，瘤体呈囊实性，切开后有黄色清亮液体涌出。沿肿瘤边缘游离，瘤壁与小脑半球、蚓部边界尚清晰，肿瘤镜下全切，脑干保护完好（图6-5）。手术顺利，术中出血约 200ml，未输异体血。术后安返 ICU 监护。

术后患儿恢复好，无缄默症等新增神经系统阳性体征，复查 CT/MRI 显示肿瘤切除满意（图6-6），术后组织病理回报示：经典型髓母细胞瘤，免疫组化:GFAP（散在 +），Olig-2（–），Syn（+），NeuN（–），EMA（–），β-catenin（浆膜 +），P53（+++），Ki-67（50%），INI-1（+），BRG-1（+）；分子病理:WNT 型。术后 10 天顺利出院，进行后续治疗。

【治疗体会】

髓母细胞瘤是儿童最常见的颅后窝肿瘤，占儿童脑肿瘤的 15%～20%，占儿童颅后窝肿瘤的 30%～40%，WHO Ⅳ 级，高度恶性，需要手术、放射治疗、化学治疗等综合治疗。CT 和 MRI 可以为诊断和鉴别诊断提供重要线索。儿童髓母细胞瘤多起源于小脑蚓部，在 CT 上表现为高密度、可伴有钙化；在 MRI 上多呈长 T_1 等 T_2 信号，强化明显；40%～50% 的髓母细胞瘤可见瘤内囊性变。

毛细胞型星形细胞瘤（pilocytic astrocytoma，PA）属 WHO Ⅰ 级，最常发生于颅后窝（60%），40% 累及小脑，20% 累及脑干。肿瘤全切可以获得良好的预后。毛细胞星形细胞瘤多位于小脑半球，约 50% 呈囊性伴附壁结节；CT 呈低密度影，磁共振呈长 T_1 长 T_2 信号，附壁结节可呈圆形或不规则形，强化明显。

本例患儿肿瘤位于小脑蚓部，囊实性，在 CT 影像上呈低密度，首先考虑低级别胶质瘤。然而复习文献，髓母细胞瘤在 CT 影像上呈低密度改变的病例多有报道：日本新潟大学神经外科佐藤等于 1984 年报道了 11 例髓母细胞瘤患者 CT 表现，其中 5 例为低密度；法国放射科医师 V. Dangouloff-Ros 回顾 15 篇文献，总结出有 62%～97% 的髓母细胞瘤患者 CT 上肿瘤的密度并不高于小脑；另外，美国爱荷华大学医院 Mueller 等发现 80% 的髓母细胞瘤患者可在影像学上合并囊性变。

由于儿童颅后窝低级别胶质瘤和髓母细胞瘤治疗方法及预后差别巨大，因此术前鉴别诊断极为重要。本例初步诊断与最终病理不符，说明肿瘤差异性大，再有经验的临床医生，也可能存在误诊、漏诊，因此需要不断积累病例，在实践中磨砺。

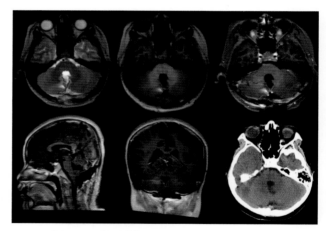

▲ 图 6-6 术后头颅 CT/MRI 显示肿瘤切除满意

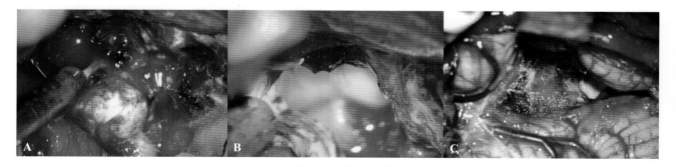

▲ 图 6-5 术中照片

A. 肿瘤血供极其丰富；B. 肿瘤腹侧与脑干背侧无粘连；C. 肿瘤全切，脑干保护完好

随着大数据时代的到来，人工智能（AI）使我们的日常生活发生巨变。2019 年 Philipp Tschandl 报道，计算机识别色素皮肤病明显优于医学专家；2020 年，清华大学开发的 AI 辅助影像分析系统用于筛查新冠肺炎，切实地减轻了一线抗疫医生的工作负荷，AI 诊断方兴未艾。然而，本例报道，提示我们肿瘤在影像学上的巨大差异性，据此反思，通过人工智能代替人脑做出更精准的影像学诊断，还有漫长的道路需要探索。

病例 50　一台普通的颅咽管瘤手术却遇到了意想不到的困难——论术前仔细阅片的重要性

【病例概述】

2020 年 11 月接诊一例来自四川的 6 岁男性患儿（身高 100cm，体重 15kg）。主诉身高发育迟缓 3 年，头痛 1 年加重 1 个月。门诊查体：神清语利，身材矮小，双眼视力减退（查体欠配合），余神经系统查体阴性。我院头颅 CT 示：鞍内及鞍上类圆形混杂密度影，蛋壳样钙化，蝶鞍扩大，鞍底下陷，诊断为颅咽管瘤（图 6-7）；MRI 示：鞍内鞍上囊实性占位，短 T_1 长 T_2，内含混杂信号影，大小约 40mm × 30mm × 36mm，可见环形强化，颅咽管瘤可能性大（图 6-8）。

结合病史及影像学特点，颅咽管瘤诊断明确，完善入院检查，于 2020 年 12 月 15 日在全麻下行冠切右额开颅经前纵裂入路颅咽管瘤切除术。沿前纵裂间隙顺利抵达鞍区，见肿瘤由鞍内突入鞍上，囊壁色黄、厚韧、含颗粒样钙化，纵行切开囊壁，深褐色、富含油脂及胆固醇结晶的囊液涌出，充分囊内减压后，囊腔塌陷不明显，瘤壁与两侧视神经尚有蛛网膜间隙分隔，但厚韧的肿瘤顶壁与视交叉几乎融合，锐性游离极为困难。据此，沿两侧视神经与瘤壁的自然界面耐心游离，向中线视交叉处会师。越向中线分离，瘤壁越坚韧，甚至部分瘤壁显微剪刀难以剪切；中线处肿

瘤顶壁与视交叉腹侧界面难以辨别，只能凭感觉寻找界面艰难游离，终于，将瘤壁从视交叉粘连处游离开，艰苦程度超乎想象（图 6-9）。肿瘤顶壁完整游离后，顺利切除鞍上部分，并刮除鞍内

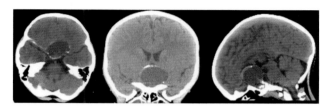

▲ 图 6-7　术前头颅 CT 显示：鞍内及鞍上类圆形混杂密度影，蛋壳样钙化，蝶鞍扩大，鞍底下陷，诊断为颅咽管瘤

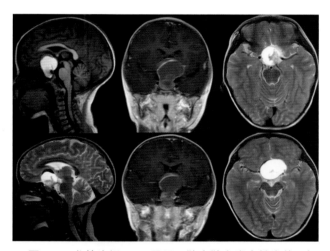

▲ 图 6-8　术前头颅 MRI 显示：鞍内鞍上囊实性占位，短 T_1 长 T_2，内含混杂信号影，大小约 40mm × 30mm × 36mm，可见环形强化，颅咽管瘤可能性大

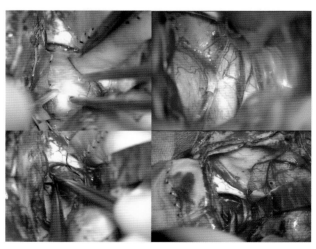

▲ 图 6-9　术中见肿瘤顶壁硬韧，与视交叉几乎融合，只能沿两侧视神经与瘤壁的蛛网膜界面游离，向中线会师，艰苦程度出乎意料

部分，最终肿瘤镜下全切。视神经、视交叉、脑干腹侧、基底动脉、双侧颈内动脉直视下保护完好，术中患儿尿量、尿色、血钠、体温均正常，术中出血约 200ml、输异体红细胞 130ml、新鲜血浆 100ml，术后安返 ICU 监护。

术后患儿恢复好，视力同术前，一过性尿崩控制满意，血钠波动幅度小，术后当晚头颅 CT 及术后 1 周 MRI 显示肿瘤切除满意（图 6-10）。病理回报示：造釉细胞型颅咽管瘤。术后 13 天顺利出院，继续内分泌调整，随访中。

【治疗体会】

颅咽管瘤属于良性病变，分为造釉细胞型（adamantinomatous craniopharyngioma，ACP）及鳞状乳头型（papillary，PCP）。儿童患者 99% 为造釉细胞型，成人患者 85% 为鳞状乳头型。儿童造釉

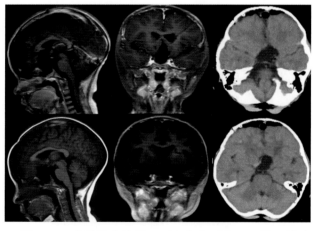

▲ 图 6-10　术后当晚头颅 CT 及术后 1 周 MRI 显示肿瘤切除满意

细胞型多为囊实性，组织病理可见肿瘤呈指状突样（finger like protrusion）生长，多与毗邻组织，特别是下丘脑粘连紧密。因此，儿童造釉细胞型颅咽管瘤的 5 年无进展生存率低于成人鳞状乳头型颅咽管瘤。

颅咽管瘤囊壁一般较 Rathke 囊肿厚，虽然边界不一定清晰，但能够通过牵拉游离完整切除，这是避免肿瘤复发的关键点；当囊性瘤体巨大时，囊壁挤压菲薄，术中牵拉时层次不清晰、易撕裂后残留，全切难度大。因此，肿瘤厚壁易牵拉，有利于肿瘤全切。

本例术前根据影像学判断，瘤体前倾、囊壁厚、易牵拉，视交叉第一间隙宽阔，属于手术难度相对较小的一型颅咽管瘤。然而，术中发现肿瘤顶壁厚韧，与视交叉腹侧几乎融合，锐性游离极为困难，确实出乎意料。再次复习术前影像，吃惊发现在 T_2 矢状位显示肿瘤顶壁"月牙形"短 T_2 信号影，形似"礼帽"扣在肿瘤顶端，我们知道 T_2 加权像中的"黑影"必然意味着肿瘤硬韧，这与术中完全吻合；但意想不到的是，这个"礼帽"与视交叉完全融合，没有界面，锐性游离极为困难，确属罕见。因此，术前阅片极为关键，为应对术中各种意外，做好充足的思想准备。作为新中国第一个儿童颅脑外科专业病房，北京天坛医院小儿神经外科长期坚持的一个优秀传统，就是在科主任带领下术前集体阅片、集体讨论，历经半个多世纪几代人延续至今，从而将手术风险降至最低。

参考文献

[1] Khong P L, Kwong D L, Chan G C, et al. Diffusion-tensor imaging for the detection and quantification of treatment-induced white matter injury in children with medulloblastoma: a pilot study [J]. AJNR American journal of neuroradiology, 2003, 24(4): 734-740.

[2] Nagel B J, Palmer S L, Reddick W E, et al. Abnormal hippocampal development in children with medulloblastoma treated with risk-adapted irradiation [J]. AJNR American journal of neuroradiology, 2004, 25(9): 1575-1582.

[3] Kovanlikaya A, Panigrahy A, Krieger M D, et al. Untreated pediatric primitive neuroectodermal tumor in vivo: quantitation of taurine with MRI spectroscopy [J]. Radiology, 2005, 236(3): 1020-1025.

[4] Louis D N, Ohgaki H, Wiestler O D, et al. The 2007 WHO classification of tumours of the central nervous system [J]. Acta neuropathologica, 2007, 114(2):97-109.

[5] Douglas-Akinwande A C, Payner T D, Hattab E M. Medulloblastoma mimicking Lhermitte-Duclos disease on MRI

and CT [J]. Clinical neurology and neurosurgery, 2009, 111(6): 536–539.

[6] Meyers S P, Kemp S S, Tarr R W. MRI imaging features of medulloblastomas [J]. AJR Am J Roentgenol, 1992, 158(4): 859–865.

[7] Naitoh Y, Sasajima T, Kinouchi H, et al. Medulloblastoma with extensive nodularity: single photon emission CT study with iodine–123 metaiodobenzylguanidine [J]. AJNR American journal of neuroradiology, 2002, 23(9): 1564–1567.

[8] Barkovich A J, Raybaud C. Pediatric neuroimaging: Fifth edition [M]. Nederland:WoltersKluwer., 2012.

[9] Tsuchida T, Tanaka R, Fukuda M, et al. CT findings of medulloblastoma [J]. Childs Brain, 1984, 11(1): 60–68.

[10] Dangouloff–Ros V, Varlet P, Levy R, et al. Imaging features of medulloblastoma: Conventional imaging, diffusion–weighted imaging, perfusion–weighted imaging, and spectroscopy: From general features to subtypes and characteristics [J]. Neurochirurgie, 2021, 67(1): 6–13.

[11] Mueller D P, Moore S A, Sato Y, et al. MRI spectrum of medulloblastoma [J]. Clinical Imaging, 1992, 16(4): 250–255.

[12] Tschandl P, Codella N, Akay B N, et al. Comparison of the accuracy of human readers versus machine–learning algorithms for pigmented skin lesion classification: an open, web–based,

international, diagnostic study [J]. The Lancet Oncology, 2019, 20(7): 938–947.

[13] Wang B, Jin S, Yan Q, et al. AI–assisted CT imaging analysis for COVID–19 screening: Building and deploying a medical AI system [J]. Appl Soft Comput, 2021, 98: 106897.

[14] Hölsken A, Sill M, Merkle J, et al.Adamantinomatous and papillary craniopharyngiomas are characterized by distinct epigenomic as well as mutational and transcriptomic profiles[J]. Acta Neuropathol Commun, 2016, 4: 20.

[15] Pekmezci M, Louie J, Gupta N, et al. Clinicopathological characteristics of adamantinomatous and papillary craniopharyngiomas: University of California, San Francisco experience 1985–2005[J]. Neurosurgery, 2010, 67(5): 1341–1349; discussion 1349.

[16] Kirollos R W, Helmy A, Thomson S, et al. Oxford Textbook of Neurological Surgery, Craniopharyngioma and Rathke's cleft cysts: Oxford University Press,2019.

[17] Kumar P P, Good R R, Skultety F M, et al. Retreatment of recurrent cystic craniopharyngioma with chromic phosphorus P 32[J]. J Natl Med Assoc,1986, 78(6): 542–543, 547–549.

[18] Eldevik O P, Gabrielsen T O, Altinok D. Contrast enhancement in the craniopharyngioma cyst wall caused by irradiation[J]. Acta Radiologica, 1998, 39(2): 180–182.

第7章　宫剑教授谈儿童颅内肿瘤合并梗阻性脑积水的治疗策略

神外前沿讯，小儿神经外科的临床工作中，除了处理先天性脑积水外，还要面对为数众多的颅内肿瘤等病变引发的梗阻性脑积水。肿瘤可直接阻塞脑脊液循环，不同部位的肿瘤合并梗阻性脑积水的概率高达 20%～80%。

对这部分由颅内肿瘤引起的梗阻性脑积水，究竟选择植入分流管的分流术，还是无异物植入的造瘘术，或是一次性手术同时解决肿瘤和脑积水？目前业界专家有着不同的观点。

神外前沿新媒体希望为神外业内提供一个观点碰撞与讨论的平台，请各位专家畅所欲言、各抒己见。

近日，就脑积水治疗策略的话题，神外前沿专访了北京天坛医院小儿神经外科宫剑教授，他态度鲜明地表示，针对儿童颅内恶性肿瘤合并梗阻性脑积水，脑室—腹腔分流手术先行缓解脑积水，不但没有过时，还凸显巨大优势，若过分强调造瘘术无异物植入，而忽视其较高的脑积水再发率，显然是一个误区。

以下是对话实录。

1. 神外前沿：有观点认为"分流手术过时了"，请问如何评价

宫剑：我想先谈一下手术匠和外科医生的区别，手术匠是要能够保证外科手术顺利完成，至于后续治疗周期再出现问题，不是手术匠所能预判和解决的；而外科医生一定要关心患儿全周期治疗过程，前期手术为后续辅助治疗提供充分的安全保障。

儿童颅内肿瘤合并梗阻性脑积水十分常见，不同肿瘤有不同的治疗策略，对于脑积水解除后还需要肿瘤切除及放化疗的恶性脑肿瘤患儿，大力推荐脑室—腹腔分流术先行缓解脑积水，不但没有过时，还将发挥决定性作用，造福广大患儿。

2. 神外前沿：儿童颅内肿瘤合并梗阻性脑积水的比例有多高？治疗原则是什么

宫剑：儿童颅内肿瘤约 57% 位于中线部位，如鞍区（17%）、松果体区（8%）、第四脑室（20%）。肿瘤可直接阻塞脑脊液循环，不同部位的肿瘤合并梗阻性脑积水的概率高达 20%～80%，使患儿受到肿瘤和脑积水的双重影响。

根据我院的诊疗规范，儿童颅内肿瘤合并梗阻性脑积水，首先要解除梗阻性脑积水，缓解高颅压危象，再从容治疗肿瘤。

3. 神外前沿：治疗梗阻性脑积水有哪些手术方法？手术优缺点

宫剑：针对梗阻性脑积水，临床主要采取侧脑室—腹腔分流术和内镜下三脑室底部造瘘术。分流手术历经百余年的发展，分流装置日臻完善，至今广泛应用于临床，特点是简便、安全、有效，缺点是体内异物植入。

世界上第一台三脑室底部造瘘术是 1923 年通过输尿管镜完成的，具有现代意义的内镜下三脑室底部造瘘术则是在近二三十年蓬勃发展，优点是无异物植入，缺点是脑积水复发率较分流术高。

由于三脑室底部造瘘手术是新兴手术，避免了异物植入，失败后还能靠分流手术补救，因此，受到广大患儿家长的认同；但是，许多临床医生，对儿童颅内肿瘤合并梗阻性脑积水如何处理，缺乏统一认识，认为分流手术过时了，造瘘术才是先进的，无论何种病例都一味地采用造瘘手术，出现了很多问题，严重者甚至危及了患儿生命。

4. 神外前沿：有观点认为一次性手术能同时解决肿瘤和脑积水，如何看待

宫剑：这种治疗理念风险高。第一，术中易出现急性脑膨出导致手术失败；第二，术后由于残渣、血凝块、止血材料的堵塞及后续放化疗致局部肿胀引起的急性脑积水再发生率高达 30%，严重者危及生命。

我们经常遭遇外院切除肿瘤后，放化疗期间突然脑积水再发导致昏迷，来天坛医院急诊抢救的病例。

因此，北京天坛医院小儿神经外科作为全世界最大儿童颅内肿瘤手术治疗中心，不推荐此种治疗理念。针对恶性脑瘤，我们还是建议分两步走，先解除脑积水，再切除肿瘤。

5. 神外前沿：若首先解除脑积水，是选择三脑室底部造瘘术还是脑室—腹腔分流术

宫剑：事实上，两种术式均可有效缓解梗阻性脑积水；但是，由于漏斗部位于三脑室脑脊液循环最低处，造瘘口易被后续切除肿瘤的手术残渣或血凝块堵塞，因此，三脑室底部造瘘术后脑积水再发生率高于脑室—腹腔分流术（33.3% vs 4.3%），造瘘失败的患者需要再次行分流术加以补救。

因此，除了视路胶质瘤只能先行分流手术，针对松果体区及颅后窝恶性肿瘤合并梗阻性脑积水，均建议先行分流手术加以缓解。

我们认为，分流术在后续肿瘤切除过程中全程发挥重要作用：术前将患者状态调至最佳，术中维持低颅压，术后能有效保障患者放化疗的安全。唯一的缺点是患儿体内植入异物，何时去除，我们也在不断摸索，前提是肿瘤要达到临床治愈。

6. 神外前沿：这几种术式，在儿童颅内肿瘤的后期治疗上，有什么不同

宫剑：患儿在放化疗期间，常因脑组织顺应性变差致脑室扩张，出现高颅压症状而急诊就诊。对于分流术后患儿，只需下调分流泵压力后继续放化疗；而对造瘘术后患儿，由于无法控制脑脊液循环的流量流速应对顺应性改变而只能再行分流手术，势必打断正常的放化疗周期，影响放化疗效果；严重者或因抢救不及时，失去继续放化疗的机会。

分流手术发展至今已历百年，长盛不衰，必有其合理性；一味强调造瘘术无异物植入而抛弃分流手术不符合临床实际：若患儿已度过了高风险的手术关，却在后续放化疗期间因再发急性脑

积水而死亡，着实可惜。分流手术恰恰可以将这一风险降至最低。

简而言之，对于中线区恶性肿瘤，在解除脑积水后还需要肿瘤切除及放化疗的患者，建议采取脑室—腹腔分流术。

7. 神外前沿：若先行分流手术会导致颅内恶性肿瘤腹腔播散种植吗

宫剑：关于颅内恶性肿瘤经分流管腹腔种植转移的问题，1954—2017 年，63 年间全球报道可疑的经分流管播散转移者仅 106 例；许多学者认为，颅内恶性肿瘤转移播散为自然过程，与分流管无关。本人从事小儿神经外科 20 余年，未见一例经分流管恶性脑瘤腹腔种植的患者。

通过案例讲"规范"

《北京天坛医院针对儿童颅内肿瘤合并梗阻性脑积水的诊疗规范》通过如下案例进行讲解。

(1) 颅咽管瘤（图 7-1）。

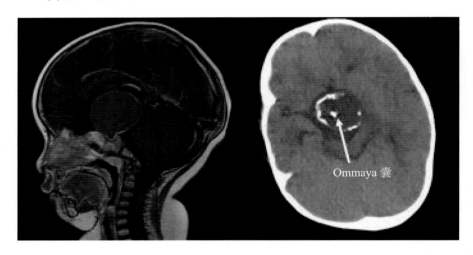

◀ 图 7-1 巨大囊性颅咽管瘤合并梗阻性脑积水，患儿常出现急性高颅压症状甚至失明；建议急诊立体定向下 Ommaya 囊植入后抽吸囊液，可有效缓解脑积水并恢复视力；继而再择期从容的切除肿瘤

(2) 颅后窝囊性星形细胞瘤（图 7-2）。

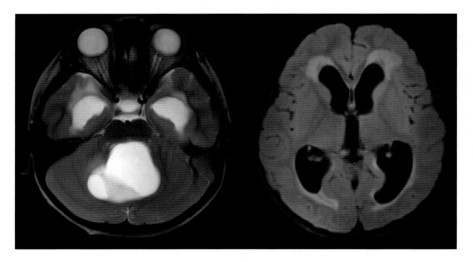

◀ 图 7-2 临床所见颅后窝巨大囊性星形细胞瘤合并梗阻性脑积水的患儿往往起病急，高颅压症状明显，甚至嗜睡朦胧；这种情况需要急诊行肿瘤囊腔穿刺，抽出肿瘤囊液 10～20ml 后，患儿临床危象会明显缓解；再择期全切肿瘤，不需放化疗，患儿可以临床治愈

(3) 顶盖星形细胞瘤（图 7-3 ）。

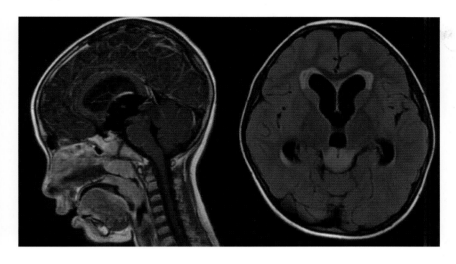

◀ 图 7-3　约 **10%** 的中脑导水管狭窄患儿合并顶盖星形细胞瘤，该类肿瘤生长缓慢，大部分不需要手术治疗；若合并梗阻性脑积水出现高颅压症状，可采用内镜下三脑室底部造瘘手术解除脑积水，确切可行

(4) 松果体区生殖细胞瘤（图 7-4 ）。

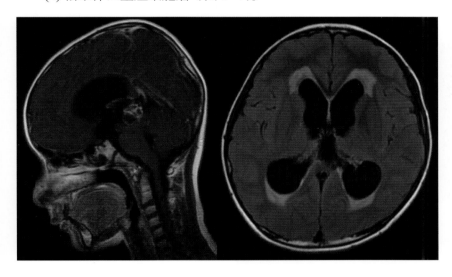

◀ 图 7-4　通过临床资料：性别、年龄、肿瘤标记物、影像学的综合判断，高度怀疑松果体区生殖细胞瘤的患儿合并梗阻性脑积水，视脑积水严重程度而定：轻度无症状者，直接行诊断性放射治疗；中重度脑积水合并高颅压症状，先行内镜下三脑室底部造瘘确切缓解脑积水后再行后续治疗；松果体区生殖细胞瘤无须手术切除可以治愈

(5) 鞍区生殖细胞瘤（图 7-5 ）。

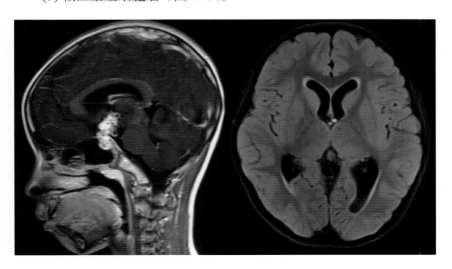

◀ 图 7-5　通过临床资料：性别、年龄、肿瘤标记物、影像学的综合判断，高度怀疑鞍区生殖细胞瘤的患儿合并梗阻性脑积水，视脑积水严重程度而定：轻度无症状者，直接行诊断性放射治疗；中重度脑积水合并高颅压症状，先行侧脑室 **Ommaya** 囊植入，抽吸脑脊液缓解脑积水后，再行诊断性放射治疗；在后续治疗中，待瘤体缩小或消失，脑积水缓解后拔除 **Ommaya** 囊；鞍区生殖细胞瘤无须手术切除可以治愈，且体内不留异物

(6) 脉络丛乳头状瘤（图 7-6 ）。

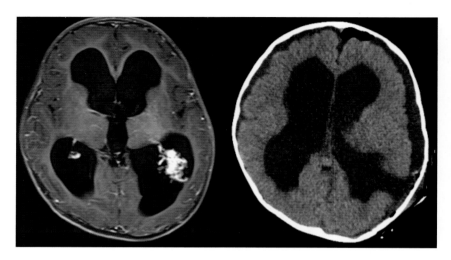

◀ 图 7-6　儿童脑室内脉络丛乳头状瘤多合并脑积水，与循环梗阻及瘤体过度分泌脑脊液有关，建议直接切除肿瘤；但是，约 **16%** 患儿会出现脑室穿通硬膜下张力性积液，1 岁以下患儿由于脑脊液分泌旺盛，蛛网膜颗粒重吸收能力不成熟，建议行分流手术解除张力；1 岁以上患儿可先试行三脑室底部造瘘术，若失败，再行分流手术补救

(7) 中线区恶性肿瘤（图 7-7 ）。

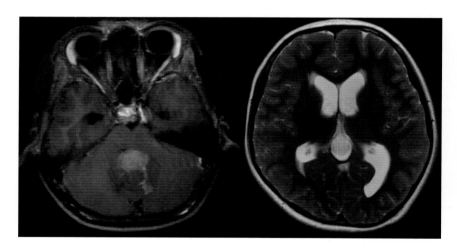

◀ 图 7-7　儿童中线区常见的恶性肿瘤，如鞍区的视路胶质瘤，松果体区混合生殖细胞瘤，四室区域髓母细胞瘤或室管膜瘤等，若合并梗阻性脑积水，治疗周期长，环节多，需要格外重视。这类肿瘤全治疗周期包括：脑室—腹腔分流术缓解脑积水—肿瘤全切或部分切除（如视路胶质瘤）—放射治疗（如髓母细胞瘤，视路胶质瘤，间变室管膜瘤）或化放疗（生殖细胞类恶性肿瘤）等

（本文引摘自 2020-07-09 访谈内容）

第8章 宫剑教授谈儿童颅内生殖细胞瘤的诊疗误区及天坛规范

神外前沿讯，生殖细胞瘤是儿童常见的颅内肿瘤，但治疗方案众说纷纭，未能形成统一认识，且存在一定诊疗误区。在此，我们就广大患儿家属及医疗同行最关心的几个问题采访了北京天坛医院小儿神经外科主任宫剑教授。

访谈主要内容如下。

1. 请您概述一下儿童颅内生殖细胞瘤

儿童颅内生殖细胞瘤（germinoma）属于生殖细胞类肿瘤（germ cell tumor），发病率为0.1～0.2/10万，亚洲人群高发，占儿童颅内原发肿瘤的7%～10%。好发年龄为10—14岁的青春期儿童，以男性多见（男女比例2～3∶1）；好发部位分别位于鞍区（49%），松果体区（37%）和基底节区（5%～8%）。鞍区女性常见，首发症状为多饮多尿；基底节区男性常见，首发症状为一侧肢体力弱、笨拙；松果体区男性常见，1/3的患者可以出现Parinaud综合征，常合并梗阻性脑积水。生殖细胞瘤虽属WHOⅡ级，却是儿童颅内唯一不需要开颅手术，仅依靠放化疗就可治愈的肿瘤，在此意义上，可归于良性肿瘤。

2. 请介绍一下目前国际公认的生殖细胞瘤诊疗指南

根据2015年第三届国际中枢神经系统生殖细胞肿瘤会议专家共识（美国、英国、日本、加拿大等）和2019年美国国家癌症研究所（National Cancer Institute）专家共识，临床上对于高度怀疑生殖细胞瘤的患者，只要肿瘤标记物β-HCG高于正常值，则可以直接开始化放疗而无须病理证实。日本北海道大学，韩国延世大学的诊疗常规则指出，对于高度怀疑生殖细胞瘤而肿瘤标记物β-HCG阴性的患者，进行诊断性放射治疗（15～20Gy），放射治疗后1个月内瘤体直径缩小80%以上，可明确诊断为生殖细胞瘤而转入正式的化放疗阶段，否则手术治疗。中国抗癌协会小儿肿瘤专业委员会2018年制定《儿童原发中枢神经系统生殖细胞肿瘤多学科诊疗专家共识》提出，对于怀疑生殖细胞瘤的患者，只要有典型临床表现、肿瘤影像学特点、血清和脑脊液肿瘤标记物β-HCG轻度升高（3～50mU/ml），无须活检病理，即可以开始治疗；对于肿瘤标记物阴性者，可试行诊断性放射治疗，4～5周后瘤体显著缩小即转入化放疗，无变化则手术治疗。

3. 如何评价生殖细胞瘤必须活检明确病理才能开始治疗

生殖细胞类肿瘤（含生殖细胞瘤）是儿童颅内肿瘤成分最复杂、诊断最困难、治疗难度最大的一类肿瘤，若首诊医生对该类肿瘤认识不清，治疗措施不当，轻则延误治疗，重则致残致死。需要明确指出的是，几乎所有肿瘤的诊断，病理结果都是金标准，唯独除外生殖细胞类肿瘤：因为生殖细胞类肿瘤成分复杂，活检结果不能覆盖肿瘤全貌，甚至可能误导临床治疗。因此，国内外专家共识，生殖细胞类肿瘤标记物（AFP、HCG等）的诊疗意义大于病理结果，中、美、加、日、韩等国的诊疗指南都明确支持，一旦 β-HCG 高于正常值提示生殖细胞瘤，无须病理结果，可直接进行治疗。

有文献显示，立体定向穿刺活检准确性约为87%，致残率 0.5%，松果体区活检出血率为 5.7%，死亡率为 1.1%。海军总医院立体定向活检中心作为全国知名单位，一组 1187 例活检病例提示出血率 2.7%，死亡率 0.3%（图 8-1）。对于颅内血供极其丰富的生殖细胞瘤，本可通过化放疗治愈，若采用手术活检，无疑患者将面临一定的致残致死风险，有过度医疗之嫌，原则上不推荐。

4. 在生殖细胞瘤诊断过程中独有的诊断性放疗过时了吗

由于生殖细胞瘤对 X 线极其敏感，小剂量放射治疗即可发现肿瘤显著缩小，我们曾报道过几次 CT 检查的 X 线剂量即可使肿瘤完全消失。利用这一特点，1981 年日本京都大学首先提出了"诊断性放射治疗"（又称治疗性诊断）的概念。1983 年日本北海道大学脑神经外科对 40 例怀疑生殖细胞瘤患者行 40～50Gy/20～25 次的局部照射，对诊断性放射治疗的剂量进行了初步探索。1994 年日本京都大学对生殖细胞瘤的诊断性

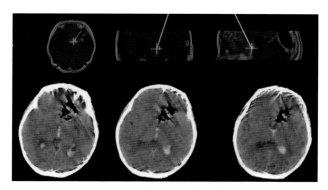

▲ 图 8-1　病例 1：鞍区生殖细胞瘤活检后，出血凶猛，脑室铸形

放射治疗进行了长达 20 年的前瞻性研究，提出了规范化的放射治疗剂量，即总量 15～20Gy，每周 5 次，每次 1.8～2.0Gy。据此，2001 年建立了颅内生殖细胞瘤的诊断标准：典型的发病年龄（8—32 岁），肿瘤发病部位，磁共振/CT 影像学特点及诊断性放疗敏感（15～20Gy 放射治疗后直径缩小 80% 以上），由此，诊断性放射治疗的方法被沿用至今。北京天坛医院已故著名小儿神经外科专家罗世祺教授结合国际诊断性放射治疗理念，于 2003 年正式撰文提出中国"实验性放射治疗"概念，并进一步将放射治疗剂量降低至总剂量 2.4Gy（连续 3 次，每次 0.8Gy），观察 1 个月内瘤体缩小 80% 即可明确诊断，已成功救治逾千例患儿，是世界最大单中心治疗单位（图 8-2 至图 8-4）。事实证明，诊断性放射治疗无创、安全、有效，2018 年中国儿童颅内生殖细胞瘤治疗专家共识进一步肯定了诊断性放射治疗的重要意义，也是对罗世祺教授毕生致力于儿童生殖细胞瘤诊治巨大贡献的充分肯定。

近年来，在 2018 中国专家共识的基础上，天坛医院结合自身经验，对诊疗规范进行了微调，进一步突出了诊断性放射治疗的地位，针对 β-HCG 轻度升高的巨大肿瘤（直径 > 3cm），不建议直接进入化学治疗阶段，仍旧建议先行诊断性放射治疗，原因是：①若是纯生殖细胞瘤，可以迅速缩小瘤体，为后续化学治疗创造良好基础；②若部分是生殖细胞瘤，部分是其他成分（如临床常见的畸胎瘤成分），诊断性放射治疗后瘤体部分缩小，需要转入手术治疗，此时，低剂量放射治疗对瘤体影响轻微，对手术不构成障碍；若这类肿瘤不经诊断性放射治疗，直接进入化学治疗阶段，一旦瘤体不缩小转而手术时，化学治疗后瘤壁产生的无菌性炎性反应，与毗邻组织高度粘连，甚至包裹深部大静脉，给顺利切除肿瘤造成巨大障碍；甚至，有些病例化学治疗后肿瘤体积不缩反增（图 8-5），即生长性畸胎瘤综合征（growing teratoma syndrome），手术风险大，致残致死率高。由此，诊断性放疗凸显了它无创无害

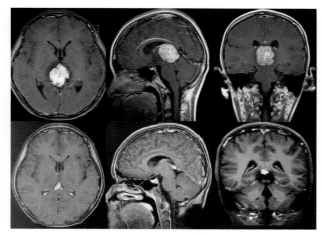

▲ 图 8-2　病例 2：松果体区生殖细胞瘤，2018-5-25 行诊断性放射治疗，2018-6-29 复查，肿瘤几乎消失（上排：诊断性放射治疗前；下排：诊断性放射治疗后）

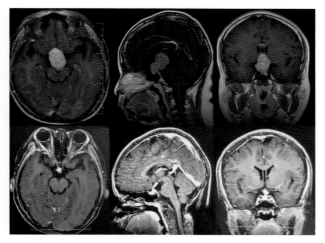

▲ 图 8-3　病例 3：鞍区生殖细胞瘤，2018-7-16 行诊断性放射治疗，2018-8-19 复查，肿瘤几乎消失（上排：诊断性放射治疗前；下排：诊断性放射治疗后）

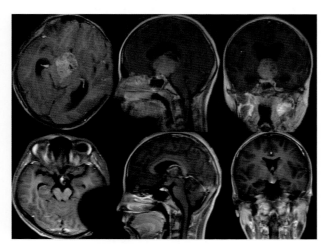

▲ 图 8-4　病例 4：鞍区生殖细胞瘤，2020-6-19 行诊断性放射治疗，2020-7-23 复查，肿瘤几乎消失（上排：诊断性放射治疗前；下排：诊断性放射治疗后）

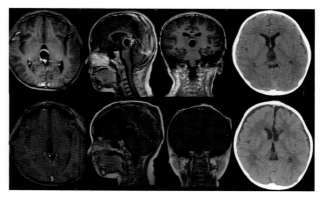

▲ 图 8-5　病例 5：松果体区占位，β-HCG 轻度升高，初步诊断生殖细胞瘤，先行化学治疗，瘤体缩小不明显，转而手术切除；术中肿瘤与周围组织粘连严重，切除过程异常艰苦，化学治疗给手术增加了难度；术后病理提示为畸胎瘤，部分未成熟畸胎瘤成分（上排：术前；下排：术后）

的优越性，不但没有过时，还应该大力提倡。

5. 为什么说儿童颅内生殖细胞瘤全治疗周期应该由神经外科医生指导完成

由于生殖细胞瘤不需要病理证实，第一套临床诊疗方案就显得尤为重要。甚至老一辈的专家认为，若手术证实为生殖细胞瘤，属于误诊范畴。在临床工作中，神经外科医生往往是首诊医生，精准施治，责任重大；一旦诊疗失当，直接导致患儿致残致死，且无法补救。因此，我们提出神经外科医生应该全程把控生殖细胞瘤的全周期治疗。理由有二：①有经验的外科医生见到患者后，会对病情判断有特殊的敏感性，这是多年职业训练的结果，是肿瘤内科医生难以比拟的。综观国内外生殖细胞瘤的诊疗指南，基本由肿瘤内科医生编写，过于重视化验指标，恰恰忽略了年龄、性别、首发症状、病史及病程这些对诊断生殖细胞瘤具有高度特异性的临床资料。因此，为了患儿治疗安全，神经外科医生应该当仁不让，监控全周期治疗。②更为重要的是，由于肿瘤的异质性，在辅助治疗过程中，可能肿瘤标记物回归正常，但瘤体不缩小甚至增大，提示非纯生殖细胞瘤，需要手术治疗。由于有些化学治疗药物或放射方法、剂量会给手术造成巨大困难，直至手术失败。因此，首诊的外科医生必须与肿瘤科医生通力合作全周期参与治疗，即便治疗失败需要手术，经治的化放疗方案也不至于给手术造成太大的障碍。

6. 生殖细胞瘤可否进行伽马刀治疗或质子治疗

首先，伽马刀属于局部治疗，不能抑制生殖细胞瘤的播散转移；其次，伽马射线和 X 线属同类射线，生殖细胞瘤对其高度敏感；但伽马刀是通过单次照射至肿瘤坏死，单次照射剂量高达 13～18Gy，远超生殖细胞瘤诊断性放射治疗（0.8Gy）和调强放射治疗（单次分割剂量 1.8～2.0Gy）。X 线分割治疗可以使肿瘤细胞周期再氧化、再分布，增加乏氧肿瘤细胞对放射治疗敏感性，较之伽马刀安全、有效。

临床工作中经常遇到松果体区肿瘤伽马刀治疗后，患儿状态不佳来天坛医院就诊的，往往高剂量伽马射线治疗造成瘤体坏死肿大，毗邻脑干丘脑水肿明显，甚至呈放射性坏死，已无手术可能，预后极差。需要指出，并不是儿童松果体区肿瘤都是生殖细胞瘤（生殖细胞瘤占松果体区肿瘤 45%），对于所有儿童松果体区肿瘤无差别地进行伽马刀治疗，无科学依据，与治疗指南不符，效果差、后果严重，强烈反对。

质子治疗是目前较先进的肿瘤放射治疗，通过调整质子射束安全地提高肿瘤内的照射剂量，对邻近器官损伤小。但利用质子刀治疗生殖细胞瘤的研究非常少，没有足够的证据支持其安全性与有效性，暂不推荐。

7. 目前儿童颅内生殖细胞瘤天坛医院的诊疗规范

北京天坛医院小儿神经外科，作为世界上最大的儿童颅内生殖细胞瘤诊疗中心，在罗世祺教授牵头制定的治疗路径基础上，结合 2018 年全国专家共识，我们修订了儿童颅内生殖细胞瘤临床路径并形成天坛规范。

(1) 神经外科医生作为首诊医生，应全程参与儿童颅内生殖细胞瘤的治疗；结合患者性别、年龄、首发症状、病程病史及肿瘤标记物，综合判断，谨慎诊疗。

(2) 对已有病理提示生殖细胞瘤的患儿，可进入化放疗阶段：天坛方案，先化学治疗 2 个疗程，再放射治疗，以后每半年强化 1 个疗程化学治疗，连续 4 个疗程。化学治疗方案采用 VMPP 方案。前 2 个疗程间隔 1 个月，以后每半年强化 1 个疗程，连续强化 4 次。全部化学治疗争取达到 6 个疗程。在治疗过程中，若瘤体缩小不显著，提示肿瘤有混合成分，转入手术治疗。

(3) β-HCG 轻度升高，高度提示生殖细胞瘤的患儿，瘤体 3cm 以内的按天坛方案进入化放疗阶段；瘤体巨大（直径 > 3cm），建议诊断性放射治疗（每次 0.8Gy，连续 3 次，累计剂量 2.4Gy），1 个月后复查，瘤体缩小大于 80% 诊断明确，进入化放疗阶段；若瘤体缩小不明显，提示肿瘤有混合成分，转入手术治疗。此类患者严禁活检。

(4) β-HCG 正常，怀疑生殖细胞瘤的患儿，建议先行诊断性放射治疗：若瘤体显著缩小，进入化放疗周期；瘤体缩小不明显，转入手术治疗。原则上不推荐活检。

(5) 高度怀疑其他类肿瘤，又不能除外生殖细胞瘤的，若等待 1 个月诊断性放射治疗效果可能延误治疗者，可考虑活检（图 8-6 和图 8-7）。由于活检属于有创类操作，需明确告知患儿家长活检风险。就位置而言，活检风险：鞍区 > 松果体区 > 基底节区；就方法而言，活检风险：开颅 > 内镜 > 立体定向。待病理明确后转入下一步治疗。

总之，在儿童颅内生殖细胞瘤的诊疗过程中，诊断性放射治疗灵敏、安全、有效，应大力提倡；手术活检有风险，在诊断中存在局限性，应慎重选择。

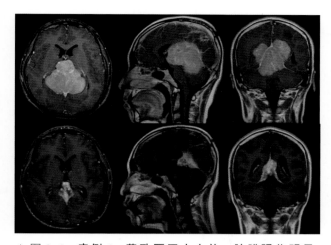

▲ 图 8-6　病例 6：幕孔区巨大占位，脑膜强化明显，脑膜瘤可能性大；由于患儿为青春期男孩，首发症状 Parinaud 综合征，生殖细胞瘤待除外，遂行活检，病理证实为生殖细胞瘤；2020-7-18 行化学治疗，2020-8-14 复查，肿瘤体积缩小 80% 以上；（上排：化学治疗前；下排：化学治疗后）

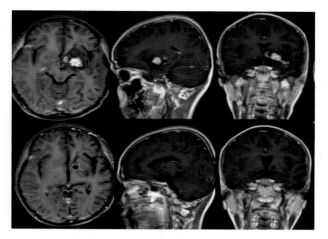

▲ 图 8-7　病例 7：左侧基底节区占位，主诉为右侧肢体力弱 1 个月进行性加重；由于病史短，首先考虑岛叶胶质瘤，但鉴于患儿青春期男性伴认知功能减退，不能除外基底节生殖细胞瘤，遂行活检，病理证实为生殖细胞瘤；2020-7-22 行化学治疗，2020-8-25 复查，肿瘤体积明显缩小（上排：化学治疗前；下排：化学治疗后）

（本文引摘自 2020-09-01 访谈内容）

参考文献

[1] Echevarría M E, Fangusaro J, Goldman S. Pediatric central nervous system germ cell tumors: a review[J]. Oncologist, 2008, 13(6): 690–699.

[2] Kong Z, Wang Y, Dai C, et al. Central nervous system germ cell tumors: A review of the literature[J]. J Child Neurol, 2018, 33(9): 610–620.

[3] 孙晓非，杨群英. 儿童原发中枢神经系统生殖细胞肿瘤多学科诊疗专家共识 [J]. 中国小儿血液与肿瘤杂志，2018, 23(06): 281-286.

[4] Osorio D S, Allen J C. Management of CNS germinoma[J]. CNS oncology, 2015, 4(4): 273–279.

[5] Takami H, Perry A, Graffeo C S, et al. Comparison on epidemiology, tumor location, histology, and prognosis of intracranial germ cell tumors between Mayo Clinic and Japanese consortium cohorts[J]. J Neurosurg, 2020: 1–11.

[6] Reddy M P, Saad A F, Doughty K E, et al. Intracranial germinoma[J]. Proceedings (Baylor University. Medical Center), 2015, 28(1): 43–45.

[7] Matsutani M, Sano K, Takakura K, et al. Primary intracranial germ cell tumors: a clinical analysis of 153 histologically verified cases[J]. J Neurosurg, 1997, 86 (3): 446–455.

[8] Phi J H, Wang K C, Kim S K.Intracranial germ cell tumor in the molecular era[J]. J Korean Neurosurg Soc, 2018, 61 (3): 333–342.

[9] Murray M J, Bartels U, Nishikawa R, et al. Consensus on the management of intracranial germ–cell tumours[J]. Lancet Oncol, 2015, 16 (9): e470–e477.

[10] Board P D Q P T E: Childhood Central Nervous System Germ Cell Tumors Treatment (PDQ®): Health Professional Version,PDQ Cancer Information Summaries, Bethesda (MD): National Cancer Institute (US),2002.

[11] Aida T, Abe H, Tsuru M. Treatment and prognosis of primary intracranial germ cell tumors. With special reference to local recurrence and spinal metastasis[J]. Neurol Med Chir (Tokyo), 1983, 23 (6): 447–455.

[12] Byun H K, Yoon H I, Cho J, et al. Optimization of intracranial germinoma treatment: A single–institution experience with 213 patients supports the use of radiotherapy alone with reduced volume and dose[J]. Int J Radiat Oncol Biol Phys, 2020.

[13] Dobran M, Nasi D, Mancini F, et al. A case of nongerminomatous germ cell tumor of the pineal region: Risks and advantages of biopsy by endoscopic approach[J]. Case reports in medicine,2018, 2018: 5106701–5106701.

[14] Vaquero J, Martínez R, Manrique M. Stereotactic biopsy for brain tumors: is it always necessary?[J]. Surg Neurol, 2000, 53 (5): 432–437; discussion 437–438.

[15] 张剑宁，王于. 立体定向活检在脑干中线病变精准诊断中的作用 [J]. 神外资讯，2018,

[16] Wang L, Zhu W, Li X, et al. A rare case report and literatures review on primary germinoma in cerebellar hemisphere[J]. Childs Nerv Syst, 2017, 33 (11): 2039–2045.

[17] Handa H, Yamashita J. Current treatment of pineal tumors (author's transl)[J]. Neurol Med Chir (Tokyo), 1981, 21 (2): 147–154.

[18] Shibamoto Y, Takahashi M, Abe M. Reduction of the radiation dose for intracranial germinoma: a prospective study[J]. Br J Cancer, 1994, 70 (5): 984–989.

[19] Shibamoto Y, Sasai K, Oya N, et al. Intracranial germinoma: radiation therapy with tumor volume–based dose selection[J]. Radiology, 2001, 218 (2): 452–456.

[20] 王杰瑞, 张金岭, 车峰远. 颅内生殖细胞瘤诊断方法研究进展 [J]. 精准医学杂志, 2018, 33 (05): 467–470.

[21] 连欣, 张福泉. 原发性颅内生殖细胞肿瘤的诊断和治疗 [J]. 协和医学杂志, 2014, (2): 197–201.

[22] 罗世祺. 小儿颅内肿瘤治疗的现状和进展 [J]. 中国微侵袭神经外科杂志, 2003, 8 (12): 529–531.

[23] Taillibert S, Le Rhun E, Chamberlain M C. Chemotherapy-related neurotoxicity[J]. Curr Neurol Neurosci Rep, 2016, 16 (9): 81.

[24] Michaiel G, Strother D, Gottardo N, et al. Intracranial growing teratoma syndrome (iGTS): an international case series and review of the literature[J]. J Neurooncol, 2020, 147 (3): 721–730.

[25] Iorio–Morin C, Kano H, Huang M, et al. Histology–stratified tumor control and patient survival after stereotactic radiosurgery for pineal region tumors: A report from the international gamma knife research foundation[J]. World Neurosurg, 2017, 107:974–982.

[26] Cao H, Xiao Z, Zhang Y, et al. Dosimetric comparisons of different hypofractionated stereotactic radiotherapy techniques in treating intracranial tumors ＞ 3cm in longest diameter[J]. J Neurosurg, 2019: 1–9.

[27] Lee L, Saran F, Hargrave D, et al. Germinoma with synchronous lesions in the pineal and suprasellar regions[J]. Childs Nerv Syst, 2006, 22 (12): 1513–1518.

[28] Leroy R, Benahmed N, Hulstaert F, et al. Proton therapy in children: A systematic review of clinical effectiveness in 15 pediatric cancers[J]. Int J Radiat Oncol Biol Phys, 2016, 95 (1): 267–278.

第9章 宫剑教授谈儿童颅内蛛网膜囊肿的治疗策略及天坛规范

神外前沿讯，儿童颅内蛛网膜囊肿是常见良性病变，多是偶然发现，往往给家长造成了巨大的心理压力，四处寻医问药，各个医生说法不一，问的越多，越是迷惘，孩子一旦出现头痛、头晕的症状，更是焦虑万分。儿童颅内蛛网膜囊肿中的颞叶囊肿临床最为常见，手术指征争议也最大。对于符合手术适应证的颞叶囊肿病例，到底选择何种手术方式？

近日，神外前沿新媒体专访了北京天坛医院小儿神经外科主任宫剑教授，就家长最关心的问题详细讲解。

以下是访谈实录。

1. 什么是蛛网膜囊肿，孩子发现了颅内蛛网膜囊肿是否需要手术治疗

颅内蛛网膜囊肿多属于先天性良性病变，囊壁多为蛛网膜、神经胶质及增生的蛛网膜细胞形成，内含脑脊液样囊液。少部分病例则因颅脑外伤、颅内感染、颅内出血而继发形成蛛网膜粘连，在蛛网膜下腔形成囊肿，内含脑脊液。

颅内蛛网膜囊肿发生率并不低，好发于儿童及青少年，发生率为0.3%～2.6%。以北京市16岁以下青少年200万计，应发生蛛网膜囊肿近3万例，以中小学学龄儿童每年级300人计，该年级至少3～5例学生存在颅内蛛网膜囊肿，较发生率1/10万的儿童颅内肿瘤而言，属于大概率事件。

颅内蛛网膜囊肿一般无症状体征，患儿多数因外伤、头晕、头痛行颅脑检查时偶然发现，症状体征与囊肿基本无关，对此，广大患儿家长十分焦虑，迫切想知道蛛网膜囊肿是否需要手术治疗。在此，明确告知家长，在我们临床工作中，90%的病例是不需要外科治疗的，不必过度紧张。

2. 颅内蛛网膜囊肿的发生特点是什么，体积是否会持续增长

蛛网膜囊肿位于脑表面、脑裂、脑池，不累及脑实质，多数单发，少数多发。就其形成机制，争议颇大，主要存在三种假说：蛛网膜脱落假说，脑脊液反流假说，脑发育不全假说。密歇根大学回顾了一组18岁以下青少年儿童蛛网膜囊肿309例，发现男性发病率偏高（3.3% vs 1.8%），左侧为著（45% vs 27%），颅中窝最多（46.9%，含8%～15%鞍上池囊肿），颅后窝居中（38.2%），颅前窝最少（1.9%）。该项研究还对111名无症状蛛网膜囊肿患者进行平均5年的随诊，发现其中有10%的囊肿体积增大。换句话说，90%的囊肿体积不会增长，患儿可以终身携带而不影响学习生活，家长们大可不必过度焦虑。至于囊肿增大的原因，众说纷纭，有活瓣假说，出血假说，分泌假说等，至今没有统一的认识。

3.各类蛛网膜囊肿的治疗原则是什么

鞍上池囊肿占比8%～15%，由于直接阻塞脑脊液循环，常合并梗阻性脑积水，一旦出现高颅压症状，如头痛、恶心、呕吐等，应该积极手术治疗，对此，国内外学者已基本形成共识。2001年，英国皇家利物浦儿童医院首次报道了内镜下鞍上池囊肿脑室脑池"双开窗"造瘘手术（bipolar fenestration），7例患儿随访均无复发，同时避免了体内分流管植入。自此之后，越来越多临床研究表明该术式成功率高、复发率低，目前已成为鞍上池囊肿标准术式在世界范围内广泛应用。

颅后窝囊肿占比38.2%，临床较为常见，但分型极为复杂，手术治疗应持慎重态度。1991年，日本顺天堂大学神经外科总结了26例颅后窝囊肿分为四型：①小脑半球囊肿；②桥小脑角囊肿；③小脑后囊肿；④蛛网膜内蛛网膜囊肿。颅后窝囊肿还应与第四脑室的憩室，Blake陷凹，Dandy-Walker畸形相鉴别。单纯扩大的大枕大池无须手术治疗。只有脑池造影显示脑脊液循环障碍或囊肿内造影剂充盈不良的蛛网膜内蛛网膜囊肿适合手术治疗。由于颅后窝囊肿术后易出现张力性硬膜下积液、脑积水加重、囊肿无变化却头痛加重等并发症，众多学者主张收窄手术指征。北京天坛医院结合自身经验，主张颅后窝囊肿无临床症状不建议手术；当合并梗阻性脑积水出现高颅压症状时建议行三脑室底部造瘘解除脑积水更为安全有效；内镜下双开窗造瘘应该慎之又慎，一旦造瘘失败应及时行囊肿—腹腔分流手术加以补救。

颅中窝囊肿又称颞叶囊肿，发生率最高，占儿童颅内蛛网膜囊肿近一半。20世纪80年代，意大利贝拉里亚儿童医院的神经外科医师Galassi根据囊肿大小分成3型（图9-1）。但是，针对颞叶囊肿的手术指征国内外争议颇大。国内有专家认为颞叶囊肿一旦发现应立即手术治疗；有的认为小的无症状囊肿可以保守治疗；国外有学者认为有症状的Galassi Ⅱ、Ⅲ型的囊肿应该手术治疗。

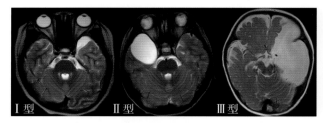

▲ 图9-1 颞叶蛛网膜囊肿 Galassi 分型

Ⅰ型：局限于颅中窝前部的囊肿，呈梭型；Ⅱ型：沿侧裂池向上扩展，颞叶被推挤移位；Ⅲ型：占据整个颅中窝，可推挤额、顶叶，甚至导致中线移位

北京天坛医院小儿神经外科每年诊治大量颞叶囊肿患儿，根据我们的经验，基本都属于无症状偶然发现，但家长们面临着巨大的心理压力，因此，我们有必要明确手术指征，形成天坛规范。在此，首先要明确颞叶囊肿的手术目的。

4.最为常见的颞叶蛛网膜囊肿手术目的是什么

颞叶囊肿临床最为常见，手术指征争议也最大。如前述，患儿多为偶然发现，常伴头痛头晕多与囊肿无关，那该如何选择手术指征呢？在此，我们明确提出颞叶囊肿的手术目的是三个防止：防止囊肿破裂出血，防止长期压迫影响脑发育，防止继发性癫痫形成。

有文献报道，颞叶囊肿外伤破裂率0.3%～6%，自发破裂率稍低，破裂后71.5%形成硬膜下出血，25%形成硬膜下积液，囊内出血约为3.5%。囊肿破裂的危险因素与囊肿体积有直接关系：直径＞5cm，Galassi Ⅱ型和Galassi Ⅲ型中大型囊肿更容易破裂出血。囊肿破裂导致的硬膜下出血，癫痫发生率高达24%，即使出血吸收后，仍有11%的患儿存在继发癫痫的风险。

0—6岁是儿童脑发育黄金期，囊肿对脑组织的显著压迫，直接影响了儿童脑发育，造成智力及各类认知能力落后于同龄儿童。瑞典卡罗琳斯卡医学院对15名患有颞叶蛛网膜囊肿的患儿进行术前术后智力测试，术前囊肿平均体积为68.1ml，术后囊肿显著缩小至37.3ml，测试结果显示，囊肿缩小解除脑组织压迫后，智力水平（韦氏儿童智力量表）和神经心理测试（NEPSY–Ⅱ）都有明显提升。挪威卑尔根大学同样发现颞叶囊肿患者的"迷宫学习"能力明显下降，而术后可得到改善，提示颞叶囊肿对空间认知能力有重要影响。若囊肿位于优势半球，对语言发育的影响也较为常见。挪威 Haukeland 大学医学院发现，左颞蛛网膜囊肿患儿的语言能力明显落后于右颞患儿，而术后这些患儿的言语功能都能恢复至正常水平。笔者也有同样体会，图 9–2 这是一例 2 岁患儿左颞蛛网膜囊肿，主诉语言发育迟缓、仅单字构音不能连句，行囊肿造瘘术后仅 1 个月，语言迅猛发展，居然可以连句表达，无论医生还是家长都感到惊奇。可见，在儿童脑发育黄金期，囊肿压迫对脑发育产生显著的阻碍作用，及时手术干预十分必要。

在临床工作中，颞叶囊肿首发症状为癫痫发作的病例并不常见。有文献报道，颞叶囊肿发生抽搐概率是 0.6%，应属小概率事件。另有大宗病例报道，发现颞叶囊肿与癫痫并无直接联系。因此，颞叶囊肿合并癫痫的病例，应着重明确致癫原因，慎重选择囊肿造瘘手术。

5. 颞叶囊肿手术方式的发展历程及目前国际公认的手术方式

颞叶囊肿的手术方式包括囊肿切除术，囊肿—腹腔分流术，囊肿造瘘术。目前，国内外公认囊肿造瘘术最适合颞叶囊肿的治疗，只有造瘘失败时，采用囊肿—腹腔分流手术加以补救，而囊肿切除术基本已停止使用，除非个别情况下，如囊肿挤压颞骨膨胀生长而与脑池不沟通无法造瘘的个例（图 9–3）。

(1) 囊肿切除术（marsupialization & cyst lining excision）：早在 1937 年，已有施行蛛网膜囊肿囊壁部分剥脱术的报道，并对切除的囊壁进行病理分析，以鉴别颅内肿瘤等其他病变。蛛网膜囊肿分为脏、壁两层，有学者发现囊肿的脏层为含有微绒毛的神经上皮结构，存在着分泌作用，致使囊肿不断增大，因此提出了要将囊肿完整切

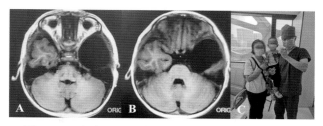

▲ 图 9–2　2 岁患儿左颞蛛网膜囊肿（A. 术前 MRI；B. 术后 MRI），造瘘手术解除颞叶压迫后，语言能力迅猛发育，令人惊奇

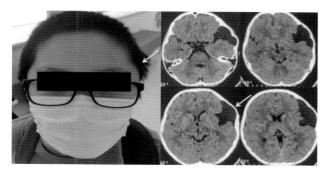

▲ 图 9–3　左颞蛛网膜囊肿挤压颅骨膨胀生长，变形明显（箭），而与脑池存在距离，不利于行造瘘手术

除的理论。经历过囊肿切除术的医生会有深刻体会，囊肿脏层与周围脑组织必然存在一定粘连，过分强调囊壁全切可能导致局部脑挫伤，术后发生癫痫、出血、偏瘫甚至下丘脑损伤等并发症。由于脑组织长期受压，囊肿切除后，原有空间仍然被脑脊液填充，并未有效解决占位效应。若囊壁未剥除干净，也未与周围脑池沟通，可能导致囊肿复发或形成顽固的硬膜下积液，只能靠囊肿—腹腔分流手术加以补救。鉴于囊肿切除术创伤大、复发率高、并发症多，甚至有婴幼儿死亡率高达 20% 的报道，目前基本已不再使用。

(2) 囊肿—腹腔分流术（cysto–peritoneal shunting）：1978 年首次出现囊肿—腹腔分流手术的报道。分流手术通过分流管使囊腔内的脑脊液缓慢流出，囊腔压力逐渐下降，囊肿体积有效缩小，手术操作简单、安全可靠，唯一缺点是体内异物植入。由于该术式可以迅速缩小囊肿体积，2000 年前后在国内极为流行，一度手术指征大幅度放宽，风靡一时。但在术后的随访过程中，患儿逐渐出现

剧烈头痛、耳鸣、视力下降、视盘水肿等体征，往往囊肿缩小越明显症状越严重，常合并裂隙脑室、反应性颅骨增生等。随着时间的推移，出现此类症状的患儿越来越多，甚至术后10余年才出现症状的患儿也大有人在。国内外学者逐渐意识到该术式导致了裂隙脑室综合征，但病理机制众说纷纭，唯一的补救措施是行脑室—腹腔分流术降低颅压。由此，该术式已基本淘汰，仅作为囊肿造瘘手术失败的补救方法临时应用。

（3）囊肿—脑池造瘘术（cystocistern fenestration）：随着囊肿切除术及囊肿—腹腔分流术的并发症日渐增多，囊肿—脑池造瘘术逐步兴起。内镜下囊肿造瘘术最早见于1993年的报道，当时仅报道了4例患者，因为设备未普及，内镜技术未能成功推广。随着技术进步，2001年再有临床报道支持内镜下囊肿造瘘术，提出内镜手术优于囊肿切除及分流手术。2010年以后，内镜手术开始广泛报道，内镜下颞叶蛛网膜囊肿造瘘手术单中心最大一组病例为40例，进一步肯定了内镜造瘘手术的优越性。

颞叶囊肿—脑池造瘘术，造瘘位置通常选择颈内动脉池、基底池、视交叉池，具体造瘘口的选择要根据术中情况，灵活掌握。哪里薄弱、哪里解剖结构清晰、哪里结构间隙大，就在哪里造口。造瘘口要足够大（1~1.5cm²）、尽量多（最好2个以上）。通过脏、壁两层双造瘘口使囊肿与蛛网膜下腔或脑池之间建立脑脊液内循环，有效分流囊腔中的脑脊液，缓解囊肿对毗邻脑组织的压迫。特别要注意，脏层囊壁造口后，还需将脑池深部蛛网膜结构一并打通（如Liliequist膜等），否则造瘘不确切，极易复发。

内镜手术的优势包括工作通道小，符合微创理念；近景直视下，对深方小孔道结构手术效果好。但是，内镜的局限性也十分突出：术者需要正规化内镜操作培训，门槛高；手术需要成套的内镜设备，硬件要求高；术者需要单手操作，灵活性较显微手术低；无吸引器，术中出血仅靠冲洗，安全性较显微手术低。

6. 颞叶囊肿的手术指征与天坛规范

北京天坛医院小儿神经外科每年收治大量颞叶囊肿的患儿，近20年采用术式也经历了囊肿切除术、囊肿—腹腔分流术、囊肿脑池造瘘术这一发展历程，手术指征也从一度放宽到逐渐收窄。

经过多年的实践积累，我们认为针对儿童颞叶囊肿的手术目的应是三个防止：防止破裂出血、防止脑发育不良、防止继发性癫痫，特别是前两者，意义更大。就年龄而言，0—6岁是儿童脑发育黄金期，应该积极治疗。但是，1岁以内婴幼儿脑脊液分泌旺盛，而蛛网膜颗粒再吸收能力尚未发育成熟，易造瘘失败而形成张力下硬膜下积液（图9-4），因此年龄设定为1—6岁。就体积而言，最长径＞5cm的巨大囊肿更易破裂出血，一旦出血，近1/4的概率可以继发癫痫，因此建议积极手术治疗。据此，我们制定出儿童颞叶蛛网膜囊肿的手术适应证并形成天坛规范。

① 年龄1—6岁，囊肿最长径＞5cm，对毗邻脑组织压迫明显者。

② 优势半球出现语言等认知功能发育迟缓者。

③ 局部骨质膨隆进行性生长者。

④ 囊肿有破裂史者。

⑤ 囊肿巨大，脑组织挤压明显甚至中线移位，年龄可适当放宽。

近10年来，我们应用神经内镜造瘘手术治疗颞叶囊肿，总体疗效满意。特别是近年来，由于颞叶囊肿病例数量大幅增长，现有内镜设备难以满足临床需要，部分病例转而行显微镜下造瘘手术，惊喜发现，治疗效果更加令人满意。显微镜

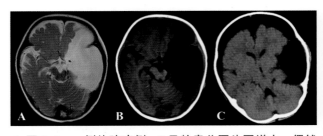

▲ 图9-4　一例外院病例：8月龄患儿因头围增大，偶然发现左颞蛛网膜囊肿（A和B），于2020-1-13行左颞囊肿造瘘术，术后患儿出现喷射性呕吐，精神萎靡，术后CT提示张力性硬膜下积液（C）

下颞叶囊肿造瘘手术的优势包括：手术切口及骨孔均符合微创理念，与内镜无异；双手操作，配合吸引器辅助，安全性大大提高；大大降低了手术门槛，有显微操作经验的医生均可胜任；不依赖内镜设备，可在基层医院普及。据此，我们对显微镜下和内镜下颞叶囊肿造瘘手术的两组病例进行了初步比较，发现无论是手术时间、术后平均住院日、术后并发症，两组均无显著性差异，证明显微镜下颞叶囊肿造瘘手术符合微创理念、安全有效，值得在基层医院大力推广。

前任世界小儿神经外科联盟主席 Di Rocco 教授也曾详细比较显微镜与内镜造瘘手术的优缺点。内镜手术的优势在于：①术中持续冲水，维持一定压力，可以减少囊腔压力骤降带来的风险；②内镜可以在瘘口处进行多角度观察。较显微镜而言，它的缺点是：①内镜工作通道狭窄，单手操作，无法进行"先提起、再剪开"的显微手术动作，易损伤隐藏在蛛网膜下的神经血管；②对于较大的囊腔，内镜仅获取一部分视野，囊腔呈"黑洞样"镜像，新手容易迷路；③术区一旦出血，内镜下视野模糊，难以止血，9.5% 需要中止手术转而进行显微手术加以补

救。时至今日，更多的学者倾向于使用显微镜行颞叶囊肿造瘘术。2019 年法国巴黎第六大学回顾了 240 例颞叶蛛网膜囊肿手术，发现显微镜手术相比内镜手术而言，无症状生存期更长、并发症更少。

北京天坛医院小儿神经外科针对颞叶囊肿造瘘手术，无论内镜下还是显微镜下均积累了大量经验。我们认为，颞叶囊肿属于浅部囊肿，更适于显微镜下操作：无论皮肤切口、骨瓣大小，均与内镜手术类似，体现了微创理念；术中双手操作，造瘘过程更加安全可靠；显微手术无须内镜设备及专门培训，大大降低了手术门槛，利于在基层医院推广普及，特别是避免了因缺乏内镜设备而仍在施行的囊肿—腹腔分流术所造成的潜在风险，使广大患儿受益巨大。

手术步骤展示见图 9-5。

病例展示

病例 1：4 岁男性患儿，头部外伤后偶然发现颅内囊性病变来我院就诊，行头部 CT/MR 提示左侧颞叶蛛网膜囊肿（52mm×48mm×43mm）（图 9-6）。

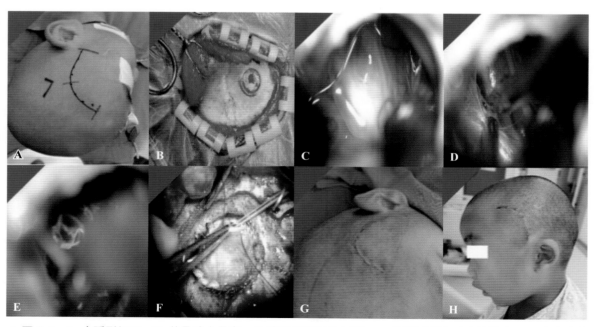

▲ 图 9-5　**A**. 小弧形切口；**B**. 单骨孔小骨窗；**C**. 囊肿脏层结构显露；**D**. 直视下颈内动脉池造瘘；**E**. 囊腔冲洗清亮；**F**. 自体筋膜修补；**G**. 小切口皮内缝合；**H**. 可不使用抗生素，术后 3 天出院

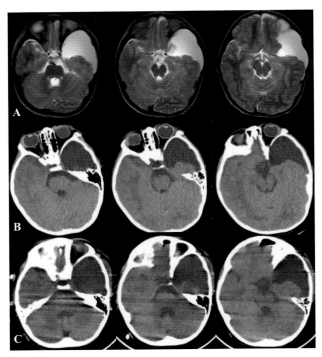

▲ 图 9-6　A 和 B. 术前；C. 术后

病例 2：4 岁男性患儿，因头痛 1 个月偶然发现颅内囊性病变来我院就诊，行头部 CT/MR 发现左颞巨大蛛网膜囊肿（113mm×80mm×86mm）（图 9-7）。

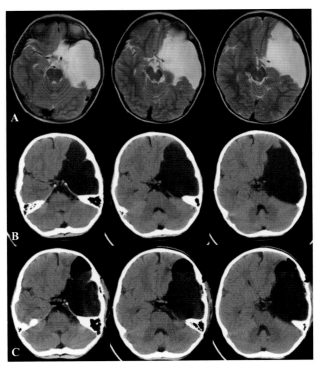

▲ 图 9-7　A 和 B. 术前；C. 术后

病例 3：2 岁男性患儿，主因语言发育迟缓，单字构音不能连句来我院就诊，行头颅 CT/MR 发现左颞蛛网膜囊肿（72mm×59mm×60mm）（图 9-8）。

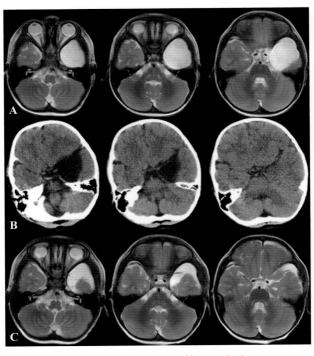

▲ 图 9-8　A 和 B. 术前；C. 术后

（本文引摘自 2020-10-27 和 2020-11-03 访谈内容）

参考文献

[1] Rengachary S S, Watanabe I. Ultrastructure and pathogenesis of intracranial arachnoid cysts[J]. J Neuropathol Exp Neurol, 1981, 40 (1): 61–83.

[2] Weber F, Knopf H. Incidental findings in magnetic resonance imaging of the brains of healthy young men[J]. J Neurol Sci, 2006, 240 (1–2): 81–84.

[3] Al-Holou W N, Yew A Y, Boomsaad Z E, et al. Prevalence and natural history of arachnoid cysts in children[J]. J Neurosurg Pediatr, 2010, 5 (6): 578–585.

[4] Huang J H, Mei W Z, Chen Y, et al. Analysis on clinical characteristics of intracranial Arachnoid Cysts in 488 pediatric cases[J]. Int J Clin Exp Med, 2015, 8 (10): 18343–18350.

[5] Rengachary S S, Watanabe I, Brackett C E. Pathogenesis of intracranial arachnoid cysts[J]. Surg Neurol, 1978, 9 (2): 139–144.

[6] Zada G, Krieger M D, Mcnatt S A, et al. Pathogenesis and treatment of intracranial arachnoid cysts in pediatric patients younger than 2 years of age[J]. Neurosurg Focus, 2007, 22 (2): E1.

[7] García Santos J M, Martínez-Lage J, Gilabert Ubeda A, et al.

Arachnoid cysts of the middle cranial fossa: a consideration of their origins based on imaging[J]. Neuroradiology, 1993, 35 (5): 355–358.

[8] Kimura R, Hayashi Y, Sasagawa Y, et al. Progressively enlarged convexity arachnoid cysts in elderly patients: A report of 2 cases[J]. World Neurosurg, 2020, 135: 253–258.

[9] Cress M, Kestle J R, Holubkov R, et al. Risk factors for pediatric arachnoid cyst rupture/hemorrhage: a case–control study[J]. Neurosurgery, 2013, 72 (5): 716–722; discussion 722.

[10] Go K G, Houthoff H J, Blaauw E H, et al. Arachnoid cysts of the sylvian fissure. Evidence of fluid secretion[J]. J Neurosurg, 1984, 60 (4): 803–813.

[11] Ma G, Li X, Qiao N, et al. Suprasellar arachnoid cysts in adults: clinical presentations, radiological features, and treatment outcomes[J]. Neurosurg Rev, 2020.

[12] 王新生, 朴明学, 宗绪毅, 等. 鞍上囊肿的内镜治疗 [J]. 中国微侵袭神经外科杂志, 2005, 10 (5): 201-202.

[13] Mustansir F, Bashir S, Darbar A. Management of arachnoid cysts: a comprehensive review[J]. Cureus, 2018, 10 (4): e2458.

[14] Crimmins D W, Pierre–Kahn A, Sainte–Rose C, et al. Treatment of suprasellar cysts and patient outcome[J]. J Neurosurg, 2006, 105 (2 Suppl): 107–114.

[15] Gui S B, Wang X S, Zong X Y, et al. Suprasellar cysts: clinical presentation, surgical indications, and optimal surgical treatment[J]. BMC Neurol, 2011, 11: 52.

[16] Kelly K A, Sherburn M M, Sellyn G E, et al. Management of suprasellar arachnoid cysts in children: a systematic literature review highlighting modern endoscopic approaches[J]. World Neurosurg, 2020, 141: e316–e323.

[17] Arai H, Sato K. Posterior fossa cysts: clinical, neuroradiological and surgical features[J]. Childs Nerv Syst, 1991, 7 (3): 156–164.

[18] Rabiei K, Högfeldt M J, Doria–Medina R, et al. Surgery for intracranial arachnoid cysts in children–a prospective long–term study[J]. Childs Nerv Syst, 2016, 32 (7): 1257–1263.

[19] Choi J W, Lee J Y, Phi J H, et al. Stricter indications are recommended for fenestration surgery in intracranial arachnoid cysts of children[J]. Childs Nerv Syst, 2015, 31 (1): 77–86.

[20] 徐永革. 颅中窝蛛网膜囊肿 (MFAC) 及其处理策略 [J]. 中国微侵袭神经外科杂志, 2006, 11 (6): 285-288.

[21] 高亮, 周良辅. 颅中窝蛛网膜囊肿的外科治疗 [J]. 中国临床神经外科杂志, 2000, 5 (3): 161-163.

[22] Azab W A, Almanabri M, Yosef W. Endoscopic treatment of middle fossa arachnoid cysts[J]. Acta Neurochir (Wien), 2017, 159 (12): 2313–2317.

[23] Tinois J, Bretonnier M, Proisy M, et al. Ruptured intracranial arachnoid cysts in the subdural space: evaluation of subduro–peritoneal shunts in a pediatric population[J]. Childs Nerv Syst, 2020, 36 (9): 2073–2078.

[24] Balestrino A, Piatelli G, Consales A, et al. Spontaneous rupture of middle fossa arachnoid cysts: surgical series from a single center pediatric hospital and literature review[J]. Childs Nerv Syst, 2020.

[25] Won S Y, Konczalla J, Dubinski D, et al. A systematic review of epileptic seizures in adults with subdural haematomas[J]. Seizure,

2017, 45: 28–35.

[26] Sabo R A, Hanigan W C, Aldag J C. Chronic subdural hematomas and seizures: the role of prophylactic anticonvulsive medication[J]. Surg Neurol, 1995, 43 (6): 579–582.

[27] Sandvik U, Adolfsson T, Jacobson D N, et al. Cognition in Children with Arachnoid Cysts[J]. J Clin Med, 2020, 9 (3).

[28] Isaksen E, Leet T H, Helland C A, et al. Maze learning in patients with intracranial arachnoid cysts[J]. Acta Neurochir (Wien), 2013, 155 (5): 841–848; discussion 848.

[29] P B G, Schmid M, Hammar A, et al. Intracranial arachnoid cysts: impairment of higher cognitive functions and postoperative improvement[J]. J Neurodev Disord, 2013, 5 (1): 21.

[30] Arroyo S, Santamaria J. What is the relationship between arachnoid cysts and seizure foci?[J].Epilepsia,1997, 38 (10): 1098–1102.

[31] Heritage K. Suprasellar Arachnoid Cyst[J]. Proc R Soc Med, 1937, 31 (1): 9–11.

[32] Tamburrini G, Caldarelli M, Massimi L, et al. Subdural hygroma: an unwanted result of Sylvian arachnoid cyst marsupialization[J]. Childs Nerv Syst, 2003, 19 (3): 159–165.

[33] Stein S C. Intracranial developmental cysts in children: treatment by cystoperitoneal shunting[J]. Neurosurgery, 1981, 8 (6): 647–650.

[34] 张玉琪, 马振宇. 囊肿 – 腹腔分流治疗儿童颅内蛛网膜囊肿 [J]. 中华神经外科杂志, 2000, 16 (4): 216.

[35] Epstein F J, Fleischer A S, Hochwald G M, et al. Subtemporal craniectomy for recurrent shunt obstruction secondary to small ventricles[J]. J Neurosurg, 1974, 41 (1): 29–31.

[36] Kaufman B, Weiss M H, Young H F, et al. Effects of prolonged cerebrospinal fluid shunting on the skull and brain[J]. J Neurosurg, 1973, 38 (3): 288–297.

[37] Arai H, Sato K, Wachi A, et al. Arachnoid cysts of the middle cranial fossa: experience with 77 patients who were treated with cystoperitoneal shunting[J]. Neurosurgery, 1996, 39 (6): 1108–1112; discussion 1112–1113.

[38] Rappaport Z H. Suprasellar arachnoid cysts: options in operative management[J]. Acta Neurochir (Wien), 1993, 122 (1–2): 71–75.

[39] Chen Y, Fang H J, Li Z F, et al. Treatment of middle cranial fossa arachnoid cysts: a systematic review and meta–analysis[J]. World Neurosurg, 2016, 92: 480–490.e2.

[40] Di Rocco F, S R J, Roujeau T, et al. Limits of endoscopic treatment of sylvian arachnoid cysts in children[J]. Childs Nerv Syst, 2010, 26 (2): 155–162.

[41] Amelot A, Beccaria K, Blauwblomme T, et al. Microsurgical, endoscopic, and shunt management of pediatric temporosylvian arachnoid cysts: a comparative study[J]. J Neurosurg Pediatr, 2019: 1–9.

[42] Kimiwada T, Hayashi T, Narisawa A, et al. Shunt placement after cyst fenestration for middle cranial fossa arachnoid cysts in children[J]. J Neurosurg Pediatr, 2015, 16 (5): 533–539.

[43] Schroeder H W, Oertel J, Gaab M R. Incidence of complications in neuroendoscopic surgery[J]. Childs Nerv Syst, 2004, 20 (11–12): 878–883.

第 10 章　宫剑教授谈儿童蛛网膜囊肿分流管依赖综合征的天坛诊疗规范

神外前沿讯，在前期的访谈中，北京天坛医院小儿神经外科主任宫剑教授已经详细为大家讲解了儿童颅内蛛网膜囊肿的发生机制及治疗策略。本章针对儿童囊肿—腹腔分流术后出现的分流管依赖综合征及治疗策略，对宫剑教授进行后续访谈。

访谈及案例主要内容如下。

1. 请您再简述一下儿童颅内蛛网膜囊肿

儿童颅内蛛网膜囊肿较为常见，多为先天形成，人群发生率 0.3%～2.6%，绝大多数无须手术治疗。具体治疗原则是：鞍上池囊肿合并梗阻性脑积水应该积极治疗；颞叶囊肿治疗应依据天坛规范；颅后窝囊肿手术要慎重，若合并梗阻性脑积水，优先解除脑积水更为安全。各部位囊肿术式选择上，应首选内镜或显微镜下造瘘手术，囊肿—腹腔分流手术是囊肿造瘘术失败后的补救方法，不宜过多提倡。

2. 蛛网膜囊肿—腹腔分流术的发展历史及目前出现的问题

针对蛛网膜囊肿的各种术式发展已近百年，囊肿—腹腔分流术是在传统开颅囊肿摘除术的基础上发展而来，最早报道见于 1978 年，由纽约州立大学州南部医学中心神经外科 Stein 报道。由于操作简单，可使囊肿迅速缩小，逐渐推广；国内在 2000 年前后广为应用，风靡一时，成为蛛网膜囊肿手术治疗的首选术式。甚至一度认为，囊肿体积缩小越迅速，手术效果越好。随之，手术适应证进一步扩大，许多囊肿体积小、无症状、学龄后青少年也纳入手术范围，手术泛化趋势明显。随着时间推移，分流术的弊端逐渐显现。除了各类分流术固有缺陷，即体内异物植入终身带管外，囊肿—腹腔分流术特有的分流管依赖综合征逐渐显现，日趋增多，已成为困扰每一个小儿神经外科医生的医源性难题。

3. 请简述一下分流管依赖综合征

分流管依赖综合征（shunt dependency syndrome）是蛛网膜囊肿—腹腔分流术后的常见并发症，特点是患者分流术后逐渐出现不明原因的剧烈头痛、耳鸣、视力下降、视盘水肿等症状体征，常合并脑室裂隙状缩小、反应性颅骨增生、颅腔容积减小、小脑扁桃体下疝等（图 10-1）。1990 年，日本东京都 FUCHU 医院报道了全球的第一例蛛网膜囊肿分流术后分流管依赖综合征病例，患者为一名 8 岁儿童，行右颞蛛网膜囊肿—腹腔分流术后 2 年出现头痛。1996 年，日本顺天堂大学统计发现约 5% 的囊肿—腹腔分流术患者可以出现分流管依赖综合征。随着时间推移，出现此类症状的患儿越来越多。学者们逐渐意识到分流管依赖综合征的发生率被大大低估，其发生率可能高达

20%～30%。北京天坛医院小儿神经外科每年接诊全国各地分流管依赖患儿数十例，其中我院术后发生率约为 3%，略低于日本相关报道。

4. 分流管依赖综合征的发生机制

分流管依赖综合征的病生理机制目前仍未明确，国内外众说纷纭，有的学者认为这是裂隙脑室综合征的一种表现。裂隙脑室综合征（slit ventricle syndrome）理论的雏形是在 1973 年由纽约州立大学州南部医学中心神经外科 Stein 医师提出的：他发现因脑积水而行脑室—腹腔分流术的患者可以出现术后颅内压增高但脑室缩小（small ventricle）的反常现象。其解释是患者起病迅速，症状明显，脑室还来不及扩张。与囊肿分流术后的分流管依赖综合征相比较，虽然两者的诱因都是分流管异常，但裂隙脑室综合征有颅内高压和颅内低压交替的双相表现，分流管依赖综合征则仅表现为颅内高压。我们 2013 年报道了 13 例蛛网膜囊分流术后分流管依赖的患者，其可能的发生机制包括：①蛛网膜囊肿分流后，随着囊腔逐渐缩小，可以堵塞分流管囊肿段，导致间断性的颅内高压；②反复颅内高压导致胶质细胞纤维化、瘢痕化，脑组织的弹性和顺应性逐渐下降；③持续囊腔引流导致蛛网膜颗粒重吸收功能萎缩，逐渐纤维化，脑脊液不能再通过正常渠道重吸收；④当分流管完全堵塞时，颅内压迅速升高，脑室系统受压呈裂隙状改变。

需要指出，分流管依赖综合征可导致多种并发症：囊液持续引流导致低颅压状态，可使儿童颅腔发育异常，出现反应性颅骨增生和颅缝早闭，又称脑颅不称（cephalocranial disproportion）；当大脑逐渐发育成熟，这些患儿却因颅腔容量不足而导致颅高压症状，进一步引起小脑扁桃体下疝畸形（图 10-2）。

5. 分流管依赖综合征的疾病鉴别

分流管依赖综合征的患儿，由于颅压增高，常常影响静脉窦回流，在神经内科就诊，往往误诊为静脉窦血栓形成。儿童静脉窦血栓较为罕见，发生率仅 0.7/10 万，主要继发于头部外伤、颅内感染、脑肿瘤等，可通过 CT 或 MR 静脉成像、血纤维蛋白降解产物等检查进一步鉴别。在此需要提醒儿科及神经内科同道，若患儿存在颅内蛛网膜囊肿 - 腹腔分流手术史，出现剧烈头痛，影像学提示静脉窦纤细甚至闭塞，首先要考虑分流管依赖综合征，请神经外科医生会诊，不要按照静脉窦血栓治疗，一旦造成进一步颅压增高，脑疝形成，危及生命。

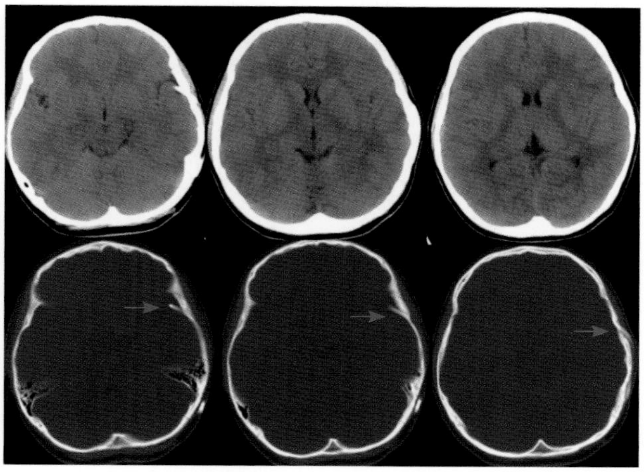

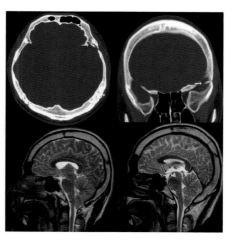

▲ 图 10-1　11 岁男性患儿，主诉"左颞蛛网膜囊肿－腹腔分流术后 9 年，间断性头痛 1 个月进行性加重，恶心呕吐 4 天"；头颅 CT 显示：双侧脑室裂隙状缩小，箭指示分流管囊肿段端

▲ 图 10-2　23 岁男性患者，主诉"左颞蛛网膜囊肿－腹腔分流术后 14 年，间断性头痛 8 个月，持续不缓解"；头颅 CT 显示颅骨显著增生（上排图）；头颅 MRI 显示小脑扁桃体下疝（下排图）；箭指示分流管囊肿端

可供鉴别的特点还包括，分流管依赖综合征的患儿可以通过少量释放脑脊液，如腰穿或颅压监测探头植入，有效地暂时缓解剧烈头痛，而往往输注甘露醇无效。原理是，甘露醇通过渗透压差将脑实质内的水分吸入血管内腔，对脑实质水肿更有效；而分流管依赖患儿的颅高压原因并非脑水肿，而是颅腔容积减少，因此对甘露醇并不敏感。

6. 分流管依赖综合征的治疗方法

由于影像学常常提示脑室缩小，经验少的医生很容易误诊为过度引流造成的低颅压。韩国首尔大学附属医院小儿神经外科曾报道一例患者按照低颅压治疗，结扎囊肿—腹腔分流管，导致颅内压进一步升高，直至双眼失明的严重后果。

对于囊肿—腹腔分流术后已确诊的分流管依赖综合征的患儿，目前的治疗方法大致包括以下方面。

(1) 颞肌下减压或去骨瓣减压术：该术式最早见于 20 世纪 70 年代，当时临床医生已观察到脑脊液分流术后患者出现颅内高压，且合并脑室明显缩小的现象。受当时技术限制，无法再行脑室—腹腔分流术，只能通过最简单地去骨瓣减压术缓解患者的颅高压症状。该术式创伤大，颅骨缺损失去保护作用，严重影响患者外观，目前已很少使用。

(2) 腰大池—腹腔分流术：有的学者为了避免再次经颅手术，选用腰大池—腹腔分流术。但随访时发现，术后由于压力差，小脑扁桃体被"吸"入枕骨大孔内，导致医源性的小脑扁桃体下疝。虽然操作较为简单，但腰大池—腹腔分流管容易堵塞、移位，二次手术率高达 52%，随着影像导航系统的进步，目前已很少使用。

(3) 寰枕减压术治疗小脑扁桃体下疝：寰枕减压术并不是分流管依赖综合征的治疗手段，但由于部分患者合并小脑扁桃体下疝，经验较少的医生可能误诊为 Chiari 畸形而行寰枕减压术。需要

指出，高颅压状态下的小脑扁桃体下疝是寰枕减压术的手术禁忌证，术后症状可能加重，严重者危及生命。

(4) 侧脑室—腹腔分流术：基于目前认识，分流管依赖综合征的病生理机制是人体在长期的脑脊液分流状态之下失去了正常的脑脊液吸收、循环功能。随着囊肿的逐渐缩小，分流管囊肿端被挤压，导致引流不通畅或者堵塞，即出现颅内高压。这种功能缺陷无法扭转，唯一的治疗手段是脑室内植入新的分流管引流无法被正常吸收的脑脊液。目前，多项临床研究表明侧脑室—腹腔分流术可以有效缓解分流管依赖患者的高颅压危象，值得推广。

7. 分流管依赖综合征天坛诊疗规范

针对囊肿—腹腔分流术后出现分流管依赖综合征的患儿，如何诊治，我们初步制定出天坛诊疗规范。

首先施行颅压监测探头植入术（图 10-3），通过硬膜外留置颅内压传感器，对颅内压持续 24h 监测，颅内压持续偏高者即可确诊。由于不同年龄段的儿童可耐受的最高颅内压力不同，目前国际上对儿童的正常颅内压范围并未有公认的标准。一般认为，正常儿童的颅内压力不应超过 10mmHg（135mmH$_2$O）。颅内压为 10mmHg 时，儿童的耐受时间为 180min 内；颅内压为 15mmHg 时，儿童的耐受时间为 30~60min；颅内压达 20mmHg 时，儿童的耐受时间仅为 7min。具体到临床上，要结合患儿症状、体征综合判断颅内高压的程度。

在手术指征的把控上，我们制订了如下标准。

① 患儿系囊肿—腹腔分流术后。

② 剧烈头痛（还可合并其他颅高压症状）。

③ 颅内压监测压力大于 20mmHg 并持续 1h 以上。

④ 眼底视盘水肿。

⑤ 影像学提示分流管囊肿端堵塞（常合并分流泵弹性失效），或裂隙脑室形成，或皮质沟回明

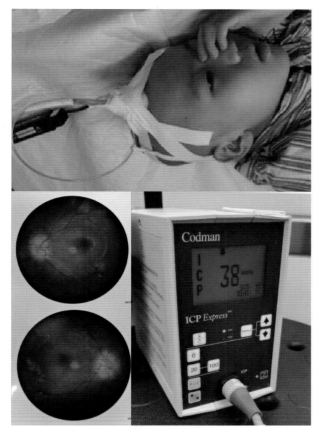

▲ 图 10-3　患儿往往合并眼底视盘水肿，颅内压监测显示压力值持续高位

显变浅，或小脑扁桃体下疝形成等。

⑥ 头痛对输注甘露醇不敏感，而少量脑脊液释放即可有效缓解。

满足①②③项即有手术指征；在此基础上，合并④⑤⑥项的任意一项即强烈建议手术。

在术式选择上，我们认为首选侧脑室—腹腔分流术解除高颅压危象。由于分流管依赖综合征的患儿脑室极度缩小，呈裂隙状，侧脑室体部

的最宽径往往不超过 3mm，放置分流管非常困难。如果不能准确定位，反复多次脑室穿刺，很容易导致脑出血及脑损伤；即使侥幸放入脑室内，也不能保证分流管位置良好。分流管位置不佳会大大增加分流管堵塞的风险，导致手术失败。因此，我们采用机器人辅助术中导航，穿刺误差控制在 2mm 以内，安全有效（图 10-4）。基于导航辅助的分流手术成功率远高于手工盲穿（90% vs 68%），值得推广。

综上所述，分流管依赖综合征是儿童颅内蛛网膜囊肿—腹腔分流术后严重并发症，易误诊与漏诊，对经治医生临床经验要求高。治疗上首选侧脑室—腹腔分流术，由于脑室狭小呈裂隙状，手术难度大，需要专业团队及设备参与，以确保成功。

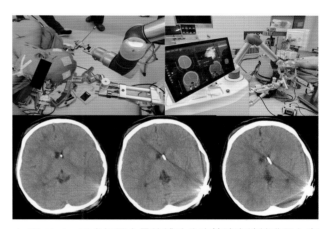

▲ 图 10-4　手术机器人导航辅助分流管脑室端精准置入左侧脑室额角

（本文引摘自 2020-03-02 访谈内容）

参考文献

[1] Al-Holou W N, Yew A Y, Boomsaad Z E, et al. Prevalence and natural history of arachnoid cysts in children[J]. J Neurosurg Pediatr, 2010, 5(6): 578–585.

[2] Weber F, Knopf H. Incidental findings in magnetic resonance imaging of the brains of healthy young men[J]. J Neurol Sci, 2006, 240(1–2): 81–84.

[3] Heritage K. Suprasellar arachnoid cyst[J]. Proc R Soc Med, 1937, 31(1): 9–11.

[4] Stein S C. Intracranial developmental cysts in children: treatment by cystoperitoneal shunting[J]. Neurosurgery, 1981, 8(6): 647–650.

[5] 高亮，周良辅．颅中窝蛛网膜囊肿的外科治疗 [J]．中国临床神经外科杂志，2000, 5(3): 161-163.

[6] 张玉琪，马振宇．囊肿 - 腹腔分流术治疗儿童颅内蛛网膜囊肿 [J]．中华神经外科杂志，2000, 16(4): 216.

[7] Aoki N, Sakai T, Umezawa Y. Slit ventricle syndrome after cyst–peritoneal shunting for the treatment of intracranial arachnoid cyst[J]. Childs Nerv Syst, 1990, 6 (1): 41–43.

[8] Arai H, Sato K, Wachi A, et al. Arachnoid cysts of the middle cranial fossa: experience with 77 patients who were treated with cystoperitoneal shunting[J]. Neurosurgery, 1996, 39 (6): 1108–1112; discussion 1112–1113.

[9] Rekate H L. Shunt–related headaches: the slit ventricle syndromes[J]. Childs Nerv Syst, 2008, 24 (4): 423–430.

[10] Epstein F J, Fleischer A S, Hochwald G M, et al. Subtemporal craniectomy for recurrent shunt obstruction secondary to small ventricles[J]. J Neurosurg, 1974, 41 (1): 29–31.

[11] Kaufman B, Weiss M H, Young H F, et al. Effects of prolonged cerebrospinal fluid shunting on the skull and brain[J]. J Neurosurg, 1973, 38 (3): 288–297.

[12] Li C, Yin L, Jiang T, et al. Shunt dependency syndrome after cystoperitoneal shunting of arachnoid cysts[J]. Childs Nerv Syst, 2014, 30 (3): 471–476.

[13] Sunami K, Saeki N, Sunada S, et al. Slit ventricle syndrome after cyst–peritoneal shunting for temporal arachnoid cyst in children–– a clinical entity difficult to detect on neuroimaging study[J]. Brain Dev, 2002, 24 (8): 776–779.

[14] Yoon M K, Parsa A T, Horton J C. Skull thickening, paranasal sinus expansion, and sella turcica shrinkage from chronic intracranial hypotension[J]. J Neurosurg Pediatr, 2013, 11 (6): 667–672.

[15] Weinzweig J, Bartlett S P, Chen J C, et al. Cranial vault expansion in the management of postshunt craniosynostosis and slit ventricle syndrome[J]. Plast Reconstr Surg, 2008, 122 (4): 1171–1180.

[16] De Lima M H, Harshbarger R J, George T M. Treatment of cephalocranial disproportion in shunt–induced slit ventricle syndrome with cranial vault distraction osteogenesis[J]. Pediatr Neurosurg, 2013, 49 (3): 187–192.

[17] Connor P, Sánchez Van Kammen M, Lensing A W A, et al. Safety and efficacy of rivaroxaban in pediatric cerebral venous thrombosis (EINSTEIN–Jr CVT)[J]. Blood Adv, 2020, 4 (24): 6250–6258.

[18] Lazzareschi I, Curatola A, Gatto A, et al. Diagnosis and management of cerebral venous sinus thrombosis in children: a single–center retrospective analysis[J]. Childs Nerv Syst, 2021, 37 (1): 153–160.

[19] Tenny S, Patel R, Thorell W. Mannitol,StatPearls, Treasure Island (FL): StatPearls Publishing Copyright © 2020, StatPearls Publishing LLC.,2020.

[20] Kim S K, Cho B K, Chung Y N, et al. Shunt dependency in shunted arachnoid cyst: a reason to avoid shunting[J]. Pediatr Neurosurg, 2002, 37 (4): 178–185.

[21] Zhong S, Huang G J, Susarla S M, et al. Quantitative analysis of dual–purpose, patient–specific craniofacial implants for correction of temporal deformity[J]. Neurosurgery, 2015, 11 Suppl 2: 220–229; discussion 229.

[22] Yang C, Deng X, Yang J, et al. Shunt dependency syndrome and acquired Chiari malformation secondary to cerebrospinal fluid diversion procedures: a 9–year longitudinal observation[J]. Childs Nerv Syst, 2019, 35 (4): 707–711.

[23] Lam F C, Wheatley M B, Mehta V. Treatment of secondary tonsillar herniation by lumboperitoneal shunt revision[J]. Can J Neurol Sci, 2007, 34 (2): 237–242.

[24] Hidalgo J A, Tork C A, Varacallo M: Arnold Chiari Malformation,StatPearls, Treasure Island (FL): StatPearls Publishing Copyright © 2020, StatPearls Publishing LLC.,2020.

[25] Dyson E W, Chari A, Toma A K, et al. Failed foramen magnum decompression in Chiari I malformation is associated with failure to restore normal intracranial compliance: an observational cohort study[J]. Neurosurgery, 2020, 86 (6): e552–e557.

[26] Laviv Y, Michowitz S. Acute intracranial hypertension and shunt dependency following treatment of intracranial arachnoid cyst in a child: a case report and review of the literature[J]. Acta Neurochir (Wien), 2010, 152 (8): 1419–1423; discussion 1422–1423.

[27] Fang T, Xu J, Wang S, et al. Analysis of therapeutic choices for slit ventricle syndrome after cyst–peritoneal shunting for temporal arachnoid cysts in children[J]. J Neurosurg Pediatr, 2010, 6 (5): 474–480.

[28] Kukreti V, Mohseni–Bod H, Drake J. Management of raised intracranial pressure in children with traumatic brain injury[J]. J Pediatr Neurosci, 2014, 9 (3): 207–215.

[29] Aylward S C. Pediatric idiopathic intracranial hypertension: a need for clarification[J]. Pediatr Neurol, 2013, 49 (5): 303–304.

[30] Pedersen S H, Lilja–Cyron A, Astrand R, et al. Monitoring and measurement of intracranial pressure in pediatric head trauma[J]. Front Neurol, 2019, 10: 1376.

[31] Craven C L, Pradini–Santos L, Goel A, et al. Approach to slitlike ventricles: parietal–occipital versus frontal burr catheter entry sites[J]. World Neurosurg, 2020, 135: e447–e451.

[32] Janson C G, Romanova L G, Rudser K D, et al. Improvement in clinical outcomes following optimal targeting of brain ventricular catheters with intraoperative imaging[J]. J Neurosurg, 2014, 120 (3): 684–696.

[33] Peng A, Yang M, Zhao H, et al. Compared with conventional procedures, an intraoperative navigation system for ventriculoperitoneal shunting via the occipital horn improves outcomes in patients with hydrocephalus[J]. Br J Neurosurg, 2020: 1–9.

第11章　宫剑教授谈儿童 Chiari 畸形的天坛小儿神外诊疗策略

神外前沿讯，很多儿童因各种原因偶然发现小脑扁桃体下疝，到医院咨询时经常听到医生提起 Chiari 畸形。究竟小脑扁桃体下疝与 Chiari 畸形是什么关系？什么情况下才需要手术？针对儿童 Chiari Ⅰ 型的手术，需要解决哪两个主要问题？目前临床上有哪些成熟有效的术式？

为此我们专门访问了北京天坛医院小儿神经外科主任宫剑教授，请他为我们介绍一下针对儿童 Chiari 畸形的天坛诊疗策略。

访谈内容如下。

1. 儿童小脑扁桃体下疝常见吗？它与 Chiari 畸形是什么关系？与颅底凹陷、扁平颅底又如何区别呢

颅内小脑扁桃体下疝是指小脑扁桃体疝入枕骨大孔甚至椎管，分为先天性和继发性。先天性小脑扁桃体下疝人群发生率为 0.5%～3.5%，好发于 0—10 岁儿童，多数不需要手术治疗。继发性小脑扁桃体下疝是因颅内原发病灶，如肿瘤、出血、挫裂伤等致使颅压增高，将小脑扁桃体推挤进入枕骨大孔，需要治疗原发病而解除下疝。

Chiari 畸形是一组累及颅后窝颅骨、小脑、脑干及颈髓的颅颈交界区病变。1891 年由奥地利病理学家 Hans Chiari 首先提出，他对一名死于伤寒的 17 岁女性进行解剖，发现"小脑扁桃体成圆锥体样下疝至枕骨大孔及椎管内"，将其定义为 "Chiari 畸形" 并沿用至今。

因此，Chiari 畸形既往又称为"先天性小脑扁桃体下疝""小脑扁桃体异位"等；而小脑扁桃体下疝并不都属于 Chiari 畸形，还可能是其他颅内疾患导致代偿性生理改变，即"继发性小脑扁桃体下疝"。

其他易混淆的概念还包括以下方面。

颅底凹陷症（basilar invagination），是指颈椎相对位置偏高、偏后，枢椎齿状突侵入枕骨大孔内，超过硬腭后缘—枕骨大孔后缘连线（Chamberlain 线）大于 5mm（图 11-1），向后方压迫延颈髓，堵塞脑脊液循环通道。可见于先天性颅、椎骨发育不良、风湿性关节炎等疾病，33% 合并 Chiari 畸形。

扁平颅底（Platybasia），是指鼻根—鞍结节连线与鞍结节—枕大孔前沿连线的夹角（Welcher-Basal 角）过大（超过 130°～140°），导致颅后窝的容积减少。据报道，Chiari Ⅰ 型中 60% 可发现扁平颅底。

由于概念繁多，极易混淆，与 Chiari 畸形相关的其他常见疾病列表如下（表 11-1）。

2. 儿童 Chiari 畸形形成的原因

国内外有大量针对 Chiari 畸形的病理学研究，但迄今为止，没有一种理论能够清晰阐述。常见的观点包括以下方面。

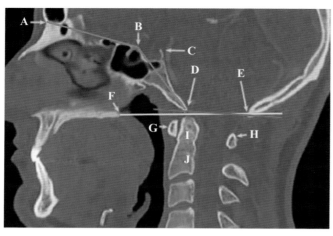

A. 鼻根　　　　　F. 硬腭后缘
B. 鞍结节　　　　G. 寰椎前弓
C. 鞍背　　　　　H. 寰椎后弓
D. 枕骨大孔前缘　I. 齿状突
E. 枕骨大孔后缘　J. 枢椎椎体

绿线夹角（ABD）：Welcher–Basal 角
红线（DE）：McRae 线
黄线（FE）：Chamberlain 线

▲ 图 11-1　颅颈交界区畸形测量方法

表 11-1　与 Chiari 畸形相关的其他常见疾病

病　种	病　因	导致 Chiari 畸形的机制
脊柱裂（spina bifida）	叶酸缺乏、妊娠期服用抗癫痫药、糖尿病等	胎儿神经管闭合不全导致脑脊液持续外漏，菱脑泡无法扩张，颅后腔随之塌陷，导致颅后腔狭小
寰枕关节不稳（atlantoaxial instability）	软骨发育不全、成骨不全、先天性脊柱侧弯、Down 综合征、Morquio 综合征、神经纤维瘤病、风湿性关节炎	枢椎齿突后移，压迫脊髓，导致颈部肌肉功能异常，小脑扁桃体代偿性下行，保护脊髓被骨性组织挤压
脊髓拴系综合征（tethered cord syndrome）	脊髓纵裂、脂肪瘤、皮毛窦等，也看见于终丝纤维化、弹性变差	小脑扁桃体被牵扯下疝
Klippel–Feil 综合征	尚不明确，可能与骨形成的基因突变有关	椎体融合、节段消失、椎管狭窄，常见于 $C_2 \sim C_3$，导致短颈；可能合并颅底凹陷和脊髓拴系
小脑幕切迹发育不良、下降	不明	小脑幕与枕骨大孔之间的距离缩短，导致颅后窝空间狭小
巨脑回（microgyria）	神经元移行异常，脑组织缺少分子层及颗粒细胞层	颅后窝内容物增多
Ehlers–Danlos 综合征和 Marfan 综合征等结缔组织病	基因突变	韧带松弛导致关节不稳，合并颅底凹陷

　　（1）颅腔内容物与容积不匹配假说：先天发育或颅腔容积过小或内容物过多，导致颅后窝拥挤，小脑扁桃体疝入枕骨大孔。

　　（2）压力锤效应假说：胎儿发生脑积水后，脑室系统顺应性降低，一旦失代偿，颅后窝内容物下疝，形成 Chiari 畸形。

　　（3）脊髓腔低压效应假说（suck and slosh effect）：正常情况，脑/脊蛛网膜下腔相通且压力平衡，当脊膜膨出或腰大池—腹腔引流后，脊髓腔压力降低，颅后窝内容物会被"吸入"枕骨大孔，导致小脑扁桃体下疝。

　　3. Chiari 畸形的临床分型很复杂，能简单描述一下吗？哪种最常见

　　根据影像学的不同表现，Chiari 畸形具体分为 0 型、Ⅰ 型、1.5 型、Ⅱ 型、Ⅲ 型、Ⅳ 型、Ⅴ 型

（表 11-2）。Chiari Ⅰ 型临床最为常见，诊断标准是小脑扁桃体疝出的部分低于 McRae 线（枕大孔前后点连线）超出 5mm。此标准于 1986 年由美国影像学家 Barkovich 提出并沿用至今。Chiari Ⅰ 型人群发病率 0.5%～3.6%，占 Chiari 畸形的 85%～90%。好发于 0—10 岁儿童，平均诊断年龄 7.6 岁，男女比例基本相当。93% 的 Chiari Ⅰ 型患儿无临床症状，不合并脊髓空洞和脑积水，又称为 "良性 Chiari Ⅰ 型"，不需要手术治疗，定期随访即可。其余 7% 需要手术的 Chiari Ⅰ 型患儿，9.6% 合并脑积水；23%～57% 合并脊髓空洞（其中 86% 位于颈段）；14%～22.4% 患儿合并脊柱侧弯。

Chiari Ⅰ 型的临床症状体征可分为 5 种类型。① Chiari 头痛：此特征性头痛包括三大特征，疼痛位于颈枕部，疼痛可被 Valsalva 动作（屏气、提重物时）诱发，以及呈发作性短时间疼痛，常为数秒或数分钟；②脑神经受累症状：如复视、三叉神经痛、听力下降、吞咽困难等；③脑干受累症状：如呼吸节律变化、眼球震颤等；④小脑受累症状：头晕，步态不稳，共济失调；⑤脊髓受累症状：分离性感觉障碍、鱼际肌萎缩。这些临床症状与体征对于手术的选择及预后的评估有重要价值。

4. Chiari Ⅰ 型国际公认的手术指征是什么？是否应该早发现早治疗

针对 Chiari Ⅰ 型国际上并没有公认的手术指征（表 11-3）。综合各主要医学中心治疗方案，与手术指征相关的因素主要包括：①是否符合 Chiari Ⅰ 型，即疝出的小脑扁桃体超出 McRae 线 5mm；②是否有典型的 Chiari 头痛及其他相关症状体征；③是否合并脊髓空洞。

表 11-2　Chiari 畸形各种临床分型及治疗

分　型	病　因	流行病学	诊　断	目前治疗手段
0	不明	占 Chiari 畸形的 3.5%	①可能仅有脊髓空洞 ②小脑下疝 0～3mm	颅后窝减压
Ⅰ	颅后窝体积缩小所致	① 发病率：0.5%～3.6%，占 Chiari 畸形的 85%～90%；最常见 ②症状最轻，常常偶然发现；症状：上述的 5 类症状，包括 Chiari 头痛、脑神经受累、脑干受累、小脑受累及脊髓受累症状	① 颅后窝容量减少，小脑扁桃体低于 McRae 线＞5mm ②影像学符合第 1 条的患者中只有 7% 有临床症状	① 颅后窝减压 ② 小脑扁桃体切除术 / 电凝术 ③ 寰枢椎融合术
1.5	不明	与Ⅰ型类似，但症状更重	小脑扁桃体进展性下疝，伴脑干部分下疝	类似Ⅰ型
Ⅱ	即 Arnold-Chiari 畸形叶酸缺乏和亚甲基四氢叶酸还原酶突变，导致神经管缺陷引起颅后窝发育不良及扁桃体下疝	发病率：0.044%，占 Chiari 畸形的 1%～5%，一般在宫内诊断	① 颅后窝容量更少，低位椎管（腰部 / 骶部）闭合不全或脑膜脊髓膨出导致的小脑扁桃体、蚓部及脑干下疝 ②胎儿 B 超可见 "柠檬征" / "香蕉征"	① 脊髓脊膜膨出修补术 ② 大部分最终要做脑室腹腔分流术
Ⅲ	叶酸缺乏和亚甲基四氢叶酸还原酶突变会导致神经管缺陷	占 Chiari 畸形的 1%～4.5%，除了Ⅰ型和Ⅱ型外最多，一般在宫内诊断	① 整个小脑下疝至枕部 / 高位椎管（颈部）的脑膜膨出 ②胎儿 B 超可见 "柠檬征" / "香蕉征"	切除疝出组织，脊膜修补 + 颅骨缺损修补
Ⅳ	不明，2015 年此诊断已经被废弃	极少，宫内诊断	小脑半球及蚓部发育不良，与原发性小脑发育不全相似	病例极少，有效治疗方法不详
Ⅴ	妊娠早期的发育异常	极少，宫内诊断，最为严重	小脑发育不全伴枕叶下疝至枕骨大孔	病例极少，有效治疗方法不详

需要指出，儿童与成人不同，Chiari Ⅰ型的表现往往十分隐匿，特别是 3 岁以下的幼儿，不具备任何主诉，仅表现为易激惹，需要小儿神经外科医生综合症状体征、影像学改变，精准把控手术指征。

儿童脑部的黄金发育期是 0—6 岁，6 岁以后发育已极为有限。对于有症状的 Chiari Ⅰ型患儿，国际公认越早接受治疗，效果越好。芝加哥儿童纪念医院对 96 名 Chiari Ⅰ型儿童患者进行回顾性分析，发现 8 岁以前手术的患者症状缓解率较 8 岁以后的患者高出 3 倍。美国俄克拉荷马州健康科学中心大学发现，0—8 岁的儿童较 8—17 岁的儿童术后恢复速度更快，住院的时间明显较短。纽约大学朗格尼医学中心对美国 KID 数据库 13 812 例 Chiari Ⅰ型患者进行了回顾性分析发现，越早手术的患者术后手术并发症越少。

研究表明，Chiari 畸形患者症状持续时间越长（＞2 年），术后缓解率越低。部分合并脊髓空洞的成人患者，术后脊髓空洞即便消失了，临床症状仍不缓解甚至加重。儿童有良好的神经自修复能力，术后症状体征的改善率明显优于成人。因此我们建议，儿童 Chiari Ⅰ型患者只要满足手术指征，应早发现早治疗，以免因拖延治疗

造成难以修复的神经功能损伤。

5. 针对儿童 Chiari Ⅰ型，北京天坛医院小儿神经外科诊疗规范是什么

北京天坛医院小儿神经外科是国内主要儿童 Chiari 畸形诊疗中心，针对儿童 Chiari Ⅰ型，综合国际主要医学中心的诊疗规范，结合我们自身大量临床病例总结，制订诊疗规范如下。

(1) 小脑扁桃体下疝超出 McRae 线 5mm，Chiari Ⅰ型诊断明确者。

(2) 出现特征性 Chiari 头痛。

(3) 出现与 Chiari 畸形明确相关的其他症状和体征。

(4) 合并脊髓空洞者。

在（1）基础上，满足（2）（3）（4）任何一项即建议手术；满足两项以上者，强烈建议手术。

6. 目前针对 Chiari Ⅰ型有哪些手术方式可以选择

针对儿童 Chiari Ⅰ型的手术需要解决两个主要问题：①缓解枕大孔区结构拥挤，充分减压；②恢复脑脊液循环，解除形成脊髓空洞的"水锤效应"。

表 11-3　世界部分医疗机构针对 Chiari Ⅰ型设定的手术指征

机 构	年 度	目标人群	手术指征
日本顺天堂大学医学部	2010—2019	1—55 岁	① 小脑扁桃体下疝 5mm ② 有症状患者 ③ 无症状但合并脊髓空洞患者
意大利卡塔尼亚大学神经精神学科	2006—2019	＜18 岁	小脑扁桃体下疝 5mm
瑞士洛桑大学附属医院神经外科	2018	全年龄段	① 小脑扁桃体下疝 5mm ② 有影响生活质量症状 ③ 是否存在脊髓空洞不纳入手术指征
德国慕尼黑大学附属医院	2017	18—60 岁	① 小脑扁桃体下疝 5mm ② 有明显临床症状，症状轻者排除
美国弗吉尼亚大学健康科学中心	2004—2013	＜18 岁	① 小脑扁桃体下疝 5mm ② 有对应神经系统症状
美国伯明翰儿童医院	1989—2010	＜20 岁	① 小脑扁桃体下疝 5mm ② 有对应神经系统症状

Chiari Ⅰ型手术历经百年，国内外均以后路减压为主，辅以小脑扁桃体切除、硬膜成形等，具体术式如下所示。

（1）颅后窝单纯骨减压术（posterior fossa decompression）：世界第一例 Chiari 畸形的颅后窝单纯骨减压术是由荷兰外科医生 van Houweninge Graftdijk 在 1930 年完成的，至今已近百年。他通过去骨瓣减压术（或合并咬除寰椎后弓）扩大颅后窝容积，没有处理硬膜及寰枕筋膜，是单纯的硬膜外操作。该术式简单易行，但颅后窝减压并不充分，术后症状有效缓解率只有 30%～73%。目前全球仅有极少的医疗机构仍在使用。

（2）颅后窝骨减压加硬膜成形术（posterior fossa decompression with duroplasty）：颅后窝骨减压加硬膜成形术是在单纯骨减压术的基础上对硬膜进行剪开并扩张重建，是硬膜下操作，减压效果较单纯骨减压更为充分。2020 年英国莱顿医院针对两个术式进行了 Meta 分析，结果显示儿童患者行颅后窝骨减压加硬膜成形术的症状缓解率明显高于单纯骨减压（93.3% vs 74.8%），前者更有利于受阻脑脊液循环的恢复，对伴有脊髓空洞症的患儿尤其有效。据美国弗吉尼亚大学健康科学中心报道，颅后窝骨减压加硬膜成形术术后 87.5% 患者脊髓空洞可缩小或消失。

（3）硬膜外层切开术（dura-splitting）：1993 年日本钏路 Rosai 医院 Isu 提出无须开放硬膜下腔，行硬膜外层切除术即可达到减压目的。这其实是介于单纯的颅后窝骨减压术与颅后窝骨减压加硬膜成形术之间的"折中"术式。2018 年土耳其穆斯塔法凯末尔大学一项大样本（113 例）临床研究发现硬膜外层切除术后脊髓空洞的缓解率显著低于颅后窝骨减压加硬膜成形术（49.6% vs. 54.6%）。这提示硬膜外层切除术并未能做到充分减压，无法有效解除脑脊液循环障碍，尤其不适合用于合并脊髓空洞的患者。

（4）小脑扁桃体切除术/电凝术：小脑扁桃体切除术在 1958 年首先由美国克利夫兰诊所的神经外科先驱 W. James Gardner 提出。此术式将疝入枕骨大孔内的小脑扁桃体直接切除，通过减少颅腔内容物达到减压的目的。该术式切口小，甚至采用神经内镜完成。由于术野狭小，一旦操作不慎合并脑挫伤、脑出血、脑肿胀，直接危及患者生命；另外小脑扁桃体属于新小脑（neocerebellum），具有协调同侧肢体随意及精细运动的重要功能，直接手术切除，可能导致显著的运动性共济失调。

小脑扁桃体电凝术（cauterization of the tonsils/tonsillopexy）是小脑扁桃体切除术的替代术式，通过低功率电凝使扁桃体挛缩上移，避免了脑实质的切除。意大利 ARNAS Civico 医院针对成人患者的研究提示该术式的症状缓解率高达 72.0%；范德堡大学医学中心针对儿童患者的研究发现颅后窝骨减压术加扁桃体电凝术可使脊髓空洞有效缓解；美国约翰斯霍普金斯大学医学院神经外科对 171 例儿童 Chiari Ⅰ型手术的回顾性分析显示，在颅后窝骨减压加硬膜成形术的基础上行扁桃体电凝术，术后脊髓空洞的缓解率可以提高 6.11 倍。有理论认为，下疝的小脑扁桃体如活塞般（piston-like）堵塞椎管内的脑脊液循环通道，导致脑脊液随搏动被泵入脊髓腔内，导致脊髓空洞症。近期的临床研究显示，小脑扁桃体电凝术是针对脊髓空洞的有效术式，有力地证明了这一理论的正确。

（5）寰枢椎融合术（atlantoaxial fixation）：2015 年，印度 Seth G.S. 医学院 Goel 教授提出 Chiari 畸形、脊髓空洞均是寰枢关节不稳定的继发表现，因此所有 Chiari 畸形均建议行寰枢椎融合术，其报道术后症状缓解率 96.9%；脊髓空洞体积均可缩小。目前这一学说没有充分的理论依据，引起学术界广泛争议，不推荐为常规手术方案。

7. 针对儿童 Chiari Ⅰ型，天坛小儿神外采用哪种术式？效果如何

通过各种术式的比对与总结，针对儿童 Chiari Ⅰ型，北京天坛医院小儿神经外科采用：颅后窝骨减压+小脑扁桃体电凝还纳+硬膜扩张成

形术。该术式减压确切，患儿症状缓解明显，脊髓空洞迅速消失，安全可靠，值得推荐。另外，美国约翰斯霍普金斯大学医学院、美国俄克拉荷马州健康科学中心均认可这一术式，并推荐为 Chiari Ⅰ 型的首选术式，较单纯的骨减压或硬膜成形术更加有效。

该术式具体手术要点，我们总结为以下方面。

(1) 骨瓣大小应根据不同年龄儿童设计（通常约 3cm×4cm），需要显露双侧小脑扁桃体；枕大孔后环增厚骨质需用咬骨钳咬除；妥善保留枕外隆突的肌肉附着点，以便肌肉对位缝合，避免皮下积液。

(2) 咬除寰椎后弓时，严禁咬骨钳伸入后弓与硬脊膜之间操作，避免直接压迫延颈髓造成严重后果。

(3) 儿童寰枕窦发达，硬膜减压时注意边切开边缝扎，避免大量失血。

(4) 低功率双极电凝小脑扁桃体，务必保持软脑膜完整，软脑膜外操作可有效避免脑挫伤；电凝可使扁桃体回缩上移，同时其与延颈髓间粘连的纤维小梁需逐一锐性切断；待扁桃体回缩至枕骨大孔水平以上，脑脊液喷涌而出，即达到了满意的减压效果。

(5) 术腔反复冲洗清亮，不放任何止血材料，避免异物造成术后发热；自体筋膜减张缝合硬膜，达到严密水封效果。

(6) 术后不使用抗生素，颈托保护下，鼓励尽早下床活动。

需要指出，若 Chiari Ⅰ 型患儿合并颅底凹陷、颈椎侧弯、寰枕/寰枢椎关节不稳、脑干腹侧受压等，统称为复杂型 Chiari 畸形，术式复杂，需个体化设计，不在本文讨论范围之内。

最后强调，儿童 Chiari Ⅰ 型临床常见，90%不需要手术治疗，家长不必过于担心，定期复查即可，成年后部分患者存在自限性而停止发展。患儿只有出现相关症状或合并脊髓空洞才考虑手术治疗。一旦确定手术，应该及早治疗，通过寰枕部充分减压，加上儿童强大的神经系统自修复功能，效果满意。

典型病例一：见第 2 章病例 31

典型病例二

8 岁男性患儿，主诉体检时偶然发现小脑扁桃体下疝，随访 4 年，扁桃体进行性下疝并脊髓空洞形成。初诊时患者扁桃体下疝不超过 1mm，经过 4 年随访，下疝已达 15mm，并伴有 $C_{2\sim4}$ 脊髓空洞。患者无明显临床症状及体征。MRI 提示：小脑扁桃体下疝并 $C_{2\sim4}$ 脊髓空洞形成（图 11-2）。

患儿于 2019 年 7 月 29 日在全麻下行"后正中入路枕下骨减压＋扁桃体电凝还纳＋硬膜扩张成形术"。术后患儿恢复好，无新发症状、体征。术后 6 个月门诊复查，见小脑扁桃体还纳满意，脊髓空洞显著缓解（图 11-3 和图 11-4）。

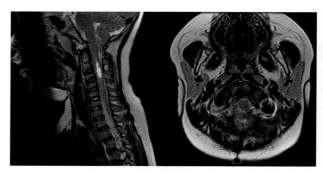

▲ 图 11-2 术前 MRI 显示小脑扁桃体下疝伴颈髓空洞形成

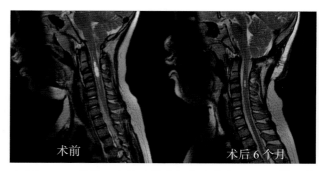

术前　　　　　　　　　　术后 6 个月

▲ 图 11-3 术后 6 个月（图右）复查头颈 MRI，提示小脑扁桃体还纳入颅，脊髓空洞明显缩小

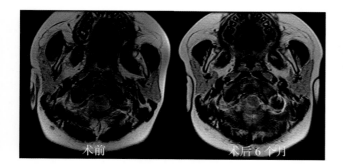

◀ 图 11-4　术后 6 个月（图右）复查头颈 MRI，提示小脑扁桃体还纳满意，枕大孔区结构拥挤得到有效缓解

（本文引摘自 2020-12-30 和 2021-01-06 访谈内容）

参考文献

[1] Langridge B, Phillips E, Choi D. Chiari malformation type 1: A systematic review of natural history and conservative management[J]. World Neurosurg, 2017, 104: 213–219.

[2] H C. über Veränderungen des Kleinhirns infolge von Hydrocephalie des Grosshirns[J]. Dtsch Med Wochenschr, 1891, 17: 3.

[3] Chiari H. Concerning alterations in the cerebellum resulting from cerebral hydrocephalus[J]. Pediatr Neurosci, 1987, 13 (1): 3–8.

[4] 杨明迪, 颜少明, 张方华. 先天性小脑扁桃体下疝综合征致急性共同性内斜视 1 例 [J]. 国际眼科杂志, 2008, 8 (3): 649–650.

[5] Mcclugage S G, Oakes W J. The Chiari I malformation[J]. Journal of Neurosurgery: Pediatrics PED, 2019, 24 (3): 217.

[6] Smith J S, Shaffrey C I, Abel M F, et al. Basilar invagination[J]. Neurosurgery, 2010, 66 (3 Suppl): 39–47.

[7] Donnally I C, Munakomi S, Varacallo M. Basilar Invagination,StatPearls, Treasure Island (FL): StatPearls Publishing Copyright © 2020, StatPearls Publishing LLC.,2020.

[8] Goel A. Is atlantoaxial instability the cause of Chiari malformation? Outcome analysis of 65 patients treated by atlantoaxial fixation[J]. J Neurosurg Spine, 2015, 22 (2): 116–127.

[9] Al-Habib A F, Al Abdulsalam H, Ahmed J, et al. Association between craniovertebral junction abnormalities and syringomyelia in patients with chiari malformation type-1[J]. Neurosciences (Riyadh), 2020, 25 (4): 308–315.

[10] Pinter N K, Mcvige J, Mechtler L. Basilar invagination, basilar impression, and platybasia: Clinical and imaging aspects[J]. Curr Pain Headache Rep, 2016, 20 (8): 49.

[11] Kancherla V, Wagh K, Pachón H, et al. A 2019 global update on folic acid–preventable spina bifida and anencephaly[J]. Birth Defects Res, 2020.

[12] Miller J L, Huisman T. Spinal dysraphia, Chiari 2 malformation, unified theory, and advances in fetoscopic repair[J]. Neuroimaging Clin N Am, 2019, 29 (3): 357–366.

[13] Lacy J, Bajaj J, Gillis C C. Atlantoaxial Instability,StatPearls, Treasure Island (FL): StatPearls Publishing Copyright © 2020, StatPearls Publishing LLC.,2020.

[14] Nene Y, Jilani T N: Neuroanatomy, Conus Medullaris,StatPearls, Treasure Island (FL): StatPearls Publishing Copyright © 2020, StatPearls Publishing LLC.,2020.

[15] Valentini L G, Selvaggio G, Visintini S, et al. Tethered cord: natural history, surgical outcome and risk for Chiari malformation 1 (CM1): a review of 110 detethering[J]. Neurol Sci, 2011, 32 Suppl 3 (Suppl 3): S353–S356.

[16] Milano J B, Barcelos A, Daniel J W, et al. Chiari malformation Type I – effect of the section of the filum terminale[J]. Rev Assoc Med Bras (1992),2020, 66 (8): 1021–1025.

[17] Menger R P, Rayi A, Notarianni C: Klippel Feil Syndrome, StatPearls, Treasure Island (FL): StatPearls Publishing Copyright © 2020, StatPearls Publishing LLC.,2020.

[18] Steinbok P. Dysraphic lesions of the cervical spinal cord[J]. Neurosurg Clin N Am, 1995, 6 (2): 367–376.

[19] Peach B. Arnold–chiari malformation: Anatomic features of 20 cases[J]. Arch Neurol, 1965, 12: 613–621.

[20] De León G A, Grover W D, Mestre G M. Cerebellar microgyria[J]. Acta Neuropathol, 1976, 35 (1): 81–85.

[21] Milhorat T H, Bolognese P A, Nishikawa M, et al. Syndrome of occipitoatlantoaxial hypermobility, cranial settling, and chiari malformation type I in patients with hereditary disorders of connective tissue[J]. J Neurosurg Spine, 2007, 7 (6): 601–609.

[22] Nishikawa M, Sakamoto H, Hakuba A, et al. Pathogenesis of Chiari malformation: a morphometric study of the posterior cranial fossa[J]. J Neurosurg, 1997, 86 (1): 40–47.

[23] Bell J E, Gordon A, Maloney A F. The association of hydrocephalus and Arnold––Chiari malformation with spina bifida in the fetus[J]. Neuropathol Appl Neurobiol, 1980, 6 (1): 29–39.

[24] Wagner A, Grassner L, Kögl N, et al. Chiari malformation type I and basilar invagination originating from atlantoaxial instability: a literature review and critical analysis[J]. Acta Neurochir (Wien), 2020, 162 (7): 1553–1563.

[25] Barkovich A J, Wippold F J, Sherman J L, et al. Significance of cerebellar tonsillar position on MR[J]. AJNR Am J Neuroradiol, 1986, 7 (5): 795–759.

[26] Chatrath A, Marino A, Taylor D, et al. Chiari I malformation in children–the natural history[J]. Childs Nerv Syst, 2019, 35 (10): 1793–1799.

[27] Smith B W, Strahle J, Bapuraj J R, et al. Distribution of cerebellar tonsil position: implications for understanding Chiari malformation[J]. J Neurosurg, 2013, 119 (3): 812–819.

[28] Strahle J, Muraszko K M, Kapurch J, et al. Chiari malformation Type I and syrinx in children undergoing magnetic resonance

imaging[J]. J Neurosurg Pediatr, 2011, 8 (2): 205–213.

[29] Alexander H, Tsering D, Myseros J S, et al. Management of Chiari I malformations: a paradigm in evolution[J]. Childs Nerv Syst, 2019, 35 (10): 1809–1826.

[30] Leon T J, Kuhn E N, Arynchyna A A, et al. Patients with "benign" Chiari I malformations require surgical decompression at a low rate[J]. J Neurosurg Pediatr, 2019, 23 (4): 498–506.

[31] Tubbs R S, Beckman J, Naftel R P, et al. Institutional experience with 500 cases of surgically treated pediatric Chiari malformation Type I[J]. J Neurosurg Pediatr, 2011, 7 (3): 248–256.

[32] Giallongo A, Pavone P, Tomarchio S P, et al. Clinicoradiographic data and management of children with Chiari malformation type 1 and 1.5: an Italian case series[J]. Acta Neurol Belg, 2020.

[33] Nicolaides K H, Campbell S, Gabbe S G, et al. Ultrasound screening for spina bifida: cranial and cerebellar signs[J]. Lancet, 1986, 2 (8498): 72–74.

[34] Arora R. Imaging spectrum of cerebellar pathologies: a pictorial essay[J]. Pol J Radiol, 2015, 80: 142–150.

[35] Navarro R, Olavarria G, Seshadri R, et al. Surgical results of posterior fossa decompression for patients with Chiari I malformation[J]. Childs Nerv Syst, 2004, 20 (5): 349–356.

[36] Foreman P, Safavi–Abbasi S, Talley M C, et al. Perioperative outcomes and complications associated with allogeneic duraplasty for the management of Chiari malformations Type I in 48 pediatric patients[J]. J Neurosurg Pediatr, 2012, 10 (2): 142–149.

[37] Naessig S, Kapadia B H, Para A, et al. Timing to surgery of Chiari malformation type 1 affects complication types: An analysis of 13,812 patients[J]. J Craniovertebr Junction Spine, 2020, 11 (3): 232–236.

[38] Dyste G N, Menezes A H, Vangilder J C. Symptomatic Chiari malformations. An analysis of presentation, management, and long–term outcome[J]. J Neurosurg, 1989, 71 (2): 159–168.

[39] Todor D R, Mu H T, Milhorat T H. Pain and syringomyelia: a review[J]. Neurosurg Focus, 2000, 8 (3): E11.

[40] Arnautovic A, Splavski B, Boop F A, et al. Pediatric and adult Chiari malformation Type I surgical series 1965–2013: a review of demographics, operative treatment, and outcomes[J]. J Neurosurg Pediatr, 2015, 15 (2): 161–177.

[41] Shimoji K, Hara T, Ohara Y. Controversies related to pediatric Chiari I malformation[J]. Childs Nerv Syst, 2019, 35 (10): 1695–1699.

[42] Giammattei L, Borsotti F, Parker F, et al. Chiari I malformation: surgical technique, indications and limits[J]. Acta Neurochir (Wien), 2018, 160 (1): 213–217.

[43] Pomeraniec I J, Ksendzovsky A, Awad A J, et al. Natural and surgical history of Chiari malformation Type I in the pediatric population[J]. J Neurosurg Pediatr, 2016, 17 (3): 343–352.

[44] Mortazavi M M, Tubbs R S, Hankinson T C, et al. The first posterior fossa decompression for Chiari malformation: the contributions of Cornelis Joachimus van Houweninge Graftdijk and a review of the infancy of "Chiari decompression"[J]. Child's nervous system : ChNS : official journal of the International Society for Pediatric Neurosurgery, 2011, 27 (11): 1851–1856.

[45] Tam S K P, Brodbelt A, Bolognese P A, et al. Posterior fossa decompression with duraplasty in Chiari malformation type 1: a systematic review and meta–analysis[J]. Acta Neurochir (Wien), 2020.

[46] Lu V M, Phan K, Crowley S P, et al. The addition of duraplasty to posterior fossa decompression in the surgical treatment of pediatric Chiari malformation Type I: a systematic review and meta–analysis of surgical and performance outcomes[J]. J Neurosurg Pediatr, 2017, 20 (5): 439–449.

[47] Isu T, Sasaki H, Takamura H, et al. Foramen magnum decompression with removal of the outer layer of the dura as treatment for syringomyelia occurring with Chiari I malformation[J]. Neurosurgery, 1993, 33 (5): 845–849; discussion 849–850.

[48] Oral S, Yilmaz A, Kucuk A, et al. Comparison of dural splitting and duraplasty in patients with Chiari type I malformation: relationship between tonsillo–dural distance and syrinx cavity[J]. Turk Neurosurg, 2019, 29 (2): 229–236.

[49] Gardner W J, Angel J. The mechanism of syringomyelia and its surgical correction[J]. Clin Neurosurg, 1958, 6: 131–140.

[50] Nathoo N, Mayberg M R, Barnett G H. W. James Gardner: pioneer neurosurgeon and inventor[J]. J Neurosurg, 2004, 100 (5): 965–973.

[51] Beecher J S, Liu Y, Qi X, et al. Minimally invasive subpial tonsillectomy for Chiari I decompression[J]. Acta Neurochir (Wien), 2016, 158 (9): 1807–1811.

[52] In M. Gross and neurosurgical anatomy of the cerebellar tonsil[J]. OA Anatomy, 2014, 2 (1).

[53] Goldschagg N, Feil K, Ihl F, et al. Decompression in Chiari malformation: clinical, ocular motor, cerebellar, and vestibular outcome[J]. Front Neurol, 2017, 8: 292.

[54] Villa A, Imperato A, Maugeri R, et al. Surgical treatment in symptomatic Chiari malformation type I: A series of 25 adult patients treated with cerebellar tonsil shrinkage[J]. Acta Neurochir Suppl, 2019, 125: 125–131.

[55] Chotai S, Chan E W, Ladner T R, et al. Timing of syrinx reduction and stabilization after posterior fossa decompression for pediatric Chiari malformation type I[J]. J Neurosurg Pediatr, 2020: 1–7.

[56] Stanko K M, Lee Y M, Rios J, et al. Improvement of syrinx resolution after tonsillar cautery in pediatric patients with Chiari Type I malformation[J]. J Neurosurg Pediatr, 2016, 17 (2): 174–181.

[57] Oldfield E H, Muraszko K, Shawker T H, et al. Pathophysiology of syringomyelia associated with Chiari I malformation of the cerebellar tonsils. Implications for diagnosis and treatment[J]. J Neurosurg, 1994, 80 (1): 3–15.

[58] Tan H, Lin Y, Rong T, et al. Surgical scoliosis correction in Chiari–I malformation with syringomyelia versus idiopathic syringomyelia[J]. J Bone Joint Surg Am, 2020, 102 (16): 1405–1415.

[59] Goel A, Bhatjiwale M, Desai K. Basilar invagination: a study based on 190 surgically treated patients[J]. J Neurosurg, 1998, 88 (6): 962–968.

第 12 章　宫剑教授谈儿童髓母细胞瘤的诊疗策略及天坛诊疗规范

2021 年新版 WHO 中枢神经系统肿瘤分类对髓母细胞瘤分子亚型再次做出调整，据此，神外资讯采访了北京天坛医院小儿神经外科主任宫剑教授，请他对此进行解读并介绍天坛髓母细胞瘤诊疗规范，以下是采访实录。

1. 神外资讯：请您结合新版 WHO（2021）中枢神经系统肿瘤分类，谈一下什么是髓母细胞瘤

宫剑：髓母细胞瘤（medulloblastoma，MB）是起源于小脑蚓部的儿童常见颅内恶性肿瘤，1925 年由 Bailey 和 Cushing 命名，至今已有近百年历史。他们认为该肿瘤起源于中枢神经系统"髓母细胞"（medulloblast），但学界一直未发现这种"髓母细胞"，因此纳入到组织学相似的胚胎性肿瘤（embryonal tumors）。可见，髓母细胞瘤并不是真正起源于"髓母细胞"的肿瘤，只是历史原因，沿用至今。

髓母细胞瘤人群发病率（1.5～2）/10 万，14 岁以下多见，0—9 岁为发病高峰，男女比例为（1.5～2）：1。髓母细胞瘤占颅内肿瘤 7%～8%，占儿童颅内肿瘤 30%，我国每年新发病例 6000～7000 例，是严重威胁广大儿童生命健康的中枢神经系统疾病。

髓母细胞瘤传统上按照组织病理分类，2016 年第 4 版 WHO 中枢神经系统肿瘤分类在髓母细胞瘤分类上，首次将形态学与遗传学相结合，前者继续保留传统的经典型、促纤维增生性 / 结节性、广泛结节形成型、大细胞形 / 间变型；后者根据分子特征，新增 WNT 型、SHH 型（TP 53 突变 /TP 53 野生型）、Group 3 型、Group 4 型。2021 年 6 月，*Neuro-Oncology* 发布了第 5 版 WHO 中枢神经系统（central nervous system，CNS）肿瘤分类，对髓母细胞瘤分型再次做出调整，融合了髓母细胞瘤的临床和生物学异质性，将髓母细胞瘤分为 WNT 型、SHH–TP53 野生型、SHH–TP53 突变型及非 WNT/SHH 型（由于发现 Group 3 型、Group 4 型无法清晰区分，因此新版将 Group 3 型、Group 4 型并入非 WNT/ SHH 型）。

2. 神外资讯：许多家长非常关心髓母细胞瘤是否是先天性、遗传性疾病？如何做到早发现

宫剑：确实，在门诊就诊时，家长最常见的问题是"髓母细胞瘤是先天的吗？会遗传吗？"先天性脑肿瘤（congenital brain tumors），是指出生后 60 天内发现的颅内肿瘤，发病率仅占儿童颅内肿瘤的 0.5%～1.5%，包括畸胎瘤、颅咽管瘤等。虽然髓母细胞瘤好发于儿童，但没有作为先天性疾病的证据，全球报道的先天性髓母细胞瘤仅 20 余例，非常罕见。在遗传性癌症综合征（hereditary cancer predisposition syndromes）研究中，Turcot 综合征出现 APC 胚系突变、Gorlin 综合征出现 PTCH1 胚系突变、Curry–Jones 综合征出现 SMO

胚系突变、利 – 弗劳梅尼综合征（Li–Fraumeni syndrome）出现 TP53 胚系突变均可诱发髓母细胞瘤，但均属罕见病。因此，髓母细胞瘤既非先天性疾病、亦无遗传倾向，家长若计划再次生育，不必过度担心。

髓母细胞瘤位于中线部位，常合并梗阻性脑积水造成颅内高压。患儿首发症状常常是阵发性呕吐，往往在儿科就诊，久治不愈，发展到剧烈头痛才行颅脑检查发现肿瘤。因此，有经验的儿科医生在患儿频繁呕吐又缺乏消化道疾病诊断依据时，应适时考虑行颅脑检查，避免延误诊治。

3. 神外资讯：髓母细胞瘤应该如何治疗？治疗效果如何？为什么您一贯提倡要早发现早治疗

宫剑：髓母细胞瘤的标准治疗是手术 + 放疗 + 化疗，手术是首选治疗。最大安全范围的切除肿瘤是髓母细胞瘤治疗的关键。髓母细胞瘤对放疗高度敏感，术后应尽早（1 个月内最佳）全脑全脊髓放疗；对于小于 3 岁或术后状态差无法耐受放疗的患儿，可先行化疗，延迟放疗。具体治疗方案，2018 年孙晓非、陈忠平牵头制订的"儿童髓母细胞瘤多学科诊疗专家共识"（CCCG-MB-2017）与我们高度吻合，附上供同道借鉴（图 12-1 和图 12-2）。近年来，一些学者提出为避免

患儿术后大剂量放疗造成认知功能障碍等副损伤，建议先行两个周期化疗再行减低剂量放疗，由于治疗时间短、病例有限，疗效仍在评估中。

近年来，随着对髓母细胞瘤研究的不断深入，治疗效果显著改善，5 年生存率达到 80%，即便肿瘤播散或手术仅部分切除，经过标准治疗，5 年生存率也达到 60%。在儿童颅后窝常见肿瘤中，髓母细胞瘤（CNS WHO 4 级）治疗效果好于间变性室管膜瘤（CNS WHO 3 级），令人鼓舞。

具体治疗效果，与分子分型、危险分层（年龄、是否转移、肿瘤残留、基因变异）直接相关，分析如下。

(1) 分子分型：经过标准治疗，髓母细胞瘤的 5 年生存率：WNT 型高达 98%、SHH 型达 60%～90%、非 WNT/SHH 型 40%～80%。进一步研究显示，SHH 型还可细分 4 个亚型（α、β、γ、δ），而非 WNT/SHH 亚型进一步细分 8 个亚型（Ⅰ～Ⅷ），具体预后见表 12-1。

(2) 危险分层：髓母细胞瘤预后相关因素除了分子亚型，还包括患儿年龄、手术残留、肿瘤转移、分子变异等因素。2015 年海德堡会议，根据临床特征与分子变异制订了儿童髓母细胞瘤危险分层，直接指导后续放、化疗方案的制订，意义重大（表 12-2）。

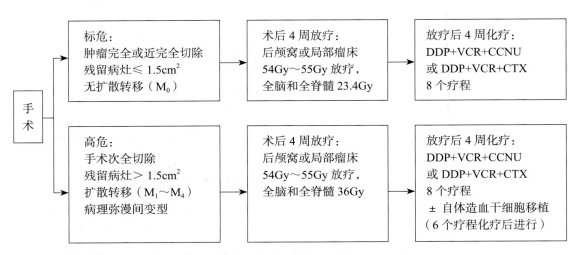

▲ 图 12-1　儿童髓母细胞瘤治疗策略（> 3 岁）

引自孙晓非，陈忠平，等 . 儿童髓母细胞瘤多学科诊疗专家共识（CCCG-MB-2017）. 中国小儿血液与肿瘤杂志，2018，23（4）：169-174.

因此，髓母细胞瘤应早发现早治疗，一旦播散转移，危险度显著提高，治疗效果大打折扣（表12-3）。当然，对婴儿期髓母细胞瘤，若已播散，属极高危层，治疗效果不佳，应明确告知家长，慎重选择手术治疗。

4.神外资讯：髓母细胞瘤常常合并梗阻性脑积水，有学者提出通过一次手术解决上述两个问题，您是否赞同

宫剑：儿童颅内肿瘤由于胚胎发育的特性，约57%位于中线部位，直接阻塞脑脊液循环造成梗阻性脑积水。髓母细胞瘤通常起源于小脑蚓部、可突入第四脑室，甚至向上生长堵塞导水管，有

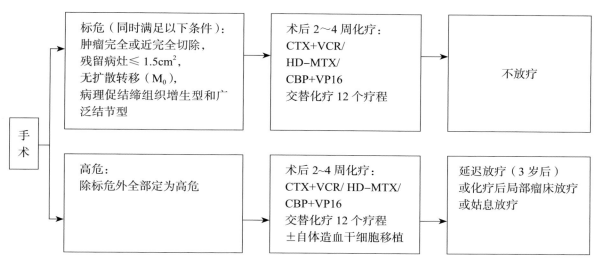

▲ 图 12-2　儿童髓母细胞瘤治疗策略（≤ 3 岁）

引自孙晓非，陈忠平，等 . 儿童髓母细胞瘤多学科诊疗专家共识（CCCG-MB-2017）. 中国小儿血液与肿瘤杂志，2018，23（4）：169-174.

表 12-1　髓母细胞瘤各分子亚型治疗效果

类型	亚型	相关基因	5 年生存率
WNT		*CTNNB1*、*DDX3X*、*SMARCA4* 突变	98%
SHH	α	*MYCN* 或 *GLI2* 扩增, *TP53*、*PTCH1* 突变	70%
	β	*PTCH1* 或 *KMT2D* 突变、*SUFU* 突变 / 缺失、*PTEN* 缺失	67%
	γ	*PTCH1*、*SMO* 或 *BCOR* 突变、*PTEN* 缺失	88%
	δ	*PTCH1* 突变、*TERT* 启动子突变	89%
非 WNT/SHH 亚组	I	*GFI1*、*GFI1B* 激活、*OTX2* 扩增	77%
	II	*MYC* 扩增、*GFI1* 和 *GFI1B* 激活、*KBTBD4*、*SMARCA4*、*CTDNEP1* 或 *KMT2D* 变异	50%
	III	*MYC* 扩增	43%
	IV	无明显驱动基因	80%
	V	*MYC* 或 *MYCN* 扩增	59%
	VI	*PRDM6* 激活、*MYCN* 扩增	81%
	VII	*KBTBD4* 变异	85%
	VIII	*PRDM6* 激活、*KDM6A*、*ZMYM3* 或 *KMT2C* 变异	81%

23%～41% 病例合并梗阻性脑积水 [22-24]。此时，患儿往往表现为急性起病，剧烈头痛、喷射性呕吐，若不及时处理，很快陷入昏迷甚至突发呼吸停止。因此，髓母细胞瘤合并梗阻性脑积水使患儿受到肿瘤和脑积水的双重打击，十分凶险。有学者提出"一步走"，即通过一次手术，既实现肿瘤全切，又可打通脑脊液循环，有效缓解脑积水（图 12-3）。应该说出发点是好的，试图通过一次

手术解决两个问题。但在实际临床工作中，风险大，可行性差。北京天坛医院小儿神经外科每年施行儿童髓母细胞瘤等后颅窝肿瘤切除术近 200 例，作为全国最大的儿童髓母细胞瘤外科治疗中心，我们通过大宗病例总结，明确提出髓母细胞瘤合并梗阻性脑积水应该分两步走，先解除脑积水，再行肿瘤切除，安全有效。若在脑积水未解除的情况下强行肿瘤切除，术中易出现急性脑膨

表 12-2　髓母细胞瘤的危险分层（2015 海德堡会议制订）

危险度分层	具体依据	5 年生存率
低危组	• 未发生播散的 WNT • 年龄＜16 岁 • Group4 型，伴有 11 号染色体缺失或者 17 号染色体重复，同时未发生转移者	＞90%
标危组	• 未发生播散的 TP53 野生型且无 MYCN 扩增的 SHH 型 • 无 MYC 扩增的 Group3 • 无 11 号染色体丢失的 Group4	75%～90%
高危组	• 发生播散的 Group4 型 • 发生播散的非婴儿型 TP53 野生型 SHH 型 • 未播散的 MYCN 扩增的 SHH 型	50%～75%
极高危组	• TP53 突变的 SHH 型 • 发生播散的 MYC 扩增的 Group3 型	＜50%

注：危险分层于 2015 年制订，依据 2021WHO CNS 分类，Group 3、Group 4 型已统一归为非 WNT/SHH 亚型

表 12-3　世界著名儿童髓母细胞瘤治疗中心疗效对比

单 位	年 份	类 型	预 后
美国洛杉矶儿童医院	2019	SHH 型	5 年生存率 93.7% 5 年无进展生存率 81.2%
挪威奥斯陆大学医院	2017	所有亚型	5 年生存率 57%
英国 Wolfson 儿童癌症研究中心	2017	高风险组	5 年生存率 28.0% 5 年无进展生存率 13.0%
		低风险组	5 年生存率 91.0% 5 年无进展生存率 25.0%
德国波恩大学医学中心	2011	TP35 阳性组	4 年生存率 35.0% 4 年无进展生存率 40%
美国哈森菲尔德儿童医院	2011	3 岁以下幼儿	3 年生存率 64.0% 3 年无进展生存率 47.0%
美国国家儿童医学中心	2006	中风险组	5 年生存率 86.0% 5 年无进展生存率 81.0%

出导致手术失败；术后由于残渣、血凝块、止血材料的堵塞所致脑积水再发生率高达 30%，轻则打断后续放化疗，重则危及患儿生命。因此"一步走"的理念风险大、临床操作性差，不做推荐（图 12-4）。

若分两步走，先解除梗阻性脑积水，是采用内镜下三脑室底部造瘘术（ETV 术）还是侧脑室-腹腔分流术（V-P 术）呢？若单纯解除梗阻性脑积水，ETV 术无疑是首选（图 12-5），但针对髓母细胞瘤合并梗阻性脑积水，我们建议 V-P 分流术（图 12-5）。我们知道，髓母细胞瘤的全周期治疗包括解除脑积水、切除肿瘤、术后放疗、术后化疗，整个治疗过程要一气呵成，不要被脑积水再发所打断。ETV 术的原理是通过第三脑室底部造瘘，打通与基底池的内循环，有效缓解梗阻性脑积水。造瘘口选择漏斗隐窝，是第三脑室的最

低点，髓母细胞瘤术后，该瘘口很容易被手术残渣、血凝块堵塞造成脑积水再发。通过我们的病例总结，ETV 术后脑积水再发生率明显高于 V-P 术后（33.3% vs 4.3%），造瘘失败的患者只能通过施行 V-P 分流术加以补救，势必打断放化疗进程，影响治疗效果。还要特别强调的是，在放化疗期间，脑室顺应性明显降低，稍有颅压变化，即使脑室轻微扩张，患儿也可因颅压升高陷入昏迷。此时，若提前施行了 V-P 分流术，只需下调分流泵压力即可继续放化疗；而对于 ETV 术后患儿，由于无法控制脑脊液循环的流量流速应对顺应性改变，只能紧急施行 V-P 分流术加以补救，稍有延迟，患儿可能陷入长期昏迷，失去继续治疗的机会，对此我们是有着深刻教训的。

在此明确提出，儿童髓母细胞瘤合并梗阻性脑积水的治疗分"两步走"：先施行 V-P 分流手

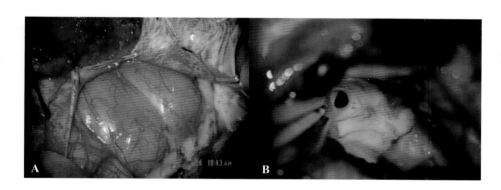

◀ 图 12-3 A. 典型髓母细胞瘤；B. 肿瘤全切后，显露导水管下口，暂时打通了脑脊液循环

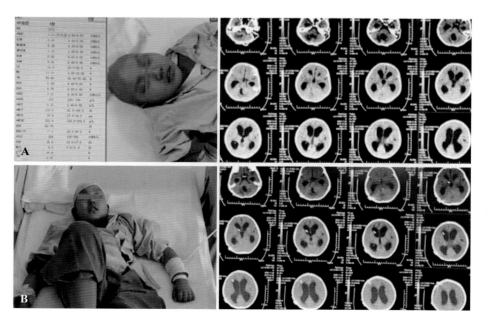

◀ 图 12-4 典型病例

患儿髓母细胞瘤合并梗阻性脑积水，外院采取"一步走"策略，直接切除肿瘤，暂时缓解了脑积水。放化疗期间，突然昏迷，来我院急诊室抢救，CT 显示脑积水再发，化疗期间骨髓抑制期，白细胞计数极低（A. 抢救前）；在升白治疗同时紧急行 V-P 分流术，术后患儿恢复好，但放化疗进程被打断（B. 抢救后）。此类抢救在天坛医院急诊室经常发生，据此认为，髓母细胞瘤"一步走"的治疗策略风险大，不予推荐

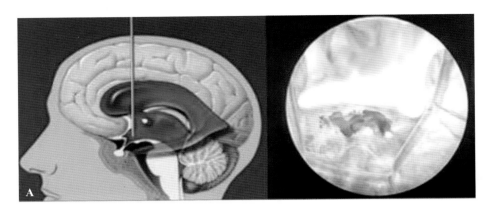

▶ 图 12-5　A. 内镜下第三脑室底部造瘘术（ETV 术）是治疗梗阻性脑积水的首选术式。但髓母细胞瘤合并的梗阻性脑积水，由于解除脑积水后还要行肿瘤切除，造瘘口易被堵塞，脑积水再发率高；B. 侧脑室 - 腹腔分流术（V-P 分流术）解除脑积水安全有效，是治疗髓母细胞瘤合并梗阻性脑积水的推荐术式

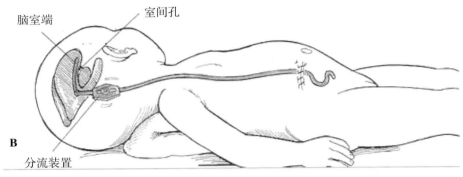

术，再切除肿瘤，临床实用性强，安全有效。肿瘤切除前，可将接近昏迷的患儿调整至最佳状态；术中维持低颅压，大大提高了肿瘤切除的安全性；术后将脑积水再发率降至最低，保证放化疗序贯完成，不被中断，达到最佳治疗效果。

5. 神外资讯：对于已经播散转移的髓母细胞瘤该如何治疗

宫剑：髓母细胞瘤具有沿蛛网膜下腔播散的倾向，不同分子亚型播散能力不同，最常见的播散类型是非 WNT/SHH 型髓母细胞瘤（旧版 Group 3 型、Group 4 型），初次诊断时，约有 1/3 病例已发生了播散转移；最少发生播散转移的分子亚型是 WNT 型。Chang 分期系统根据播散转移程度将髓母细胞瘤的分成 $M_0 \sim M_4$ 期（表 12-4）。判断是否播散转移，可行全脑全脊髓增强磁共振扫描，若腰穿检查证实脑脊液中存在肿瘤细胞即可确诊。对于已有播散转移的患儿，若年龄 > 3 岁、一般状态好，家长态度坚决，仍建议积极手术以解除脑干压迫、减轻瘤负荷、明确病理分型，部分患儿对放化疗高度敏感，治疗效果好（图 12-6）。

表 12-4　髓母细胞瘤的 Chang 分期系统

分期	
M_0	MRI 上未发现转移灶和腰穿脑脊液中未发现肿瘤细胞
M_1	腰穿脑脊液中发现肿瘤细胞
M_2	大脑组织内、小脑蛛网膜下腔、第三或第四脑室内有播散转移灶
M_3	脊髓蛛网膜下腔有播散转移灶
M_4	中枢神经系统外转移灶

6. 神外资讯：髓母细胞瘤术后常出现缄默的原因是什么？多长时间可以恢复

宫剑：髓母细胞瘤手术易合并小脑缄默综合征 (cerebellar mutism syndrome，CMS)，通常表现为短暂性语言障碍，同时伴有共济失调、易怒、情绪不稳定等。对于 CMS 的成因，普遍认为是齿状核 - 丘脑 - 皮质通路（DTC pathway）受损。DTC 通路是小脑皮质回路的上升部分，起源于齿状核，由穿过同侧小脑上脚的轴突、交叉于中脑被盖的轴突和对侧丘脑腹外侧核的突触组成。该传导通路通过运动前区、运动区、前额叶和额叶皮质的二级神经元终止，因此，除了参与运动外，

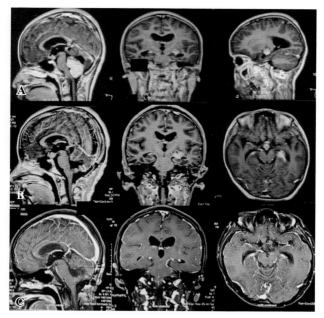

▲ 图 12-6　A. 12 岁女性患儿，四室、鞍区、松果体区、左颞肿瘤广泛播散；B. 手术切除第四室肿瘤以明确病理、解除脑干压迫、减轻瘤负荷。病理：髓母细胞瘤（经典型）、WNT 亚型；C. 根据术后状态，3 周后开始辅助化疗（ECC 方案），化疗 1 周期后复查 MRI 显示转移灶全部消失；拟继续辅助化疗 2 周期再行辅助放疗。因此，髓母细胞瘤即使已播散转移，仍然可能对放化疗高度敏感。本着不放弃、不抛弃的原则，只要家长态度坚决，应建议积极治疗，赢得一线生机

与儿童认知行为关系密切。CMS 相关的风险因素包括肿瘤是否侵犯脑干、齿状核、小脑中脚；分子亚型（SHH 型少见）、肿瘤体积（直径＞ 5cm）等，年龄方面尚存在争议，笔者体会，年龄偏大的学龄后儿童更易发生术后 CMS。大量研究证实脑干受侵与 CMS 密切相关，具体机制可能是：①术中操作及牵拉造成脑干及小脑脚的水肿；②术前肿瘤压迫引起脑干白质传导束受压弯曲，术后减压空腔形成，进一步导致传导束弯曲，引起白质传导束轴突受损。Doxey 等回顾了 20 例 CMS，脑干受累的患者术后 CMS 发生率 100%，而小脑蚓部的切开及脑积水是否导致 CMS 目前尚存争议。笔者认为，髓母细胞瘤切除术造成缄默的影响因素，依次排序为：①肿瘤对脑干的侵犯；②来源于 PICA 的供血动脉的损伤；③瘤体巨大、瘤周水肿明显，切除肿瘤时对齿状核的损伤；④小脑上蚓部的损伤。需要指出，部分学者过分强调术中

小脑蚓部的保护，仅通过小脑延髓裂切除巨大肿瘤，既不利于肿瘤的全切，也说明该学者不了解儿童术后缄默产生的机制。特别是髓母细胞瘤起源于小脑蚓部，对瘤体及下蚓部进行根治性切除是必要的。

CMS 患儿多数经过 1～3 个月的康复性训练，可自行恢复语言功能；术后出现 CMS，可能是齿状核损伤所致；而术后 2～3 天延期出现的 CMS，则可能是来源于 PICA 的供血动脉电凝切断，术后血流再分配，齿状核局部缺血、水肿引起。前者恢复慢，CMS 持续时间长；后者恢复快，CMS 持续时间短。

7. 神外资讯：最后，请您介绍一下针对儿童髓母细胞瘤的天坛诊疗规范

宫剑：儿童髓母细胞瘤的天坛诊疗规范包括以下内容。

① 髓母细胞瘤的标准治疗模式是手术辅以放、化疗，序贯进行，不要中途打断。

② 中低危患儿一经发现，应积极治疗；高危患儿，应详细告知治疗风险及预后，请家长慎重考虑。

③ 术后状态允许，应 1 个月内尽早行全脑全脊髓放疗，疗效确切。

④ 首诊时发现肿瘤播散，若年龄＞ 3 岁、一般状态好，仍建议积极治疗，部分患儿对放化疗敏感，治疗效果好。

⑤ 若合并梗阻性脑积水，建议分两步走，先解除脑积水，可显著提高后续治疗的连贯性与安全性。

⑥ 若仅是通过肿瘤切除缓解脑积水，在后续放化疗过程中，应充分意识到脑积水再发的风险。一经确认，及时行侧脑室 - 腹腔分流术加以补救。

⑦ 外科医生是髓母细胞瘤患儿的首诊医生，应全程参与全周期治疗，以期获得最佳疗效。

⑧ 质子治疗、化疗后减低剂量放疗等病例少，治疗效果有待观察。

总之，通过广大医疗工作者近十余年的不懈努力，髓母细胞瘤已成为儿童颅内恶性肿瘤中疗效改善最显著的一类，建议广大家长带领患儿积极就医，不放弃，不抛弃，与医生共同努力，战胜病魔，迎接美好的明天。

（本文引摘自 2021-10-04 访谈内容）

参 考 文 献

[1] Bailey P, Cushing H. MEDULLOBLASTOMA CEREBELLI: A COMMON TYPE OF MIDCEREBELLAR GLIOMA OF CHILDHOOD[J]. Archives of Neurology & Psychiatry,1925, 14 (2): 192–224.

[2] Rorke L B. The cerebellar medulloblastoma and its relationship to primitive neuroectodermal tumors[J]. Journal of neuropathology and experimental neurology,1983, 42 (1): 1–15.

[3] Zhang Z Y, Xu J, Ren Y, et al. Medulloblastoma in China: clinicopathologic analyses of SHH, WNT, and non–SHH/WNT molecular subgroups reveal different therapeutic responses to adjuvant chemotherapy[J]. PLoS One,2014, 9 (6): e99490.

[4] Quinlan A, Rizzolo D. Understanding medulloblastoma[J]. Jaapa,2017, 30 (10): 30–36.

[5] Louis D N, Perry A, Wesseling P, et al. The 2021 WHO Classification of Tumors of the Central Nervous System: a summary[J]. Neuro Oncol,2021.

[6] Sugimoto M, Kurishima C, Masutani S, et al. Congenital Brain Tumor within the First 2 Months of Life[J]. Pediatrics & Neonatology,2015, 56 (6): 369–375.

[7] Korostyshevskaya A M, Savelov A A, Papusha L I, et al. Congenital medulloblastoma: Fetal and postnatal longitudinal observation with quantitative MRI[J]. Clin Imaging,2018, 52: 172–176.

[8] Juraschka K, Taylor M D. Medulloblastoma in the age of molecular subgroups: a review[J]. J Neurosurg Pediatr,2019, 24 (4): 353–363.

[9] Waszak S M, Northcott P A, Buchhalter I, et al. Spectrum and prevalence of genetic predisposition in medulloblastoma: a retrospective genetic study and prospective validation in a clinical trial cohort[J]. Lancet Oncol,2018, 19 (6): 785–798.

[10] Gajjar A, Chintagumpala M, Ashley D, et al. Risk–adapted craniospinal radiotherapy followed by high–dose chemotherapy and stem–cell rescue in children with newly diagnosed medulloblastoma (St Jude Medulloblastoma–96): long–term results from a prospective, multicentre trial[J]. Lancet Oncol,2006, 7 (10): 813–20.

[11] Packer R J, Gajjar A, Vezina G, et al. Phase III study of craniospinal radiation therapy followed by adjuvant chemotherapy for newly diagnosed average–risk medulloblastoma[J]. J Clin Oncol,2006, 24 (25): 4202–8.

[12] Jakacki R I, Burger P C, Zhou T, et al. Outcome of children with metastatic medulloblastoma treated with carboplatin during craniospinal radiotherapy: a Children's Oncology Group Phase I/II study[J]. J Clin Oncol,2012, 30 (21): 2648–53.

[13] Lafay–Cousin L, Smith A, Chi S N, et al. Clinical, Pathological, and Molecular Characterization of Infant Medulloblastomas Treated with Sequential High–Dose Chemotherapy[J]. Pediatr Blood Cancer,2016, 63 (9): 1527–34.

[14] Northcott P A, Robinson G W, Kratz C P, et al. Medulloblastoma [J]. Nat Rev Dis Primers,2019, 5 (1): 11.

[15] Stensvold E, Krossnes B K, Lundar T, et al. Outcome for children treated for medulloblastoma and supratentorial primitive neuroectodermal tumor (CNS–PNET) – a retrospective analysis spanning 40 years of treatment[J]. Acta Oncol,2017, 56 (5): 698–705.

[16] Hovestadt V, Ayrault O, Swartling F J, et al. Medulloblastomics revisited: biological and clinical insights from thousands of patients[J]. Nat Rev Cancer,2020, 20 (1): 42–56.

[17] Ramaswamy V, Remke M, Bouffet E, et al. Risk stratification of childhood medulloblastoma in the molecular era: the current consensus[J]. Acta Neuropathol,2016, 131 (6): 821–31.

[18] Yeo K K, Margol A S, Kennedy R J, et al. Prognostic significance of molecular subgroups of medulloblastoma in young children receiving irradiation–sparing regimens[J]. J Neurooncol,2019, 145 (2): 375–383.

[19] Dhall G, Ji L, Haley K, et al. Outcome of infants and young children with newly diagnosed medulloblastoma treated on Head Start III protocol[J]. Journal of Clinical Oncology,2011, 29 (15_ suppl): 2011–2011.

[20] Schwalbe E C, Lindsey J C, Nakjang S, et al. Novel molecular subgroups for clinical classification and outcome prediction in childhood medulloblastoma: a cohort study[J]. Lancet Oncol,2017, 18 (7): 958–971.

[21] Gessi M, Von Bueren A O, Rutkowski S, et al. p53 expression predicts dismal outcome for medulloblastoma patients with metastatic disease[J]. J Neurooncol,2012, 106 (1): 135–41.

[22] Culley D J, Berger M S, Shaw D, et al. An analysis of factors determining the need for ventriculoperitoneal shunts after posterior fossa tumor surgery in children[J]. Neurosurgery,1994, 34 (3): 402–7; discussion 407–8.

[23] Kumar V, Phipps K, Harkness W, et al. Ventriculo–peritoneal shunt requirement in children with posterior fossa tumours: an 11–year audit[J]. Br J Neurosurg,1996, 10 (5): 467–70.

[24] Lin C T, Riva–Cambrin J K. Management of posterior fossa tumors and hydrocephalus in children: a review[J]. Childs Nerv Syst,2015, 31 (10): 1781–9.

[25] Robertson P L, Muraszko K M, Holmes E J, et al. Incidence and severity of postoperative cerebellar mutism syndrome in children with medulloblastoma: a prospective study by the Children's Oncology Group[J]. J Neurosurg,2006, 105 (6 Suppl): 444–51.

[26] Tamburrini G, Frassanito P, Chieffo D, et al. Cerebellar mutism[J]. Childs Nerv Syst,2015, 31 (10): 1841–51.

[27] Gudrunardottir T, Sehested A, Juhler M, et al. Cerebellar mutism[J]. Child's Nervous System,2011, 27 (3): 355–363.

[28] Wickenhauser M E, Khan R B, Raches D, et al. Characterizing Posterior Fossa Syndrome: A Survey of Experts[J]. Pediatr Neurol,2020, 104: 19–22.

[29] Gudrunardottir T, Morgan A T, Lux A L, et al. Consensus paper on post-operative pediatric cerebellar mutism syndrome: the Iceland Delphi results[J]. Childs Nerv Syst,2016, 32 (7): 1195–203.

[30] Van Baarsen K M, Grotenhuis J A. The anatomical substrate of cerebellar mutism[J]. Med Hypotheses,2014, 82 (6): 774–80.

[31] Gadgil N, Hansen D, Barry J, et al. Posterior fossa syndrome in children following tumor resection: Knowledge update[J]. Surg Neurol Int,2016, 7 (Suppl 6): S179–83.

[32] Morris E B, Phillips N S, Laningham F H, et al. Proximal dentatothalamocortical tract involvement in posterior fossa syndrome[J]. Brain,2009, 132 (Pt 11): 3087–95.

[33] Jabarkheel R, Amayiri N, Yecies D, et al. Molecular correlates of cerebellar mutism syndrome in medulloblastoma[J]. Neuro Oncol,2020, 22 (2): 290–297.

[34] Rorke L B. The cerebellar medulloblastoma and its relationship to primitive neuroectodermal tumors[J]. J Neuropathol Exp Neurol,1983, 42 (1): 1–15.

[35] Catsman–Berrevoets C, Patay Z. Cerebellar mutism syndrome[J]. Handb Clin Neurol,2018, 155: 273–288.

[36] Parrish J B, Weinstock–Guttman B, Yeh E A. Cerebellar mutism in pediatric acute disseminated encephalomyelitis[J]. Pediatr Neurol,2010, 42 (4): 259–66.

[37] Yildiz O, Kabatas S, Yilmaz C, et al. Cerebellar mutism syndrome and its relation to cerebellar cognitive and affective function: Review of the literature[J]. Ann Indian Acad Neurol,2010, 13 (1): 23–7.

[38] Doxey D, Bruce D, Sklar F, et al. Posterior fossa syndrome: identifiable risk factors and irreversible complications[J]. Pediatr Neurosurg,1999, 31 (3): 131–6.

[39] Turgut M. Cerebellar mutism in pediatric acute disseminated encephalomyelitis[J]. Pediatr Neurol,2010, 43 (4): 303–4; author reply 304.

第 13 章　宫剑教授谈婴幼儿颅缝早闭的天坛诊疗策略

神外前沿讯，婴幼儿颅缝早闭属于先天性颅骨发育畸形，直接影响儿童正常脑发育，同时可造成心理障碍，使患儿心智俱损，广大家长因此极度焦虑，迫切希望尽早治疗。关于婴幼儿颅缝早闭的治疗时机、治疗方法，国内外众说纷纭，没有统一标准，为此，我们专访了北京天坛医院小儿神经外科主任宫剑教授，详细介绍了针对婴幼儿颅缝早闭的天坛诊疗规范，摘录如下。

1. 什么是颅缝早闭？若发现宝宝头型不正常，发生颅缝早闭的概率大吗

婴幼儿颅缝早闭又称狭颅症（craniosynostosis），是指一个或多个颅缝在婴幼儿时期提前闭合造成的颅腔狭小、畸形、脑发育受限。婴幼儿生长发育过程中，骨缝的存在是颅骨膨胀性生长的基础。若某一骨缝过早闭合，势必限制了颅骨的生长，造成各式畸形头颅（常见各颅缝正常闭合时间见表 13-1）。颅缝早闭的病因目前仍不明确，可能与脑硬膜贴附异常和颅骨成骨细胞增殖受限有关。

婴幼儿颅缝早闭的发生率为（3.1～6.4）/10 000，若妈妈发现宝宝头型异常，应首先排除外力、睡姿等原因，颅缝早闭属于小概率事件，宝妈们不必过度紧张。

表 13-1　主要的颅缝和囟门闭合时间

颅　缝	开始闭合的时间
额中缝	3—9 月龄
矢状缝	26—50 岁
冠状缝	24—40 岁
人字缝	30—40 岁
前囟	1—2 岁
后囟	6—8 周龄

2. 婴幼儿颅缝早闭有哪些常见类型

根据颅缝早闭的数量，狭颅症分为单一颅缝早闭和多发颅缝早闭，其中单一颅缝早闭占 87%，多发颅缝早闭占 13%。最常见的是单一颅缝是矢状缝早闭（又称舟状头），占比 56%～58%；其他还包括额中缝、冠状缝、人字缝，其中额中缝早闭占 10%～31%，冠状缝早闭占 25%，人字缝早闭占 2%（表 13-2 和图 13-1）；根据颅缝早闭的病因，分为非综合征型颅缝早闭和综合征型颅缝早闭，其中非综合征型约占 85%，综合征型颅缝早闭有 100 余种，大部分的综合征型颅缝早闭都涉及多条颅缝，常见的综合征型颅缝早闭包括 Crouzon（发病率 1/25 000）、Muenke（发病率 1/30 000）、Apert（发病率 1/65 000）、Pfeiffer（发病率 1/1 000 000）、Carpenter（发病率 1/1 000 000）综合征，其特征及临床表现见表 13-3。

表 13-2　常见的单一颅缝早闭类型

狭颅症表现	受影响颅缝	特　点
舟状头（scaphocephaly）	矢状缝	最常见，新生儿发生率 1/2000，男性较多见（男：女 =3.5：1）
前斜头（anterior Plagiocephaly）	单侧冠状缝	女：男 =2：1，新生儿发生率 1/10 000
三角头（trigonocephaly）	额中缝	新生儿发生率 1/5000～15 000
后斜头（posterior plagiocephaly）	单侧人字缝	新生儿发生率 1/33 000，需要与体位性斜头鉴别
短头（brachycephaly）	双侧冠状缝	亦可见于经常仰卧的婴儿
尖头（oxycephaly）	双侧冠状缝	是短头畸形的自然进展
苜蓿叶头 / 三叶草头（cloverleaf deformity）	冠状缝、人字缝及额中缝	罕见，现在仅报道 130 例
塔头（acrocephaly/tower skull）	冠状缝、矢状缝、人字缝	常见于 Crouzon 和 Apert 综合征

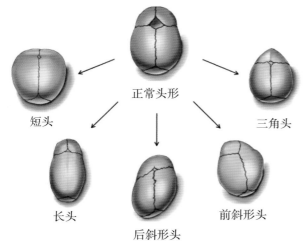

正常头形

短头　　三角头　　长头　　后斜形头　　前斜形头

▲ 图 13-1　常见单一颅缝早闭头形

3. 针对婴幼儿颅缝早闭的手术，治疗的目的是什么

针对婴幼儿颅缝早闭，手术目的可简单归纳为四个字，即"扩容"和"美容"。由于颅缝过早闭合限制了脑发育，解除密闭颅腔恢复脑发育是首要目的；通过手术矫正畸形发育的头形，达到美容效果是第二目标。

2005 年英国 St Jame 医院整形外科对 28 例矢状缝早闭患儿的术前、术后运动功能进行比较，发现术后患儿的运动功能均可以得到改善，而未行手术的患儿功能障碍依旧。2012 年澳大利亚墨

表 13-3　常见的各类颅缝早闭综合征

综合征名称	突变基因	遗传方式	影响颅缝	其他特征
Apert	FGFR2 (10q26.13)	常染色体显性遗传	冠状缝	并指、智力低下、失聪
Crouzon	FGFR2 (10q26.13)、FGFR3 (4p16.3)	常染色体显性遗传	冠状缝、矢状缝、人字缝	眼球突出、上颌骨发育不全
Pfeiffer	FGFR1 (8p11.23p11.22)、FGFR2 (10q26.13)	常染色体显性遗传	冠状缝、矢状缝	手足膜状并指、上颌骨发育不全
Muenke	FGFR3 (4p16.3)、pro250arg (P250R)	常染色体显性遗传	冠状缝、颌面发育不良	发育迟缓、智力障碍、巨脑症、面中部发育不全
Saethre-Chotzen	TWIST1 (7p21.1)、FGFR2 (10q26.13)	常染色体显性遗传	冠状缝、额中缝、人字缝	耳朵畸形、四肢短小而拇指（趾）巨大
Carpenter	RAB23 (6p11.2)	常染色体隐性遗传	冠状缝、矢状缝、人字缝	并指、智力低下、肥胖、先心病，肾功不全
Beare-Stevenson cutis gyrata	FGFR2 (10q26.13)	常染色体显性遗传	苜蓿叶头	智力低下、回状头皮、脐膨体缺损

尔本皇家儿童医院对 27 例矢状缝早闭患儿的智力发育指数和精神运动发育指数进行了评估，发现这些患儿评分均低于正常儿童。2015 年，欧美 5 所大型医疗机构进行多中心大样本前瞻性研究，对平均年龄 7 岁的颅缝早闭患者与正常儿童的认知功能进行比较，发现无论是何种颅缝早闭，患儿的各项认知功能均低于正常儿童，其中以智力（IQ）与数学能力最差。以上的研究证实了颅缝早闭对患儿的智力、认知发育具有严重的负面影响。

颅缝早闭患儿因为头型异常可产生严重心理障碍，美国宾夕法尼亚州艾丁堡罗大学对 408 名 2—18 岁患有先天性颅缝早闭儿童进行调查，发现患儿出现心理问题的比例明显偏高。2—3 岁患儿畏缩情绪的发生率是正常人的 2 倍，4—11 岁患儿社交障碍的发生率是正常人的 3 倍；约 35% 的颅缝早闭患儿可出现各类行为障碍。手术若能显著改善患儿的外观，将极大缓解父母焦虑的情绪，有利于增进亲子感情，使父母和孩子更加自信。

4. 如何选择颅缝早闭的手术时机，是越早治疗越好吗

由于综合征型颅缝早闭多是常染色体显性遗传疾病，常伴有多器官发育异常，智力低下难以通过手术加以纠正。因此，在此只讨论非综合征型颅缝早闭。研究表明，0—2 岁，颅腔的容积将增长 4 倍；0—3 岁是脑发育的黄金期，在这个阶段中，大脑迅速发育，形成智力、情感、运动、社交等各方面能力的基础。6 岁颅腔容积已达成人的 90%，10 岁已基本停止发育。因此，婴幼儿期颅缝一旦早闭，将导致颅腔容积增长停滞、限制本该迅速发育的大脑、甚至引起颅内压升高，将严重迟滞患儿智力及认知功能的正常发育，影响终身。因此，婴幼儿颅缝早闭的治疗原则是：早发现早治疗。有报道，出生后 5 天的新生儿即行颅缝切开术，效果良好。尽早手术的好处是及时解除狭小颅腔对大脑发育的限制。有研究显示，早期手术可使患儿智力水平显著提高。及早手术的缺点是新生儿麻醉风险大，1 月龄—1 岁的患儿

全麻期间心搏骤停的发生率是 1—3 岁患儿的 2 倍；同时患儿体重低，血容量少，术中出血容易导致贫血、电解质紊乱等情况，对整个手术团队及婴幼儿术后管理要求极高。

由于早期头形改变不明显，经常有婴幼儿 1 岁后才发现颅缝早闭，家长无须过度担心错过了最佳治疗时机。单一颅缝早闭的患儿其他颅缝、囟门可有效代偿已闭合颅缝的功能；婴幼儿骨质柔软富于弹性，大脑仍有发育空间，不易出现颅内高压，如舟状头发生颅高压的比例仅为 7%～13%；93% 的单一颅缝早闭患儿 1 岁以前的智力仍处于正常范围，其中，矢状缝早闭对神经发育影响最小，额中缝早闭影响最大。此时，及时手术治疗，受限的大脑仍可以在解除压迫后重新发育正常。

5. 针对临床最常见的矢状缝早闭，有哪些手术方法

(1) 颅缝切开术（open strip craniectomy，图 13-2）：世界上第一台颅缝早闭手术出现于 1888 年，由美国加州 Cooper 医学院的外科医生 L.C.Lane 进行，对一例 8 月龄前囟闭合的患儿施行矢状缝切开及顶骨部分切开术，通过切除已经闭合的颅缝和部分颅骨，重新开放颅腔，使大脑得到发育空间。直至 20 世纪中期，开颅切除已闭合的颅缝成了通用术式。以此为基础，逐渐出现了双侧颅骨条状切除术、双顶部楔形切开术、颅盖 π 型切除术等术式。但由于手术时间长、出血量多，并发症较

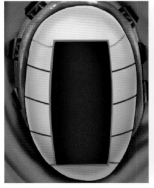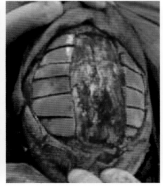

▲ 图 13-2　颅缝切开术

多，难以控制术后颅骨的生长方向，疗效不稳定，目前已经极少应用。

（2）内镜下条状颅骨切除术（endoscopic strip craniectomy，图 13-3）：1998 年美国密苏里大学医学院整形外科医生 D.F.Jimenez 和 C.M.Barone 开创了内镜下条状颅骨切除术。此术式在前囟后方与后囟前方各取 3cm 的皮肤切口，分离头皮与颅骨并形成工作隧道，将闭合的矢状缝剪除。此术式适用于低月龄婴儿（3—6 月龄），特别是针对颅高压明显的患儿，可及时解除颅骨束缚、降低颅压、促进脑发育。但该术式原理上与开颅条状颅骨切除相同，仅仅是减少创伤，无法顾及美容，术后需要佩戴矫形头盔，十分不便。还需强调，2 岁以下婴幼儿颅骨成骨细胞功能旺盛，若颅缝切除宽度不足，容易再次融合，有报道该术式复发率高达 11%～16%，只能再次手术。

（3）颅盖牵张成骨术（distraction osteogenesis，图 13-4）：1998 年日本东京大学整形外科医生 Sugawara 首次提出该术式，在部分切开矢状缝后，置入颅骨牵张器（distractor），通过不断调整牵张力度达到扩大颅腔、防止再融合的作用；同年，瑞典萨尔格林斯卡医院整形外科医生 Lauritzen 开展了弹簧辅助（spring-mediated）颅骨成形术。这两种术式均采用牵张成骨的原理，与正常颅腔扩大所依赖的大脑发育向外推挤的力量不同，置入物使局部颅骨发生压缩应变，局部骨质继而应性增生、增厚。因此这种技术也适合于颅骨薄、发育差的患儿。由于此术式需要体内置入异物，感染率高达 9%～22%，还需二次手术取出，因此，常作为其他术式的辅助手段。

（4）颅骨重塑手术（cranial vault remodeling，图 13-5）：20 世纪 80 年代由美国弗吉尼亚大学医学院 Persing 开创的。颅骨重塑手术的原理是对颅盖进行切割与重新拼接，既彻底解除对脑发育的束缚，又兼顾美容效果。该术式术前已拟定拼接方案，术后复发率仅为 1%，远低于微创内镜下条状颅骨切除术。1997 年，美国加州儿童医院神经外

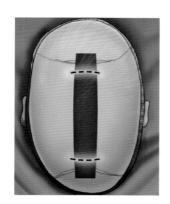

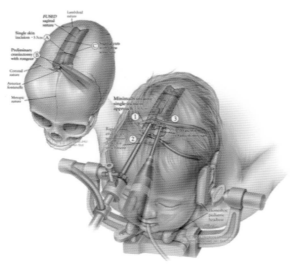

▲ 图 13-3 内镜下条状颅骨切除术示意

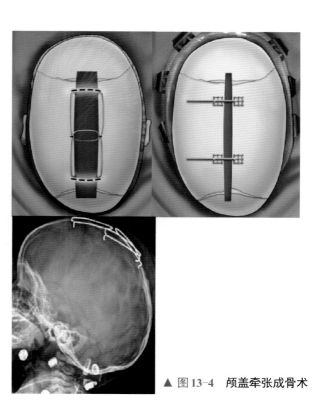

▲ 图 13-4 颅盖牵张成骨术

科发现颅骨重塑手术美容效果满意度远好于条状骨切除术（79% vs 41%）。2014年，耶鲁大学医学院对矢状缝早闭的患儿进行了多中心前瞻性研究，对比了接受颅骨重塑手术（49例）与条状切除术（21例）患儿的术后认知水平变化，发现颅骨重塑术患儿术后智商（IQ）、言语功能、文字阅读和阅读理解均高于条状切除术患儿。需要指出，此术式相对复杂，为确保安全，推荐患儿一岁龄后施行。

6. 目前常用的颅骨重塑手术有什么优势及存在的问题

颅骨重塑手术是目前针对婴幼儿颅缝早闭的主流术式，优点是：通过对颅盖骨的广泛切割，将骨缝再融合的概率降至最低，从而彻底解除颅腔对脑发育的限制。手术兼顾美容，通过骨瓣转移，原有外观畸形得以主动纠正；切割的骨片与硬膜紧密贴附，随着脑发育自然生长，效果完美。该术式的缺点是：手术门槛高，没有固定的手术模式，要求术者经验丰富。若经验欠缺，易造成拼接混乱、费时费力、扩容美容不确切，手术效果不满意。

7. 请谈一下针对婴幼儿颅缝早闭，天坛医院小儿神经外科的手术策略是什么

针对婴幼儿颅缝早闭，多年来，北京天坛医院小儿神经外科采用颅骨重塑手术，积累了许多宝贵经验。特别是近年来，我们与中科院自动化所医工结合，研发出计算机颅骨重塑手术仿真平台，术前输入患儿头颅参数，个体化模拟手术切割与拼接路径，自动生成最佳手术方案（图13-6）；术中，医生只需按照既定手术方案进行操作，显著提高了手术效率、缩短了手术时间、降低了手术花费、减少出血及感染风险，大大提高了手术安全性，临床效果满意，值得推广。

典型病例见第2章病例34。

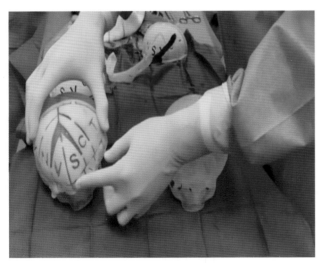

▲ 图 13-5 颅骨重塑手术（图片来源于梅奥诊所）

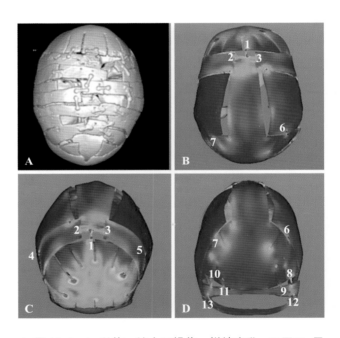

▲ 图 13-6 **A.** 以往，纯人工操作，拼接紊乱；**B** 至 **D.** 目前，基于计算机仿真平台模拟手术，自动生成切割方案，高效安全，扩容美容效果满意；该平台还可以通过应力计算，优化高值耗材的固定位置，有效降低了手术花费

（本文引摘自 2020-04-27 访谈内容）

参 考 文 献

[1] Moss M L. The pathogenesis of premature cranial synostosis in man[J]. Acta Anat (Basel), 1959, 37: 351–370.

[2] Fragale A, Tartaglia M, Bernardini S, et al. Decreased proliferation and altered differentiation in osteoblasts from genetically and clinically distinct craniosynostotic disorders[J]. Am J Pathol, 1999, 154 (5): 1465–1477.

[3] Barbero–García I, Lerma J L, Marqués–Mateu Á, et al. Low-cost smartphone–based photogrammetry for the analysis of cranial deformation in infants[J]. World Neurosurg, 2017, 102: 545–554.

[4] Overview of craniosynostosis – UpToDate[J],2020.

[5] Shillito J Jr., Matson D D. Craniosynostosis: a review of 519 surgical patients[J]. Pediatrics, 1968, 41 (4): 829–853.

[6] Fernández–De Thomas R J, De Jesus O: Trigonocephaly,StatPearls, Treasure Island (FL): StatPearls Publishing Copyright © 2021, StatPearls Publishing LLC.,2021.

[7] Mandela R, Bellew M, Chumas P, et al. Impact of surgery timing for craniosynostosis on neurodevelopmental outcomes: a systematic review[J]. J Neurosurg Pediatr, 2019, 23 (4): 442–454.

[8] Jezela–Stanek A, Krajewska–Walasek M.Genetic causes of syndromic craniosynostoses[J]. Eur J Paediatr Neurol, 2013, 17 (3): 221–224.

[9] 南孙鲍 . 综合征型颅缝早闭的临床表现及基因诊断 [J]. 临床小儿外科杂志 , 2017, 16 (4).

[10] Munarriz P M, Pascual B, Castaño–Leon A M, et al. Apert syndrome: Cranial procedures and brain malformations in a series of patients[J]. Surg Neurol Int, 2020, 11: 361.

[11] Kajdic N, Spazzapan P, Velnar T. Craniosynostosis – Recognition, clinical characteristics, and treatment[J]. Bosn J Basic Med Sci, 2018, 18 (2): 110–116.

[12] Arnaud E, Renier D, Marchac D. Prognosis for mental function in scaphocephaly[J]. J Neurosurg, 1995, 83 (3): 476–479.

[13] Bellew M, Chumas P, Mueller R, et al. Pre– and postoperative developmental attainment in sagittal synostosis[J]. Arch Dis Child, 2005, 90 (4): 346–350.

[14] Da Costa A C, Anderson V A, Savarirayan R, et al. Neurodevelopmental functioning of infants with untreated single–suture craniosynostosis during early infancy[J]. Childs Nerv Syst, 2012, 28 (6): 869–877.

[15] Starr J R, Collett B R, Gaither R, et al. Multicenter study of neurodevelopment in 3–year–old children with and without single–suture craniosynostosis[J]. Arch Pediatr Adolesc Med, 2012, 166 (6): 536–542.

[16] Speltz M L, Collett B R, Wallace E R, et al. Intellectual and academic functioning of school–age children with single–suture craniosynostosis[J]. Pediatrics, 2015, 135 (3): e615–e623.

[17] Snyder H, Pope A W. Psychosocial adjustment in children and adolescents with a craniofacial anomaly: diagnosis–specific patterns[J]. Cleft Palate Craniofac J, 2010, 47 (3): 264–272.

[18] Edward P Buchanan M. Overview of craniosynostosis[J]. UpToDate, 2020.

[19] Reardon W. Craniosynostosis. Diagnosis, evaluation and management[J]. J Med Genet, 2000, 37 (9): 727.

[20] Frassanito P, Bianchi F, Pennisi G, et al. The growth of the neurocranium: literature review and implications in cranial repair[J]. Child's Nervous System, 2019, 35 (9): 1459–1465.

[21] Virtanen R, Korhonen T, Fagerholm J, et al. Neurocognitive sequelae of scaphocephaly[J]. Pediatrics, 1999, 103 (4 Pt 1): 791–795.

[22] Bellew M, Chumas P. Long–term developmental follow–up in children with nonsyndromic craniosynostosis[J]. J Neurosurg Pediatr,2015, 16 (4): 445–451.

[23] Shim K W, Park E K, Kim J S, et al. Neurodevelopmental problems in non–syndromic craniosynostosis[J]. J Korean Neurosurg Soc, 2016, 59 (3): 242–246.

[24] Flick R P, Sprung J, Harrison T E, et al. Perioperative cardiac arrests in children between 1988 and 2005 at a tertiary referral center: a study of 92,881 patients[J]. Anesthesiology, 2007, 106 (2): 226–237; quiz 413–414.

[25] Kapp–Simon K A, Speltz M L, Cunningham M L, et al. Neurodevelopment of children with single suture craniosynostosis: a review[J]. Childs Nerv Syst, 2007, 23 (3): 269–281.

[26] Anderson F M, Geiger L. Craniosynostosis: A survey of 204 cases[J]. J Neurosurg, 1965, 22: 229–240.

[27] Renier D, Brunet L, Marchac D. I.Q. and Craniostenosis[C]. Craniofacial Surgery, 1987: 114–117.

[28] Lane L C. Pioneer craniectomy for relief of mental imbecility due to premature sutural closure and microcephalus[J]. JAMA: The Journal of the American Medical Association, 1892, XVIII (2): 49.

[29] Proctor M R, Meara J G. A review of the management of single–suture craniosynostosis, past, present, and future[J]. J Neurosurg Pediatr, 2019, 24 (6): 622–631.

[30] Albright A L. Operative normalization of skull shape in sagittal synostosis[J]. Neurosurgery, 1985, 17 (2): 329–331.

[31] Jane J A, Edgerton M T, Futrell J W, et al. Immediate correction of sagittal synostosis[J]. J Neurosurg, 1978, 49 (5): 705–710.

第 14 章　宫剑教授谈儿童颅咽管瘤经前纵裂入路手术难度分型及热点问题探讨

2021 年新版 WHO 中枢神经系统肿瘤分类将造釉细胞型颅咽管瘤和乳头型颅咽管瘤相互独立、彻底分开，据此，神外资讯采访了北京天坛医院小儿神经外科主任宫剑教授，请他对此进行解读并对儿童颅咽管瘤治疗相关热点问题进行探讨，访谈如下。

1. 为什么新版 WHO(2021) 中枢神经系统肿瘤分类将儿童型与成人型颅咽管瘤分开

在 2016 第四版 WHO 中枢神经系统（CNS）肿瘤分类中，颅咽管瘤分为造釉细胞型颅咽管瘤（adamantinomatous craniopharyngioma，ACP）和鳞状乳头型颅咽管瘤（papillary craniopharyngioma，PCP）两种亚型；近 5 年随着基因与蛋白组学研究的迅猛发展，学界公认它们是不同类型的肿瘤，因此，2021 年第五版 WHO CNS 肿瘤分类，造釉细胞型颅咽管瘤和乳头型颅咽管瘤相互独立、彻底分开。儿童患者 95%～99% 为造釉细胞型颅咽管瘤，成人患者 85%～88% 为鳞状乳头型颅咽管瘤，二者在临床表现、影像特征、组织病理及基因表达诸方面截然不同（表 14-1）。

2. 儿童型与成人型颅咽管瘤手术风险及治疗效果有何不同

颅咽管瘤首选手术切除，一旦肿瘤全切患者可以终身治愈。儿童造釉细胞型颅咽管瘤特点是瘤体大、囊实性伴蛋壳样钙化，组织病理可见肿瘤呈指突样（finger like protrusion）生长，多与毗邻组织，特别是下丘脑粘连紧密，手术易造成下丘脑损伤，由此导致的高热、尿崩、激素及电解质紊乱儿童耐受性差，治疗中稍有不慎即危及生命。成人颅咽管瘤乳头型为主，多为实体、无钙化，对毗邻组织呈压迫性而非侵袭性生长，与下丘脑界面清晰易游离；且成人对下丘脑损伤的

表 14-1　造釉细胞型及鳞状乳头型颅咽管瘤对比

	造釉细胞型	鳞状乳头型
发病年龄	5—15 岁	40—55 岁
临床症状	发育迟缓、视力障碍等	头痛、下丘脑症状等
起源	残留的 Rathke 囊上皮细胞	
影像学特点	囊性为主，蛋壳样钙化，内含胆固醇结晶	实性肿瘤、极少囊性变，无钙化
病理特征	肿瘤为假复层柱状细胞组成，成栅栏状排列，可见湿角化	肿瘤细胞为分化良好的鳞状上皮细胞，无湿角化
相关基因	*CTNNB1*	*BRAF*

耐受程度远好于儿童，手术风险较儿童大为降低（表 14-2）。

表 14-2　儿童与成人颅咽管瘤手术效果比较

	儿　童	成　人
肿瘤全切率	20.0%	64.0%
下丘脑损伤率	58.0%	47.1%
开颅手术死亡率	6.3%	2.9%
内镜手术死亡率	4.0%	2.1%
5 年无进展生存率	52.2%	71.8%
5 年存活率	92.5%	94.0%

3. 如何确保儿童颅咽管瘤的手术安全是世界性难题，对此天坛小儿神外是否有切实有效的方法加以推荐

如前所述，颅咽管瘤是良性肿瘤，一旦手术全切，患儿可以终身治愈；同时，儿童颅咽管瘤手术死亡率高，首要原因是下丘脑损伤。术中辨别肿瘤与下丘脑的边界，既能轻柔游离肿瘤加以全切，又能充分保护下丘脑不受损伤，是手术的关键所在。只有大宗病例手术经验的积累，才能将手术做到极致，把手术变成艺术。在此展示一例我科多年前的病例以说明儿童颅咽管瘤手术的凶险（图 14-1）。

儿童颅咽管瘤手术如此凶险，国外同行如何降低风险呢？日本鹿儿岛大学医学院提出，如果术前评估下丘脑损伤可能性大，则应部分切除辅以放疗；美国犹他大学神经外科提出了分期不同入路切除广泛侵袭的颅咽管瘤；美国加利福尼亚大学神经外科针对颅咽管瘤手术大样本回顾性分析显示，一次手术全切与部分切除辅以放疗，组间生存率并无显著性差异，因此，术者应根据肿瘤侵袭程度制订个体化方案，将手术难度进行分解，以保证手术安全。

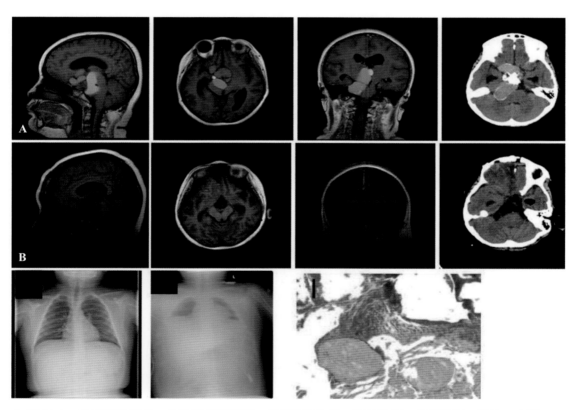

▲ 图 14-1　11 岁男性患儿，复杂型颅咽管瘤，呈侵袭性生长，累及鞍旁、第三脑室、斜坡、右侧 CPA 区，大小约 43mm×47mm×58mm（A），经前纵裂入路肿瘤全切（B）。术后出现严重的高热、尿崩、电解质紊乱等下丘脑损伤症状。术后 1 周突发呼吸心搏骤停，抢救无效死亡，直接死亡原因考虑为神经源性肺水肿

为了降低手术风险，北京天坛医院小儿神经外科于2017年在国际上率先提出针对儿童复杂型颅咽管瘤，先行Ommaya囊腔穿刺，囊液间断抽吸，使肿瘤与下丘脑粘连松解、下丘脑水肿减轻，将肿瘤由复杂型向简单型转化，再行手术切除，大大提高了手术安全性。具体而言，此方法有以下几点优势：①迅速缓解视力恶化、避免失明；②有效缓解梗阻性脑积水、避免脑疝；③解除瘤体对下丘脑的压迫；④将肿瘤由复杂型向简单型转化，显著降低手术风险。2019年，英国伦敦国立神经专科医院采用类似方法，导航穿刺引流肿瘤囊性部分，显著降低了患儿的致残率。事实证明，本方法安全有效，值得推广（图14-2和图14-3）。

4.作为全国最大的儿童颅咽管瘤诊疗中心，请您谈谈天坛小儿神外对手术入路的选择？

儿童颅咽管瘤手术入路的选择，我们基于"中线肿瘤，中线入路"（Midline lesion midline approach）的原则，概括为"能走中线不走侧方，能走前纵裂不走胼胝体，能走第Ⅰ间隙不走第Ⅳ间隙，慎重选择经蝶手术"，简称"三走三不走一慎重"。这里，中线入路是指前纵裂入路、胼胝体-穹窿间入路；侧方入路是指翼点入路、额外侧入路。由于颅咽管瘤起源于中线，侧方入路对鞍内、第三脑室内肿瘤的切除存在死角与盲区，肿瘤易残留；若肿瘤突入第三脑室不够充分，经胼胝体-穹窿间入路易损伤下丘脑；第Ⅰ间隙又称视交叉前间隙，在此间隙内切除肿瘤下丘脑损

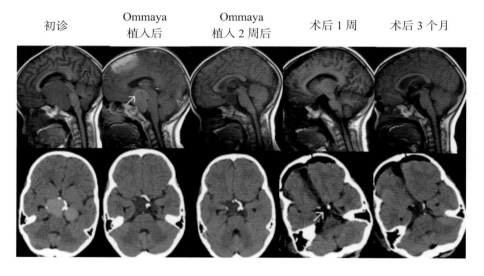

初诊　　Ommaya植入后　　Ommaya植入2周后　　术后1周　　术后3个月

◀图14-2　5岁男性患儿，复杂型颅咽管瘤鞍旁、第三脑室、斜坡侵袭性生长，大小约47mm×61mm×67mm，先行立体定向囊腔穿刺、Ommaya囊植入，间断性囊液抽吸，2周后瘤体明显缩小再行手术，手术顺利，肿瘤全切，下丘脑保护好，术后反应轻，恢复好

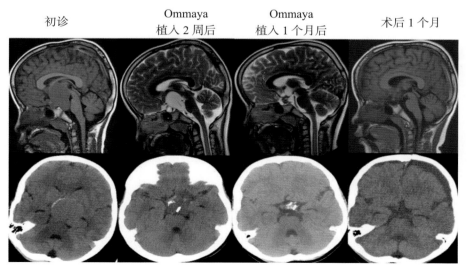

初诊　　Ommaya植入2周后　　Ommaya植入1个月后　　术后1个月

◀图14-3　5岁男性患儿，复杂型颅咽管瘤，突入第三脑室、上斜坡、左侧鞍旁，大小约51mm×47mm×40mm，先行立体定向囊腔穿刺、Ommaya囊植入，间断性囊液抽吸，1个月后瘤体明显缩小，再行手术切除，手术顺利，肿瘤全切，下丘脑保护好，术后反应轻，恢复好

伤风险小；第Ⅳ间隙又称终板间隙，切除肿瘤需要打开终板在第三脑室内操作，下丘脑损伤风险大；针对儿童采用经蝶入路切除颅咽管瘤，一定要慎重选择合适病例，做到万无一失。

具体而言，有以下几种入路。

(1) 中线入路。

① 前纵裂入路：经前纵裂入路，路径直接，沿自然裂隙直达鞍区，特别适合中线肿瘤，视野广阔，从颅前窝底至胼胝体嘴均可充分暴露，避免了侧方入路受颈内动脉及脑神经的遮挡，可直视下切除鞍内、第三脑室内肿瘤，特别是直视下游离肿瘤与下丘脑界面，较其他入路盲目牵拉，大大提高了手术的安全性。前纵裂入路特别适合儿童：手术路径短；儿童纵裂池发达，易游离、额叶挫伤概率低；儿童额部静脉引流代偿能力强，即使电凝切断部分引流静脉，很少出现额叶水肿。前纵裂入路，需要在第Ⅰ、第Ⅳ间隙之间反复操作，应注意视交叉、前交通动脉的保护。

② 经胼胝体 – 穹窿间入路：颅咽管瘤起源于拉克囊袋，将下丘脑顶向肿瘤上方，若经胼胝体 – 穹窿间入路暴露肿瘤，首先面对的是肿瘤顶壁，可能含有正常的下丘脑结构，易造成损伤。有报道，经胼胝体 – 穹窿间入路切除颅咽管瘤，90% 术后尿崩、70% 术后电解质紊乱，严重者危及生命。因此，只有肿瘤巨大、广泛侵袭第三脑室、肿瘤顶壁下丘脑结构受压变薄、甚至消失，手术才相对安全(图 14-4)；若肿瘤轻微突入第三脑室，严禁选择此入路，以免造成严重的下丘脑损伤。

(2) 侧方入路：包括翼点入路、额外侧入路。

翼点入路是颅咽管瘤传统手术入路，又称"万能入路"，20 世纪 70 年代由 Yasargil 改良并推广，特点是简单、灵活、高效，是神经外科最常用的手术入路。该入路能处理大部分颅咽管瘤，特别是突入鞍旁、鞍背、斜坡的肿瘤，但对肿瘤突入三脑室内视野不佳，需要盲牵盲刮，可能造成下丘脑损伤。额外侧入路介于额下入路与翼点入路之间，不需要磨除蝶骨嵴，较翼点入路创伤小、术式简便，暴露范围基本同翼点入路，突入第三

脑室的肿瘤仍是该入路的盲区。因此，若肿瘤明显向侧方生长，可考虑侧方入路（图 14-5）。

(3) 内镜下经蝶入路：内镜下经蝶手术切除鞍区肿瘤，也就是大家常说的"微创"手术，发展至今历经 50 余年，目前已成为切除垂体腺瘤的首选入路。针对成人颅咽管瘤，采取内镜经蝶手术也有广泛报道，疗效满意。针对儿童颅咽管瘤采用内镜经蝶手术没有大宗病例报道，多是零星病例，初步看治疗效果差异较大。有报道认为，小于 3 岁的幼儿，由于鼻孔小、咽颅发育不全，是内镜经蝶手术的绝对禁忌；随着年龄增长，鼻腔发育、蝶窦气化、是否采用经蝶手术视具体情况而定；13 岁以上儿童蝶窦普遍气化良好，可行经鼻蝶内镜手术（图 14-6）。同时需要注意，经蝶手术涉及基底窦、海绵间窦，6 岁以前儿童硬膜窦发达，两侧海绵窦之间的距离平均为 10.2mm，明显窄于成人，严重影响操作空间。另外，由于经鼻蝶手术操作空间狭小，切除肿瘤时以牵拉为主，很难像开颅手术直视下轻柔完成肿瘤与下丘脑界面游离这一操作过程。因此，就手术风险而言，颅咽管瘤大于垂体腺瘤、经蝶手术大于开颅手术、儿童大于成人，内镜经蝶切除儿童颅咽管瘤难度最大，风险最高，应慎重选择。目前，采用内镜经蝶手术切除儿童鞍膈下型颅咽管瘤得到广泛肯定；然而，第三脑室内型若采用经蝶手术需要打开第三脑室底，易造成下丘脑损伤；偏离中线型呈分叶状侵袭性生长，内镜下难以看清肿瘤全貌，均列为相对禁忌证。

总结：针对儿童颅咽管瘤，我们对 80%～90% 的病例采用前纵裂入路予以切除，由于暴露好、全切率高、术后并发症少，称为"黄金通道"；剩余 10%～20% 左右的病例，可依据肿瘤生长方向，采用经胼胝体 – 穹窿间入路、侧方入路、内镜经蝶手术。经胼胝体 – 穹窿间入路应选择肿瘤巨大、突入并充满第三脑室者，术中特别要注意下丘脑结构的辨别与保护；侧方入路，应选择肿瘤突向鞍旁、鞍背、斜坡者，第三脑室内肿瘤是该入路的盲区；内镜经蝶手术切除鞍区肿瘤是大势所趋，

优势明显。但是由于儿童颅咽管瘤手术风险大，采用该术式应持慎重态度。我们认为 13 岁以上青少年、蝶窦气化好、鞍膈下型颅咽管瘤应率先开展；3 岁以下幼儿，则同意多数国外同行意见，暂列为手术禁忌证。

5. 国内外颅咽管瘤分型极为烦琐复杂，天坛小儿神外是否有自己的临床分型？意义何在

目前，关于颅咽管瘤的分型纷繁复杂，有根据肿瘤形态分型，有根据肿瘤起源分型，有根据肿瘤与毗邻解剖结构关系分型。然而，神经外科医生最关注的是针对手术入路的临床分型，意义较大的颅咽管瘤分型见表 14-3。

北京天坛医院小儿神经外科每年施行儿童颅咽管瘤手术近百例，基于"中线肿瘤，中线入路"的原则，近 90% 的手术采用经前纵裂入路，称为"黄金通道"。据此，我们首次提出了儿童颅咽管瘤经前纵裂入路手术难度分型（表 14-4），便于术者对手术难度进行预判，提前制订手术方案及预案，有利于提高手术安全性。

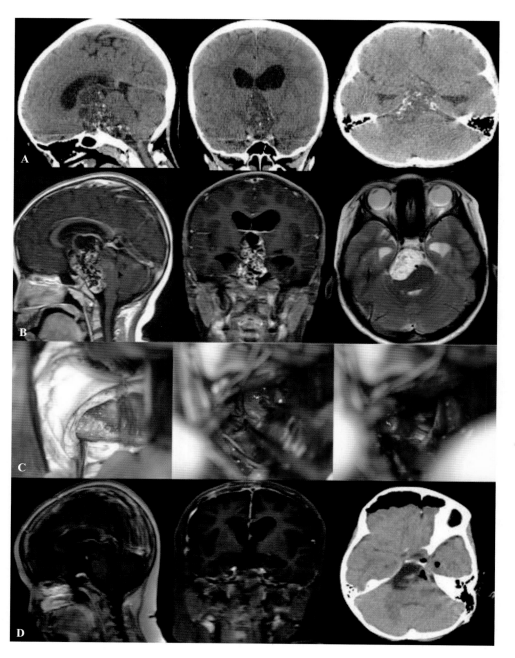

◀ 图 14-4　8 岁男性患儿，头痛体检时发现颅内占位 17 天

头颅 CT 显示（A），鞍区、第三脑室、桥前池及右 CPA 池占位，多囊变伴散在颗粒样钙化，鞍背、斜坡骨质未见明显破坏；头颅 MRI 显示（B），鞍区、三脑室、斜坡、右侧 CPA 占位，大小约 67mm×41mm×29mm，呈不规则囊实性占位，多囊腔分隔状，T_1、T_2 呈混杂信号。颅咽管瘤可能性大，畸胎瘤待除外。肿瘤巨大，突入第三脑室、斜坡、右侧 CPA，术前考虑颅咽管瘤，视路胶质瘤、畸胎瘤不除外，拟采用分期不同入路，先选择经胼胝体-穹窿间入路切除第三脑室内肿瘤，术中冰冻提示颅咽管瘤，由于肿瘤易游离，第三脑室内、斜坡、CPA 区均轻柔牵出（C），镜下全切。术后下丘脑反应轻、恢复好（D）

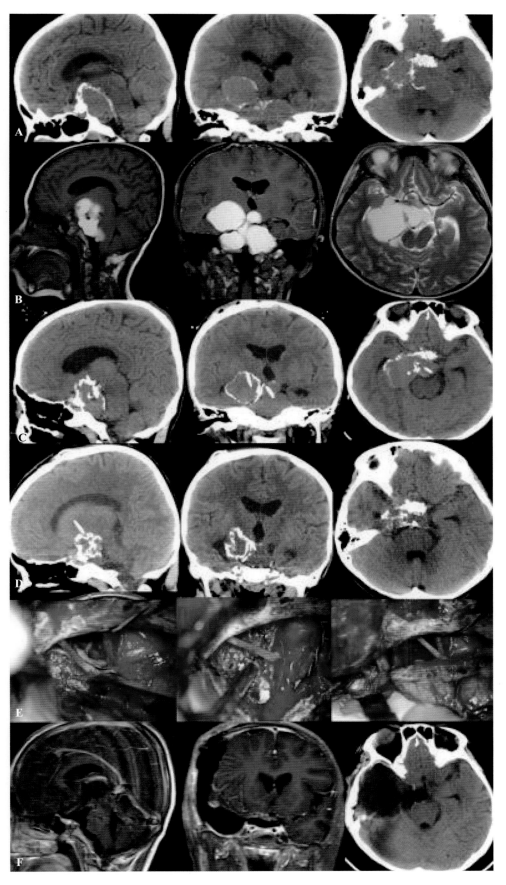

◀ 图 14–5　10 岁男性患儿，主诉口角右斜 6 个月，头晕、呕吐 1 个月余

头颅 CT 显示（A），鞍上第三脑室、斜坡、右鞍旁、颞叶内侧及环池、双侧 CPA 池占位，大小约 60mm × 58mm × 50mm；头颅 MRI 显示（B），鞍上、桥前池、环池、右侧鞍旁、双侧 CPA 可见不规则囊性占位，实性部分呈不均匀明显强化，大小约 64mm × 60mm × 51mm，病灶突入鞍内及第三脑室，大脑脚、脑桥受压变形。颅咽管瘤诊断明确，由于肿瘤巨大，呈高度侵袭性生长，向鞍旁、斜坡双 Ommaya 囊植入（C），间断性抽吸，2 周后复查，瘤体明显缩小（D）。鉴于肿瘤广泛侵袭，拟分期不同入路，先行侧方入路切除右侧鞍旁、颞叶、环池的肿瘤，再二期切除中线部位肿瘤。经右侧翼点入路，发现囊液抽吸后，肿瘤与毗邻组织粘连轻、结构松弛、易游离，鞍区大块钙化酥脆、易分块摘除，沿第 Ⅱ、第 Ⅲ 间隙切除顺利（E），肿瘤镜下近全切除，避免了二次手术。术后下丘脑反应轻，患儿恢复好（F）

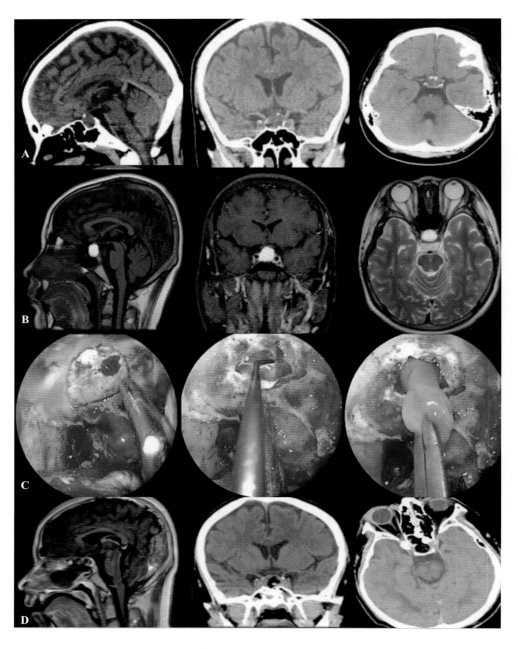

▲ 图 14-6　13 岁男性患儿，主诉间断头痛 40 天。头颅 CT 显示 T（A），鞍区类圆形病变，大小约 15mm×11mm×14mm，囊壁部分蛋壳样钙化，蝶鞍扩大，鞍底下陷，颅咽管瘤可能性大；头颅 MRI 显示（B），鞍区囊性异常信号团块，呈短 T_1 长 T_2 信号影，大小约 18mm×17mm×12mm，无明显强化，垂体显示不清，病灶推挤视交叉，颅咽管瘤可能性大。鉴于患儿系 13 岁少年，蝶窦气化好、鼻腔发育好，典型鞍隔下型颅咽管瘤，遂行内镜下经蝶入路肿瘤切除术（C），手术顺利，肿瘤全切，下丘脑保护好，术后患儿体温、出入量、激素、电解质无显著波动，恢复好（D）

表 14-3　与手术入路相关的颅咽管瘤临床分型

作　者	年　份	分型根据	分型描述	备　注
Yasargil	1990	肿瘤与鞍膈的关系	1. 纯鞍内型；2. 鞍内鞍上型；3. 鞍上视交叉旁型；4. 脑室内外沟通型；5. 三脑室旁型；6. 纯脑室内型	首次提出颅咽管瘤不同分型采用不同手术入路
Samii 和 Tatagiba	1997	肿瘤的纵向侵犯的范围	1. 肿瘤局限于鞍内；2. 肿瘤突进脑池；3. 肿瘤延伸至三脑室下 1/2；4. 肿瘤延伸至三脑室下 1/2；5. 肿瘤到达侧脑室	根据肿瘤向鞍上延伸的程度决定手术入路
Kassam	2008	肿瘤与垂体柄的关系	1. 漏斗前型；2. 横跨漏斗型；3. 漏斗后型；4. 脑室内型	首次提出内镜经鼻蝶入路的颅咽管瘤分型
漆松涛	2011	膜性结构	1. 鞍膈下：ID 型；2. 蛛网膜外：EA 型；3. 蛛网膜内：IA 型（1、2 型）；4. 蛛网膜下：SA 型	提出根据肿瘤与蛛网膜的解剖关系选择手术入路选择

表 14-4　儿童型颅咽管瘤经前纵裂入路手术难度分型（天坛小儿神外 2021）

Ⅰ型颅咽管瘤	Ⅰ型：前交通动脉（ACoA）位于瘤体顶端，通过第Ⅰ间隙即可切除肿瘤。a 型：蝶骨平台延长线与瘤体长径夹角≤ 90°，肿瘤未突入第三脑室；b 型：蝶骨平台延长线与瘤体长径夹角＞ 90°，肿瘤明显突入第三脑室；据此排列组合为Ⅰa 型、Ⅰb 型，Ⅰb 型手术难度＞Ⅰa 型（图 14-7）
Ⅱ型颅咽管瘤	Ⅱ型：前交通动脉（ACoA）位于瘤体蜂腰部，需要分别通过第Ⅰ、第Ⅳ间隙切除肿瘤。a 型：蝶骨平台延长线与瘤体长径夹角≤ 90 度，肿瘤未突入第三脑室；b 型：蝶骨平台延长线与瘤体长径夹角＞ 90°，肿瘤明显突入第三脑室；据此排列组合为Ⅱa 型、Ⅱb 型，Ⅱb 型手术难度＞Ⅱa 型（图 14-8）
Ⅲ型颅咽管瘤	Ⅲ型：前交通动脉（ACoA）位于瘤体底部，只能通过第Ⅳ间隙切除肿瘤。a 型：蝶骨平台延长线与瘤体长径夹角≤ 90°，肿瘤未突入第三脑室；b 型：蝶骨平台延长线与瘤体长径夹角＞ 90°，肿瘤明显突入第三脑室；据此排列组合为Ⅲa 型、Ⅲb 型，Ⅲb 型手术难度＞Ⅲa 型（图 14-9）
复杂型颅咽管瘤	瘤体巨大，广泛侵袭性生长，突入第三脑室、鞍旁、斜坡、CPA 区，难以通过前纵裂入路一次切除者（图 14-10）
分型依据	• 前交通动脉（ACoA）毗邻视交叉，通过术前影像判断 ACoA 的位置，基本可以确认视交叉与肿瘤的关系，磁共振（MRI）T_2 矢状位显示最清晰，应作为颅咽管瘤检查常规成像 • 鞍区常用解剖间隙与手术难度关系：第Ⅰ间隙：视交叉前间隙；第Ⅱ间隙：一侧视神经与颈内动脉间隙；第Ⅲ间隙：一侧颈内动脉与动眼神经间隙；第Ⅳ间隙：视交叉后间隙，即终板间隙。前纵裂入路主要涉及第Ⅰ、第Ⅳ间隙。颅咽管瘤手术关键点是游离肿瘤囊壁、保护下丘脑。于第Ⅰ间隙切除肿瘤，与下丘脑关系不密切，难度小；于第Ⅳ间隙切除肿瘤，需要打开终板，在第三脑室内操作，与下丘脑关系密切，难度大 • Ⅰ型只需通过第Ⅰ间隙切除肿瘤，难度最小；Ⅱ型需要通过第Ⅰ、第Ⅳ间隙切除肿瘤，难度居中；Ⅲ型只能通过第Ⅳ间隙切除肿瘤，难度最大 • a 型肿瘤未突入第三脑室，与下丘脑关系不密切，手术难度小；b 型肿瘤突入第三脑室，与下丘脑关系密切，手术难度大 • 据此排列，Ⅰa 型至Ⅲb 型依次类推，Ⅰa 型难度最小，Ⅲb 型难度最大。复杂型难以通过前纵裂入路一次切除，手术难度级别最高 • 儿童型颅咽管瘤术前放置 Ommaya 囊的理论依据，是通过囊腔穿刺瘤体缩小，将肿瘤由复杂型向简单型转化；由高难度型向低难度型转化，大大提高手术的安全性与全切率 • 据此分型，制订选择儿童颅咽管瘤手术入路之原则：能走中线不走侧方，能走前纵裂不走胼胝体，能走第Ⅰ间隙不走第Ⅳ间隙，慎重选择经蝶手术，简称"三走三不走一慎重"，以便在全切肿瘤的前提下，大大提高手术安全性

6. 患儿家长最关心的是颅咽管瘤切除术后垂体柄是否保留，请谈谈您的看法

每次做完颅咽管瘤手术，见到家长第一句话往往是"垂体柄保留了吗"，看来有必要解释一下。颅咽管瘤起源于拉克囊袋，沿不同生长方向，与垂体柄形成不同解剖关系。洪涛等对颅咽管瘤与垂体柄的关系进行分型，发现向鞍上、鞍旁延伸的肿瘤其垂体柄的完整性明显高于局限于中线的肿瘤（72%～85% vs. 15%）。我们每年完成近百例儿童颅咽管瘤手术，仅有不到 10 例能够清晰显露垂体柄；而 90% 的病例，垂体柄被肿瘤挤压如薄片状、与肿瘤囊壁高度融合，无法分辨；能够清晰辨认垂体柄的病例，多数基底部与肿瘤高度

融合，若刻意保留，必然导致肿瘤残留；仅 1～2 例鞍上型、第三脑室内型颅咽管瘤，瘤壁与垂体柄有狭窄的蛛网膜系带分隔，锐性游离后，垂体柄得以完整保留（图 14-11）。

已有文献证实，儿童颅咽管瘤术中保留垂体柄的复发率明显高于切除垂体柄的复发率（60% vs. 33%）。颅咽管瘤手术若刻意保留垂体柄，必然导致肿瘤残留，复发率升高。颅咽管瘤破坏了下丘脑 - 垂体轴，垂体柄的神经内分泌传导功能已部分被激素直接分泌入血所替代，垂体柄切断后激素替代治疗，患儿可以正常生活。因此，我们明确支持根治性切除肿瘤，不应刻意保留垂体柄，增加复发率。

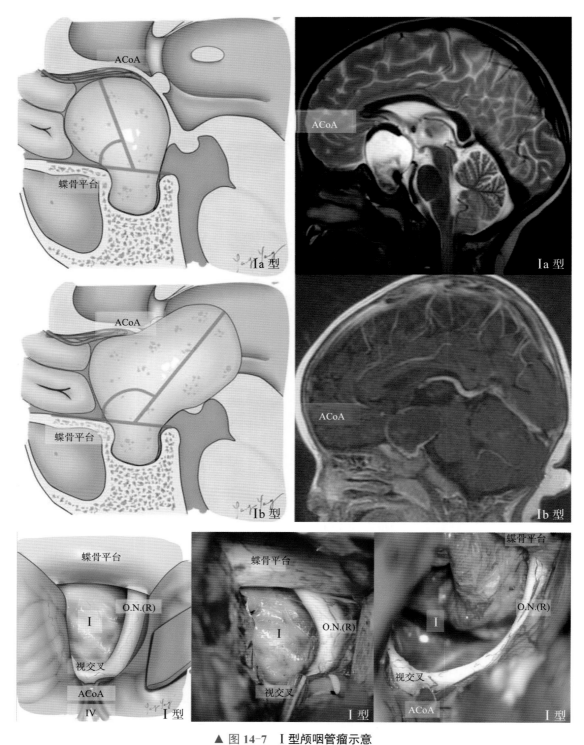

▲ 图 14-7 Ⅰ型颅咽管瘤示意

O.N.(R). 右侧视神经；ACoA. 前交通动脉；Ⅰ. 第Ⅰ间隙（视交叉前间隙）；Ⅳ. 第Ⅳ间隙（终板间隙）

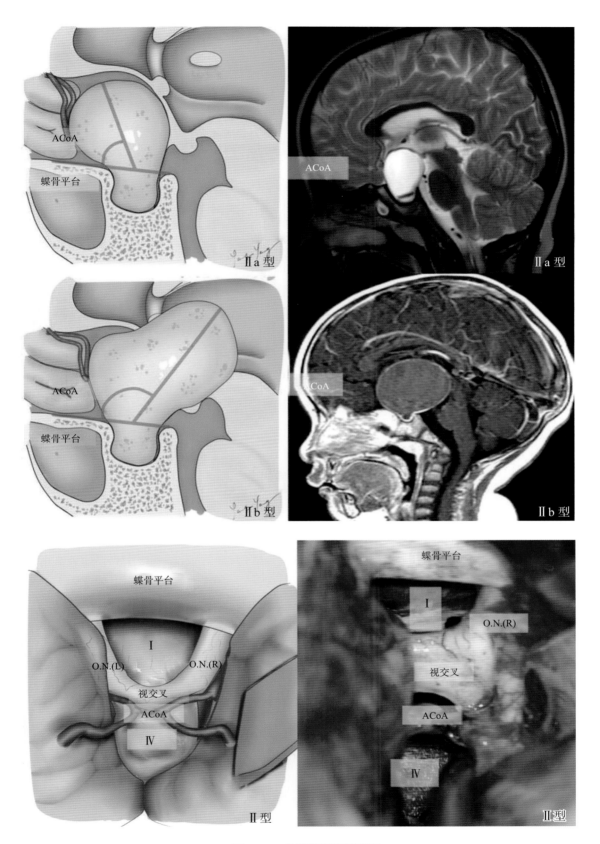

▲ 图 14-8　Ⅱ 型颅咽管瘤示意

O.N.(R). 右侧视神经；O.N.(L). 左侧视神经；ACoA. 前交通动脉；Ⅰ. 第Ⅰ间隙（视交叉前间隙）；Ⅳ. 第Ⅳ间隙（终板间隙）

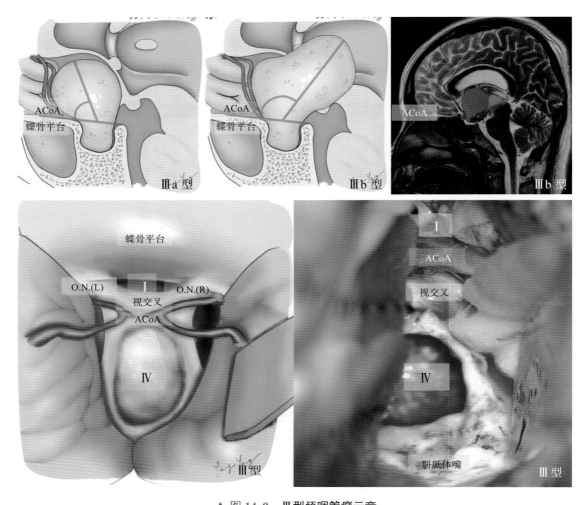

▲ 图 14-9　Ⅲ型颅咽管瘤示意

O.N.(R). 右侧视神经；O.N.(L). 左侧视神经；ACoA. 前交通动脉；Ⅰ. 第Ⅰ间隙（视交叉前间隙）；Ⅳ. 第Ⅳ间隙（终板间隙）

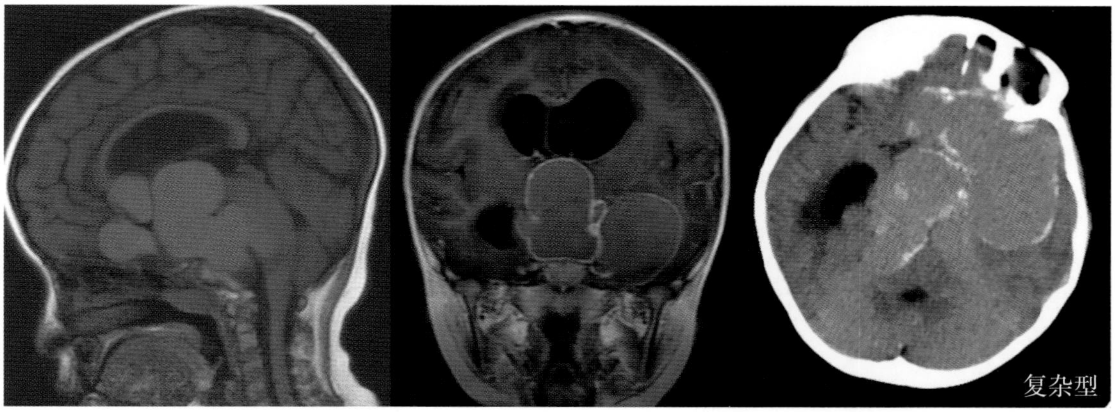

▲ 图 14-10　复杂型颅咽管瘤

7. 前纵裂入路最大的障碍是前交通动脉，有学者提出主动切断以增加术腔显露，请问您的观点

前交通动脉直接影响前纵裂入路术野的暴露，无论经第Ⅰ间隙还是第Ⅳ间隙切除肿瘤，前交通动脉的宽度直接限制了额叶牵拉和肿瘤的侧方暴露。理论上，前交通动脉平均长度可达 12.7mm，有足够的活动度与延展性，但临床中不少病例由于前交通动脉短粗，严重影响了暴露范围。因此，有些学者提出主动切断前交通动脉换取更加宽阔的手术空间。我们主张应保护好前交通动脉，通过锐性松解蛛网膜，达到最佳暴露效果。损伤前交通动脉孤立了双侧大脑前动脉，增加了大脑前动脉梗死的风险（图 14-12）。另外，前交通动脉发出重要的前穿质（下丘脑支、视交叉支、胼胝体下动脉），损伤后可能导致穹窿、胼胝体膝部梗死，表现为顺行性失忆、执行功能障碍、性格改变等"前交通动脉综合征"。

需要特别指出，任何经前纵裂手术都要做好前交通动脉破裂出血的应急预案，特别是婴幼儿，瞬间急性失血危及生命。我们每年经前纵裂入路切除鞍区肿瘤近 200 例（颅咽管瘤、视路胶质瘤、鞍区生殖细胞类肿瘤等），术中前交通动脉破裂出血概率 1%～2%，多因肿瘤囊壁与动脉粘连紧密甚至侵蚀，一经游离即管壁破裂，出血凶猛。此时，术者要沉着冷静，与时间赛跑，吸引器准确指向破裂口，防止血液倒灌至深方造成急性脑膨出；助手可以夹住破口，降低流速，此时，术者无论电凝烧灼或动脉瘤夹夹闭（图 14-13），一定要确切止血，切记不要海绵压迫或采取肌肉黏附破裂口；一旦迟发出血，患儿瞬间昏迷，严重者危及

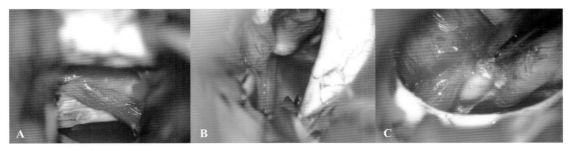

▲ 图 14-11　A. 1% 的垂体柄可以得到完整保留；B 和 C. 10% 的垂体柄清晰可见，但基底部与瘤体完全融合，难以分离

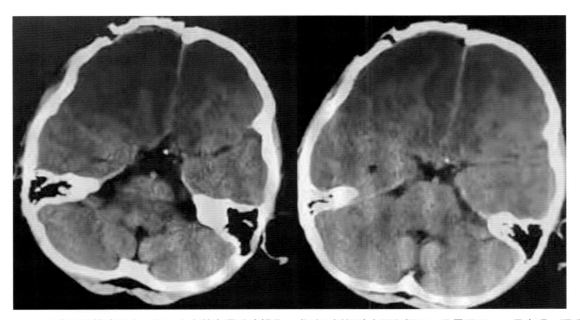

▲ 图 14-12　儿童颅咽管瘤手术 1 例，术中前交通动脉损伤，术后双侧额叶大面积梗死。虽属罕见，一旦出现，预后极差

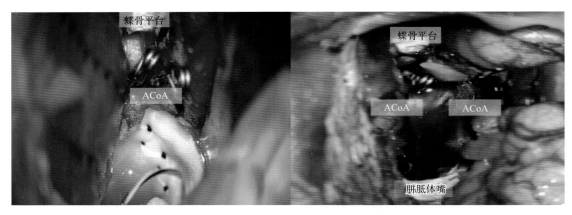

▲ 图 14-13　本例游离肿瘤顶壁与前交通动脉粘连处时，突然破裂出血、瞬时凶猛，2 枚蛇牌 720 动脉瘤夹夹闭，确切止血

ACoA. 前交通动脉

生命，我们曾有血的教训，在此提醒同行切记。

8. 颅咽管瘤复发率高，一旦复发就要再次手术吗？请谈谈您的观点

颅咽管瘤是良性肿瘤，恶性生长。其侵袭性生长方式，类似于恶性肿瘤，极易复发。一旦颅咽管瘤术后复发，是再次手术还是采取其他治疗方式？由于复发颅咽管瘤已失去瘤体与下丘脑正常界面，手术风险大大提高，此时，医生的经验起到决定性作用。他必须准确预判，再次手术和其他治疗，哪种方式对患儿更安全，更有效。若经验不足，一念之差就决定了患儿的生死，一定要慎重抉择。目前除手术外，针对复发颅咽管瘤，应用最广的是 γ 刀治疗，特别适用于术后残留或复发的实体小肿瘤；对于体积较大的囊性肿瘤，可抽吸缩小后再行伽马刀治疗，肿瘤控制率可达88.5%；针对瘤体囊性变采取囊内放射性治疗（^{32}P、^{90}Yu、^{186}Rh 和 ^{198}Au）、博来霉素治疗、IFN-α 治疗，10 年有效控制率达 80% 以上。因此，针对复发颅咽管瘤要制订个体化治疗方案，降低致残致死率（图 14-14）。

9. 颅咽管瘤术后，由于患儿身材矮小，家长急于要求注射生长激素，您有什么建议

颅咽管瘤患儿术后生长激素缺乏高达 75%，表现为身材矮小、性发育迟缓，家长迫切希望通过注射生长激素促进孩子身高增长。但是，需要特别关注，生长激素具有促进细胞有丝分裂及抗凋亡作用，不但对正常组织有增殖效应，对肿瘤的生长、转移也有促进作用。因此，生长激素可以明确促使颅咽管瘤复发，年龄越小，复发率越高。颅咽管瘤术后患儿，一定要谨慎，不应人为促进肿瘤复发。何时注射，应选择对肿瘤复发影响最小的时机。我们与北京儿童医院内分泌科多年合作，一致建议颅咽管瘤术后经过 5 年随访，没有肿瘤复发迹象后再使用生长激素，可将复发率降至最低。

术前影像

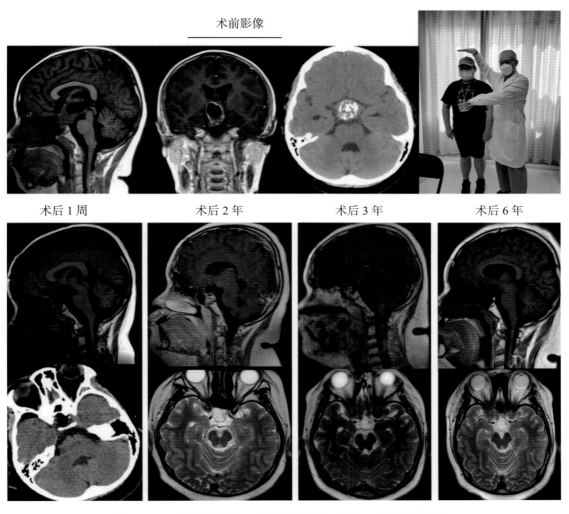

术后 1 周　　术后 2 年　　术后 3 年　　术后 6 年

▲ 图 14-14　**8 岁男性患儿，主诉间断头痛 2 年余，多饮多尿 2 周**

头颅 CT 示，鞍区类圆形钙化影；MRI 示，鞍内、鞍上囊实性混杂信号，大小约 45mm×28mm×19mm，不均匀强化，颅咽管瘤诊断明确（上排图）。2015 年 8 月行前纵裂入路肿瘤切除术，肿瘤切除满意，术后下丘脑反应轻、恢复好，定期随访。术后 2 年，发现鞍上囊性变，考虑肿瘤复发，鉴于复发肿瘤体积小、位置深在、囊性为主，再次手术风险大，改行立体定向囊腔穿刺囊液抽吸＋伽马刀治疗。随访至今，肿瘤控制满意，未见生长。目前，术后 6 年，患儿身高增长近 50cm，正常学习生活，笔者甚感欣慰。

（本文引摘自 2021-09-16 访谈内容）

参考文献

[1] Perry A L D, Von Deimling a, Sahm F, Rushing Ej, Mawrin C, et al. Meningiomas. In: Louis Dn, Ohgaki H, Wiestler Od, Cavenee Wk, Ellison Dw, Figarella-Branger D. WHO Classification of Tumors of the Central Nervous System. [J]. Lyon: International Agency on Cancer Research, 2016.

[2] Louis D N, Perry A, Wesseling P, et al. The 2021 WHO Classification of Tumors of the Central Nervous System: a summary[J]. Neuro Oncol, 2021.

[3] Hölsken A, Sill M, Merkle J, et al. Adamantinomatous and papillary craniopharyngiomas are characterized by distinct epigenomic as well as mutational and transcriptomic profiles[J]. Acta Neuropathol Commun, 2016, 4: 20.

[4] Feng Y, Ni M, Wang Y G, et al. Comparison of neuroendocrine dysfunction in patients with adamantinomatous and papillary craniopharyngiomas[J]. Exp Ther Med, 2019, 17 (1): 51-56.

[5] 邹扬帆，宁浩勇，于新 . 颅咽管瘤的病理特征及分子病理学研究进展 [J]. 中国临床神经外科杂志 , 2020 (06): 403-406.

[6] Müller H L, Merchant T E, Warmuth-Metz M, et al. Craniopharyngioma

[J]. Nat Rev Dis Primers, 2019, 5 (1): 75.

[7] Tariq M U, Din N U, Ahmad Z, et al. Papillary craniopharyngioma: A clinicopathologic study of a rare entity from a major tertiary care center in Pakistan[J]. Neurol India, 2017, 65 (3): 570–576.

[8] Pekmezci M, Louie J, Gupta N, et al. Clinicopathological characteristics of adamantinomatous and papillary craniopharyngiomas: University of California, San Francisco experience 1985–2005[J]. Neurosurgery, 2010, 67 (5): 1341–9; discussion 1349.

[9] Patel V S, Thamboo A, Quon J, et al. Outcomes After Endoscopic Endonasal Resection of Craniopharyngiomas in the Pediatric Population[J]. World Neurosurg, 2017, 108: 6–14.

[10] Pan J, Qi S, Liu Y, et al. Growth patterns of craniopharyngiomas: clinical analysis of 226 patients[J]. J Neurosurg Pediatr, 2016, 17 (4): 418–33.

[11] Puget S, Garnett M, Wray A, et al. Pediatric craniopharyngiomas: classification and treatment according to the degree of hypothalamic involvement[J]. J Neurosurg, 2007, 106 (1 Suppl): 3–12.

[12] Apra C, Enachescu C, Lapras V, et al. Is Gross Total Resection Reasonable in Adults with Craniopharyngiomas with Hypothalamic Involvement?[J]. World Neurosurg, 2019, 129: e803–e811.

[13] Müller H L. Hypothalamic involvement in craniopharyngioma-Implications for surgical, radiooncological, and molecularly targeted treatment strategies[J]. Pediatr Blood Cancer, 2018, 65 (5): e26936.

[14] Dho Y–S, Kim Y H, Se Y–B, et al. Endoscopic endonasal approach for craniopharyngioma: the importance of the relationship between pituitary stalk and tumor[J]. Journal of Neurosurgery JNS, 2018, 129 (3): 611–619.

[15] Pereira A M, Schmid E M, Schutte P J, et al. High prevalence of long–term cardiovascular, neurological and psychosocial morbidity after treatment for craniopharyngioma[J]. Clin Endocrinol (Oxf), 2005, 62 (2): 197–204.

[16] Mazzatenta D, Zoli M, Guaraldi F, et al. Outcome of Endoscopic Endonasal Surgery in Pediatric Craniopharyngiomas[J]. World Neurosurg, 2020, 134: e277–e288.

[17] Koutourousiou M, Gardner P A, Fernandez–Miranda J C, et al. Endoscopic endonasal surgery for craniopharyngiomas: surgical outcome in 64 patients[J]. J Neurosurg, 2013, 119 (5): 1194–207.

[18] Park H J, Dho Y S, Kim J H, et al. Recurrence Rate and Prognostic Factors for the Adult Craniopharyngiomas in Long–Term Follow–Up[J]. World Neurosurg, 2020, 133: e211–e217.

[19] Gupta D K, Ojha B K, Sarkar C, et al. Recurrence in pediatric craniopharyngiomas: analysis of clinical and histological features[J]. Childs Nerv Syst, 2006, 22 (1): 50–5.

[20] Erfurth E M, Holmer H, Fjalldal S B. Mortality and morbidity in adult craniopharyngioma[J]. Pituitary, 2013, 16 (1): 46–55.

[21] Fujio S, Hanada T, Yonenaga M, et al. Surgical aspects in craniopharyngioma treatment[J]. Innovative Surgical Sciences, 2021, 6 (1): 25–33.

[22] Coppens J R, Couldwell W T. Staged Use of the Transsphenoidal Approach to Resect Superior Third Ventricular Craniopharyngiomas [J]. Minim Invasive Neurosurg, 2010, 53 (01): 40–43.

[23] Yang I, Sughrue M E, Rutkowski M J, et al. Craniopharyngioma: a comparison of tumor control with various treatment strategies[J]. Neurosurg Focus, 2010, 28 (4): E5.

[24] Zhu W, Li X, He J, et al. A reformed surgical treatment modality for children with giant cystic craniopharyngioma[J]. Childs Nerv

Syst, 2017, 33 (9): 1491–1500.

[25] Smith T R, Cote D J, Jane J A, Jr. , et al. Physiological growth hormone replacement and rate of recurrence of craniopharyngioma: the Genentech National Cooperative Growth Study[J]. J Neurosurg Pediatr, 2016, 18 (4): 408–412.

[26] Marcus H J, Rasul F T, Hussein Z, et al. Craniopharyngioma in children: trends from a third consecutive single–center cohort study[J]. J Neurosurg Pediatr, 2019: 1–9.

[27] Soleman J, Ber R, Constantini S, et al. The interhemispheric approach in children: our experience and review of the literature[J]. Childs Nerv Syst, 2019, 35 (3): 445–452.

[28] Feng S–Y, Zhang Y–Y, Yu X–G, et al. Microsurgical treatment of craniopharyngioma: Experiences on 183 consecutive patients[J]. Medicine, 2018, 97 (34): e11746.

[29] Altay T, Couldwell W T. The frontotemporal (pterional) approach: an historical perspective[J]. Neurosurgery, 2012, 71 (2): 481–91; discussion 491–2.

[30] Yaşargil M G, Curcic M, Kis M, et al. Total removal of craniopharyngiomas. Approaches and long–term results in 144 patients[J]. J Neurosurg, 1990, 73 (1): 3–11.

[31] Yasargil M G. Microneurosurgery of CNS tumors[J], 1996.

[32] Iancu C. Advances in Endoscopic Surgery[M]. France: InTech, 2011.

[33] Bajaj J, Chandra P S. Recent Developments in Endoscopic Endonasal Approach for Pituitary Adenomas[J]. Neurol India, 2020, 68 (Supplement): S79–s84.

[34] 神经内镜经鼻颅咽管瘤切除技术专家共识 [J]. 中华神经外科杂志 , 2020, 36 (11): 1088–1095.

[35] Soldozy S, Yeghyayan M, Yağmurlu K, et al. Endoscopic endonasal surgery outcomes for pediatric craniopharyngioma: a systematic review[J]. Neurosurg Focus, 2020, 48 (1): E6.

[36] Kobets A, Ammar A, Dowling K, et al. The limits of endoscopic endonasal approaches in young children: a review[J]. Childs Nerv Syst, 2020, 36 (2): 263–271.

[37] Tatreau J R, Patel M R, Shah R N, et al. Anatomical considerations for endoscopic endonasal skull base surgery in pediatric patients[J]. Laryngoscope, 2010, 120 (9): 1730–7.

[38] Tatreau J R, Patel M R, Shah R N, et al. Anatomical limitations for endoscopic endonasal skull base surgery in pediatric patients[J]. Laryngoscope, 2010, 120 Suppl 4: S229.

[39] Koutourousiou M, Fernandez–Miranda J C, Wang E W, et al. The limits of transsellar/transtuberculum surgery for craniopharyngioma[J]. J Neurosurg Sci, 2018, 62 (3): 301–309.

[40] Kasemsiri P, Carrau R L, Prevedello D M, et al. Indications and limitations of endoscopic skull base surgery[J]. Future Neurology, 2012, 7 (3): 263–277.

[41] Snyderman C H, Pant H, Carrau R L, et al. What are the limits of endoscopic sinus surgery?: the expanded endonasal approach to the skull base[J]. Keio J Med, 2009, 58 (3): 152–60.

[42] Samii M, Tatagiba M. Surgical management of craniopharyngiomas: a review[J]. Neurol Med Chir (Tokyo), 1997, 37 (2): 141–9.

[43] Kassam A B, Gardner P A, Snyderman C H, et al. Expanded endonasal approach, a fully endoscopic transnasal approach for the resection of midline suprasellar craniopharyngiomas: a new classification based on the infundibulum[J]. J Neurosurg, 2008, 108 (4): 715–28.

[44] Qi S, Lu Y, Pan J, et al. Anatomic relations of the arachnoidea around the pituitary stalk: relevance for surgical removal of craniopharyngiomas[J]. Acta Neurochir (Wien), 2011, 153 (4):

785–96.

[45] Tang B, Xie S H, Xiao L M, et al. A novel endoscopic classification for craniopharyngioma based on its origin[J]. Scientific Reports, 2018, 8 (1): 10215.

[46] Jung T Y, Jung S, Moon K S, et al. Endocrinological outcomes of pediatric craniopharyngiomas with anatomical pituitary stalk preservation: preliminary study[J]. Pediatr Neurosurg, 2010, 46 (3): 205–12.

[47] Xiao G, Yuan X, Yuan J, et al. Pituitary stalk management during the microsurgery of craniopharyngiomas[J]. Exp Ther Med, 2014, 7 (5): 1055–1064.

[48] Ordóñez-Rubiano E G, Forbes J A, Morgenstern P F, et al. Preserve or sacrifice the stalk? Endocrinological outcomes, extent of resection, and recurrence rates following endoscopic endonasal resection of craniopharyngiomas[J]. J Neurosurg, 2018: 1–9.

[49] Fujisawa I, Kikuchi K, Nishimura K, et al. Transection of the pituitary stalk: development of an ectopic posterior lobe assessed with MR imaging[J]. Radiology, 1987, 165 (2): 487–9.

[50] Mortini P, Gagliardi F, Boari N, et al. The combined interhemispheric subcommissural translaminaterminalis approach for large craniopharyngiomas[J]. World Neurosurg, 2013, 80 (1–2): 160–6.

[51] Shibuya M, Takayasu M, Suzuki Y, et al. Bifrontal basal interhemispheric approach to craniopharyngioma resection with or without division of the anterior communicating artery[J]. J Neurosurg, 1996, 84 (6): 951–6.

[52] Sousa C S M D, Miranda C L V M D, Avelino M C, et al. Thrombosis of the Azygos Anterior Cerebral Artery[J]. Case

Reports in Radiology, 2017, 2017: 5409430.

[53] Meila D, Saliou G, Krings T. Subcallosal artery stroke: infarction of the fornix and the genu of the corpus callosum. The importance of the anterior communicating artery complex. Case series and review of the literature[J]. Neuroradiology, 2015, 57 (1): 41–7.

[54] Molino I, Cavaliere C, Salvatore E, et al. Is Anterior Communicating Artery Syndrome Related to Fornix Lesions?[J]. Journal of Alzheimer's Disease, 2014, 42: S199–S204.

[55] Foundation A. Management of Surgical Hemostasis–Independent Study Guide[J], 2013.

[56] Freeman J L, Winston K R, Byers J T, et al. Damage–control neurosurgery: Packing to halt relentless intracranial bleeding[J]. Journal of Trauma and Acute Care Surgery, 2015, 79 (5): 865–869.

[57] Chivukula S, Weiner G M, Engh J A. The early days of hemostasis in neurosurgery[J]. Neurosurg Focus, 2014, 36 (4): E5.

[58] Saleem M A, Hashim A S, Rashid A, et al. Role of gamma knife radiosurgery in multimodality management of craniopharyngioma[J]. Acta Neurochir Suppl, 2013, 116: 55–60.

[59] Yu X, Christ S M, Liu R, et al. Evaluation of Long–Term Outcomes and Toxicity After Stereotactic Phosphorus–32– Based Intracavitary Brachytherapy in Patients With Cystic Craniopharyngioma[J]. Int J Radiat Oncol Biol Phys, 2021.

[60] Müller H L. Childhood Craniopharyngioma[J]. Hormone Research in Paediatrics, 2008, 69 (4): 193–202.

[61] Barabutis N, Schally A V. Knocking down gene expression for growth hormone–releasing hormone inhibits proliferation of human cancer cell lines[J].Br J Cancer, 2008, 98 (11): 1790–6.

附录　宫剑：小儿神经外科医生的"三重境界"

"少年强则国强，少年智则国智，少年富则国富，少年胜于欧洲，则国胜于欧洲，少年雄于地球，则国雄于地球。"

——梁启超《少年中国说》

"你看，这名三岁患儿手术后迅速同步放、化疗，并配合分子靶向药物治疗，效果非常好！""比如，像我们颅咽管瘤手术全切后5年复发率不到20%，髓母细胞瘤5年生存率70%，这些都已是国际先进水平……"

阳光透过明亮的落地窗，给北京天坛医院新院区的小儿神经外科病房铺上了一层浓浓的暖意。窗外，油亮的绿植，明亮的楼道，屋内是神经外科小儿病区宫剑主任在查房中时刻微笑的脸庞和满是京腔的洪亮声音。

"我认为，保命、救命是小儿神经外科最初级境界；规避严重残疾、保护生命质量是中级境界；而最高境界应是儿童认知功能的恢复和提高，给予患儿健全的人格、智力、体魄，做一个对社会有用的人……"在宫剑心目中，这是担当小儿神经外科医生的"三重境界"。

初级境界：保命救命

"孩子死啦？！……"

20多年前，宫剑还是一名博士生，正在实习轮转。那年的除夕，一位熟识的护士长焦急万分地将一岁多的孙子送到了急诊。原来，孩子在亲人搂抱过程中不慎摔落，一直哭闹不止。

宫剑跟着带教老师给孩子检查、诊断，开了住院单，CT显示没有出血，本以为再观察一晚应无大碍，没想到，第二天一早，宫剑刚走进病房，被告知孩子已经离世，由于创伤性大面积脑梗，无力回天。

这么多年，宫剑一直忘不了那个婴儿的可爱模样，一直忘不了自己得知孩子离开时的惊诧和无奈，"小儿神经外科是非常神圣的，因为孩子是一个家庭的希望，也是一个民族的未来。"从那时起，宫剑明白，小儿神经外科还有很多未知需要探索，还有很多事情值得去做。

中级境界：保留患儿生命质量

"啊？！不是偏瘫了吗？怎么恢复得这么快……"

对于一名十来岁的功能区肿瘤患儿的手术，已是高年资大夫的宫剑要求自己实施手术时一定要做好肿瘤切除程度的把握。因为切少了一点，肿瘤残留易复发，患儿需面临再次手术，而切多了又会造成功能区受损，导致偏瘫或失语等残疾状况。

术中，电生理监测、超声、导航……宫剑在切除肿瘤的同时，想尽了一切办法保护功能区。然而，孩子苏醒后却仍发觉一侧肢体失去了感知。

父母痛心疾首，孩子也哭着央求床旁的宫剑再想想办法让自己站起来。

到底是什么环节出现了问题？手术过程中应该没有直接损伤运动中枢，可能使用双极电凝止血时，传导热引起了灼伤，但那只是暂时性损伤，经过时间应该可以恢复……术后三天，所有参与的术者都在努力排查原因。

生活就是这样，总在不经意间有意外惊喜，只要你还在努力着。第四天的清晨，孩子已经在尝试着下地行走，大家都吃了一惊。"没想到恢复得那么快！"这说明了儿童神经系统功能的可塑性，孩子中枢神经元的恢复能力可以超出你的想象。

高级境界：恢复甚至提高儿童认知功能

"宫主任，您可能不相信！我们做完手术这一年，恢复挺好，而且发现孩子突然间对钢琴特别感兴趣……"一名十来岁的宁夏银川患儿，在术后发生了一个明显的变化——对钢琴特别感兴趣。之后，这位父亲索性请了家庭教师教孩子弹钢琴。

三年之后的复诊，孩子的父亲又带来了一个好消息——孩子参加全国钢琴大赛，获得了金奖。

"患儿的肿瘤位于松果体区，做手术的位置涉及四叠体，与听力密切相关。解除肿瘤压迫后，患儿的听力敏感度甚至超出常人！"多年来，像这样经过手术治疗的孩子，智商明显提高的病例比比皆是。

小儿神外医生的最高境界就是恢复甚至提高儿童认知功能，不仅让他们回归社会，而且塑造出更多优秀的人才。

小儿神经外科是皇冠上那颗璀璨的宝石

据宫剑介绍，小儿神经外科一台常规手术至少六七个小时，加之人员短缺，一名医生常常超负荷地连轴转——做手术，写病历，下医嘱，管理病人，换药，出门诊……仅以儿童脑瘤为例，全国儿童脑瘤每年新增约 5 万例。全国神经外科医生 1 万余人，真正专职干小儿神经外科的医生仅有几百人。如今，仍有大批儿童患者还在带瘤生活。

宫剑认为，在小儿神外发展中，既要和国际接轨，又要走出中国特色。成立于 1960 年的北京天坛医院小儿神经外科，至今已有近 60 年的历史。这个在我国最早建立的专职小儿神经外科病区，经过几代人的努力，目前已经发展到国际先进水平，特别是儿童神经系统肿瘤的综合治疗。同时，学科建设走出了中国特色，提出了精准医疗，从恶性肿瘤手术、放射治疗化学治疗，到分子靶向药物治疗全面发展。

近几年，天坛医院小儿神经外科与清华大学生命科学学院协作，针对儿童恶性脑肿瘤进行分子基础研究，试图找到靶向药物，改善患儿术后效果，减低复发率和转移率。另一方面，北京天坛

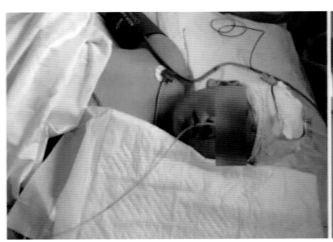
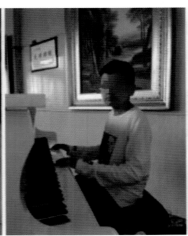
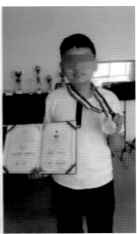

医院小儿神经外科率先提出建立儿童神经系统肿瘤综合治疗中心,外科医生从只是做一次手术的传统治疗模式转型为全面介入患儿的治疗,为每一个稚嫩的生命全程护航!

在宫剑看来,神经外科是外科系统的皇冠,而小儿神经外科则是皇冠上那颗璀璨的宝石。

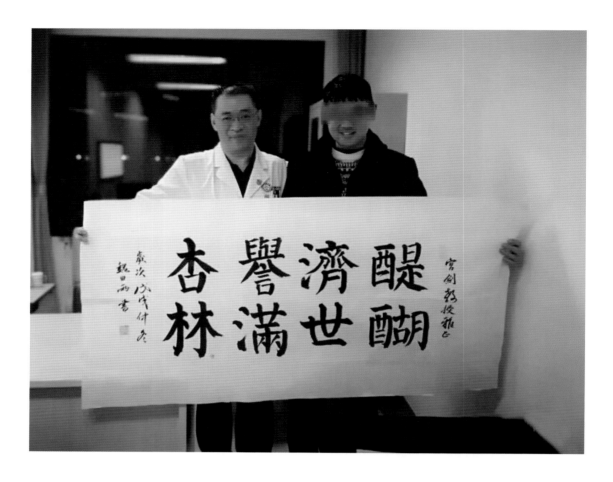

（本文摘选自《医师报》,原文作者为宗俊琳）